本草纲目养生药膳速查全书

蔡向红／编著

陕西新华出版传媒集团
陕西科学技术出版社

图书在版编目（CIP）数据

本草纲目：养生药膳速查全书/蔡向红编著. —西安：陕西科学技术出版社，2016.6
ISBN 978-7-5369-6687-1

Ⅰ.①本… Ⅱ.①蔡… Ⅲ.①《本草纲目》—食物养生 Ⅳ.①R281.3②R247.1

中国版本图书馆 CIP 数据核字（2016）第 062817 号

本草纲目：养生药膳速查全书

出 版 者	陕西新华出版传媒集团　陕西科学技术出版社
	西安北大街 131 号　邮编　710003
	电话（029）87211894　传真（029）87218236
	http：//www.snstp.com
发 行 者	陕西新华出版传媒集团　陕西科学技术出版社
	电话（029）87212206　87260001
印　　刷	北京建泰印刷有限公司
规　　格	710mm×1000mm　　16 开本
印　　张	22.25
字　　数	350 千字
版　　次	2016 年 8 月第 1 版
	2016 年 8 月第 1 次印刷
书　　号	ISBN 978-7-5369-6687-1
定　　价	28.80 元

版权所有　翻印必究

前言 FOREWORD

绿豆不但可以熬粥饱腹，还可以用来清热解毒，调理小儿消化不良；生姜不仅可以用作调味料，还可以用于辛散发汗调治感冒；大葱还有祛风升阳的功效……日常生活中，这些虽是厨房中经常见到的食材，却也可以药用。寓医于食，食助药威，药借食力，既能养生，还能治病，二者相辅相成，相得益彰。

什么是药膳？药膳发源于我国传统的饮食和中医食疗文化，是在中医学、烹饪学和营养学理论指导下，严格按药膳配方，将中药与某些具有药用价值的食物相配伍，采用我国独特的饮食烹调技术和现代科学方法制作而成的具有一定色、香、味、形的美味食品。简而言之，药膳就是将食材与药材相配伍做成的美食。药膳是中国传统医学知识与烹调经验相结合的产物。

随着现代人生活条件的提升，人们开始更加关注生活品质，注重养生保健。在日常生活中，怎样才能做到无病防病，有病治病，并且良药不苦口呢？于是，药膳开始进入大众视野，成为餐桌上备受欢迎的风景。

然而，很多人对于食物与药材的属性和功效都不是很了解，更别说自制药膳，而胡乱操作可能会有潜在的饮食安全风险。基于这样的读者需求，我们精心编著了《本草纲目——养生药膳速查全书》。本书主要分为五个部分，第一章主要介绍养生药膳的基础知识，第二章涵盖了常见的食物与中草药，第三章到第五章主要是四季养生、美容保健、常见疾病药膳。在编写时，对每一种药膳的原料、制作、功效都作了详细的说明，力求简单实用，让更多的读者享受到药膳的益处。

药膳取药物之性，用食物之味，起养生之功，而且食之味美，观之形美。因此，药膳的制作和应用，不仅是一门艺术，还是一门科学。本书以《本草纲目》作为主要参考资料，借鉴古今药膳资料的优点，经长期的临床实践，具备疗效可靠、简单易做、经济实用等特点。

  药膳具有保健养生、治病防病等多方面的作用，在应用时应遵循一定的原则。药物是祛病救疾的，见效快，重在治病；药膳多用以养身防病，见效慢，重在养与防。药膳在保健、养生、康复中有很重要的地位，但药膳不能代替药物疗法。各有所长，各有不足，应视具体人与病情而选定合适之法，不可滥用。我们相信，在本书的指导下，只要遵循科学、合理的原则，读者会逐步体会到药膳所具有的功效，从而做到保健养生、延年益寿。

编　者

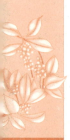

目录 CONTENTS

第一章　中医养生药膳知识概述

第一节　药膳的概念 …………………………………… 002
第二节　药膳的特点 …………………………………… 003
第三节　药膳的分类 …………………………………… 005
第四节　药膳的应用原则 ……………………………… 008
第五节　药膳的制作 …………………………………… 011

第二章　常见的食物与中草药

第一节　常见的食物 …………………………………… 016

谷物及豆类 ………………… 016
　小　米 ………………… 016
　大　米 ………………… 016
　小　麦 ………………… 017
　高　粱 ………………… 017
　糯　米 ………………… 018
　玉　米 ………………… 018
　荞　麦 ………………… 018
　绿　豆 ………………… 019
　黑　豆 ………………… 019

　黄　豆 ………………… 020
　豌　豆 ………………… 020
　豇　豆 ………………… 021
　蚕　豆 ………………… 021
　赤小豆 ………………… 022
　刀　豆 ………………… 022

禽畜野味类 ………………… 023
　猪　肉 ………………… 023
　猪　肝 ………………… 024
　猪　肾 ………………… 024

猪　肚 …………………… 024
猪　蹄 …………………… 025
猪　皮 …………………… 025
羊　肉 …………………… 025
羊　心 …………………… 026
羊　肾 …………………… 026
牛　肉 …………………… 026
羊　奶 …………………… 027
牛　奶 …………………… 027
牛　肝 …………………… 028
牛蹄筋 …………………… 028
鸡　肉 …………………… 028
鸡　蛋 …………………… 029
狗　肉 …………………… 029
兔　肉 …………………… 030
鸭　肉 …………………… 030
鹌鹑肉 …………………… 031
鹌鹑蛋 …………………… 031
乌骨鸡 …………………… 032
驴　肉 …………………… 032
燕　窝 …………………… 033
蜂　蜜 …………………… 033

蔬菜类 …………………… 034
白　菜 …………………… 034
芹　菜 …………………… 034
番　茄 …………………… 035
韭　菜 …………………… 035
菠　菜 …………………… 035
茄　子 …………………… 036
胡萝卜 …………………… 036
白萝卜 …………………… 037
马齿苋 …………………… 037
油　菜 …………………… 038
丝　瓜 …………………… 038
苋　菜 …………………… 039
荠　菜 …………………… 039
香　菜 …………………… 040
黄　瓜 …………………… 040
冬　瓜 …………………… 041
苦　瓜 …………………… 041
南　瓜 …………………… 042
竹　笋 …………………… 042
藕 ……………………… 043
莴　苣 …………………… 043
马铃薯 …………………… 043
茭　白 …………………… 044
洋　葱 …………………… 044

水果类 …………………… 045
葡　萄 …………………… 045
梨 ……………………… 046
苹　果 …………………… 046
西　瓜 …………………… 047
橘　子 …………………… 047
香　蕉 …………………… 048
樱　桃 …………………… 048
柿　子 …………………… 049

目录 CONTENTS

菠萝 …………… 049
桃子 …………… 050
山楂 …………… 050
荔枝 …………… 051
草莓 …………… 051
橄榄 …………… 052
杏 ……………… 052
桑葚 …………… 053
石榴 …………… 053
桂圆 …………… 054
猕猴桃 ………… 055
杨梅 …………… 055
芒果 …………… 056
无花果 ………… 056
枇杷 …………… 057
柚子 …………… 057
李子 …………… 058

干果类 ………… 058
花生 …………… 058
核桃 …………… 059
大枣 …………… 060
栗子 …………… 060
莲子 …………… 061
榛子 …………… 061
松子 …………… 062
黑芝麻 ………… 062
葵花子 ………… 063

水产类 ………… 063
鲫鱼 …………… 063
鲢鱼 …………… 064
鲤鱼 …………… 064
鲈鱼 …………… 065
龙虾 …………… 065
对虾 …………… 065
甲鱼 …………… 066
黄鳝 …………… 066
泥鳅 …………… 067
螃蟹 …………… 067
海参 …………… 067

其他 …………… 068
蘑菇 …………… 068
香菇 …………… 069
木耳 …………… 069
银耳 …………… 070
猴头菌 ………… 070
醋 ……………… 071
食盐 …………… 071
黄酒 …………… 072
生姜 …………… 072
葱白 …………… 073
大蒜 …………… 073
辣椒 …………… 074
胡椒 …………… 075
酒 ……………… 075
茶叶 …………… 076
红糖 …………… 076

003

第二节　常见的中草药 ... 077

清热解毒类 ... 077
菊　花 ... 077
桑　叶 ... 077
黄　连 ... 078
金银花 ... 078
黄　柏 ... 079
紫　苏 ... 079
鱼腥草 ... 080
板蓝根 ... 080
蒲公英 ... 081
决明子 ... 081
虎　杖 ... 082
苦　参 ... 082

活血化瘀类 ... 083
川　芎 ... 083
三　七 ... 083
红　花 ... 084
桃　仁 ... 084
丹　参 ... 085
益母草 ... 085
水　蛭 ... 086
赤　芍 ... 086
茜　草 ... 087
延胡索 ... 087

止咳化痰类 ... 088
白　果 ... 088
半　夏 ... 088
百　合 ... 089
桔　梗 ... 089
昆　布 ... 090
胖大海 ... 090
苦杏仁 ... 090
款冬花 ... 091

消食理气类 ... 091
陈　皮 ... 091
麦　芽 ... 092
木　香 ... 092
鸡内金 ... 093
香　附 ... 093
谷　芽 ... 094
高良姜 ... 094

利水消肿类 ... 095
茯　苓 ... 095
茵　陈 ... 095
猪　苓 ... 096
泽　泻 ... 096
车前子 ... 097
薏苡仁 ... 097

第三章 四季养生药膳

第一节 春季养生药膳 …… 100
第二节 夏季养生药膳 …… 103
第三节 秋季养生药膳 …… 109
第四节 冬季养生药膳 …… 114

第四章 美容保健药膳

第一节 美发护发药膳 …… 120
第二节 润肤美容药膳 …… 124
第三节 丰体美胸药膳 …… 130
第四节 减肥健美药膳 …… 132

第五章 常见疾病调理药膳

第一节 儿科疾病 …… 138

咳喘 …… 138		遗尿 …… 155
疳积 …… 140		癫痫 …… 159
厌食 …… 144		佝偻病 …… 161
腹泻 …… 149		小儿暑热 …… 163
流涎 …… 153		百日咳 …… 166

第二节 呼吸系统疾病 …… 168

感冒 …… 168	支气管炎 …… 178
哮喘 …… 173	肺炎 …… 183

第三节　外科疾病 ... *186*

- 风湿性关节炎 ………… *186*
- 骨折 …………………… *191*
- 跌打损伤 ……………… *195*
- 疖、痈疮肿 …………… *198*
- 甲状腺肿大 …………… *201*
- 乳腺炎 ………………… *203*
- 痔疮 …………………… *205*
- 脱肛 …………………… *208*
- 皮肤瘙痒 ……………… *211*
- 白癜风 ………………… *215*
- 荨麻疹 ………………… *217*
- 脚气 …………………… *220*

第四节　妇科疾病 ... *222*

- 月经不调 ……………… *222*
- 痛经 …………………… *224*
- 带下病 ………………… *227*
- 闭经 …………………… *229*
- 妊娠水肿 ……………… *231*
- 妊娠呕吐 ……………… *233*
- 先兆流产 ……………… *236*
- 产后体虚 ……………… *239*
- 产后缺乳 ……………… *240*
- 子宫脱垂 ……………… *243*
- 更年期综合征 ………… *245*

第五节　五官科疾病 ... *248*

- 急性结膜炎 …………… *248*
- 夜盲症 ………………… *250*
- 青光眼 ………………… *252*
- 白内障 ………………… *253*
- 近视眼 ………………… *255*
- 中耳炎 ………………… *257*
- 耳聋、耳鸣 …………… *258*
- 牙痛 …………………… *261*
- 口疮 …………………… *263*
- 急慢性咽炎 …………… *266*

第六节　泌尿系统疾病 ... *268*

- 急性肾炎 ……………… *268*
- 慢性肾炎 ……………… *272*
- 泌尿道感染 …………… *275*
- 泌尿系结石 …………… *277*
- 前列腺炎 ……………… *279*
- 前列腺肥大 …………… *281*

第七节　神经系统疾病 ················ 283

　　神经衰弱 ············· 283　　老年痴呆症 ············ 289
　　失眠 ················ 286　　面神经炎 ············· 292

第八节　消化系统疾病 ················ 295

　　呃逆 ················ 295　　急性病毒性肝炎 ········ 316
　　食欲不振 ············· 297　　脂肪肝 ············· 318
　　呕吐 ················ 299　　慢性肝炎 ············· 320
　　便秘 ················ 302　　肝硬化 ············· 323
　　慢性胃炎 ············· 305　　胰腺炎 ············· 326
　　胃下垂 ············· 308　　胆囊炎 ············· 327
　　胃、十二指肠溃疡 ········ 310　　胆结石 ············· 329
　　慢性肠炎 ············· 313

第九节　心血管系统疾病 ··············· 331

　　贫血 ················ 331　　高脂血症与动脉粥样
　　高血压 ············· 333　　　硬化 ············· 339
　　低血压 ············· 337　　冠心病 ············· 341

第一章

中医养生药膳知识概述

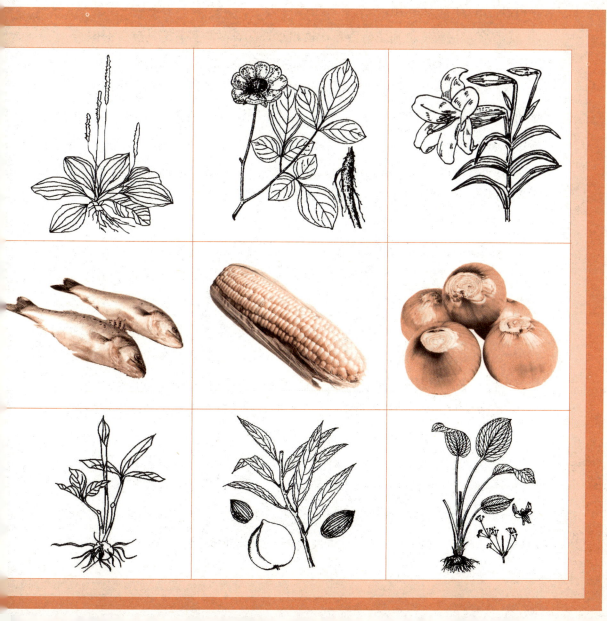

第一节 药膳的概念

药膳是在食物中配以适当中药，或选用某些有药效的食物，经加工烹制成的具有一定色、香、味的菜肴、汤羹、药粥、药茶、糕点、药酒，使其具有食物之味、药物之性，然后食借药力，药助食功，相互协调，起到食物营养和药物治疗的双重作用。

药膳的范围较广，凡是药物和食物相结合的食品均可称为药膳，但因为用途和制作方法的不同，又有不同的名称和分类，如食疗、药酒等。

食疗又称"食治"，即饮食疗法。是在中医理论的指导下，应用食物的性味和所含成分作用于一定的脏腑，达到调和气血、平衡阴阳、防治疾病、健身延年的目的。

药酒是一种加入中药的酒，即选配适当中药，经过必要的加工，用度数适宜的白酒为溶媒，浸出其有效成分而制成的澄明液体。在传统制法中，也有在酿酒过程里加入适宜的中药，酿制而成的。

药膳在我国的历史文化源远流长，自古就有"药食同源"之说。三千多年前，周代已开设"食医"专科，专管调配膳食，为帝王防病保健服务。汉代杰出医学家张仲景《伤寒杂病论》应用不少药膳方治病，饮食禁忌方面也叙述较为详细。唐代名医孙思邈《千金翼方》中就载有"食治"专篇，主张"凡欲治疗先以食疗，既食疗不愈后乃药尔"，论述药膳内容颇为丰富，其间列举多种强身益寿膳方，至今仍在沿用。宋代以饮食治病已相当普遍，官方编纂的《太平圣惠方》载述药膳方一百六十余种，其药膳的类型已为多样化了。元代饮膳太医忽思慧《饮膳正要》卷二收载各种饮膳方，几乎全为养生疗疾所设。明代医药学家李时珍《本草纲目》收录药物1892种，其中包括大量食物。例如卷三至卷四"百病主治药"中，大量应用食疗方法，每一病症都列有饮食治法。清代食疗著作甚多，尤其王士雄《随息居饮食谱》专论"食治"，强调"人以食为养，而饮食失宜，或以害身命"；对每种食物均简介功效宜忌。新中国成立后，特别是近二十多年来，药膳内容又进一步丰富充实。从古到今，历代中医文献所蕴藏的大量药膳方，堪称中华饮食文化的绚丽瑰宝。它的制作和应用，不仅是一门科学，更可以说是一门艺术。

近年来，当今人类对身体健康问题的思考，已不再只是单纯的考虑治病，而是开始注重如何摆脱虚弱乏力，怎样改善亚健康状态，使身体更加健康而提高生存质量。要解决这一课题，西医学中化学药物尚无完善的方法，而中医学特有的自然疗法之一"寓治于食"的药膳，在这方面却具有独特的优势，受到了越来越多人的重视。

结合现代科研成果制成的具有治疗作用的食品、饮料，品种繁多，各具特色。既有适合糖尿病、肥胖者和心血管疾病患者服食的药膳食品，也有适合运动员、演员和矿工等服食的保健饮料，还有促进儿童健康发育或用于老人延年益寿的保健食品或药膳。中国药膳开始走向世界，不少药膳罐头和中药保健饮料、药酒等已销往国际市场。有的国家已经开设药膳餐厅。国际上一些学术界和工商界人士十分关注中国药膳这一特殊食品，希望能开展这方面的学术交流与技术合作，中国药膳将为世界人民的健康作出贡献。

第二节　药膳的特点

一、以中医理论为指导

药膳的施用是以中医的整体观念和辨证施治的理论为根据，按治病求本、扶正祛邪、调整阴阳、因时因地因人而治的治疗原则运用的。在用药和食物的选择上，必须依据辨证论治原则，在正确辨证的基础上，采取相应的治疗原则，选药组方或选食配膳，才能取得预期的效果。

在中医看来，每一种食物都如同中药一样，具有不同的性味、归经，可以根据人们的体质和患者的病症进行辨证施膳。凡是气虚的，当用补气药膳；凡是血虚的，当使用补血药膳。它不是一般的中药方剂，也有别于其他普通食物，它强调的是中药与食物的合理调配，在药物或食物的配伍组方上，按药物食物的性质，有目的地进行调配组合，而不是随意凑合。

因此，在食用药膳时应在辨证论治的原则下，掌握正确的诊断，选用对症的食物和药材，才能发挥药膳的作用，才能达到药膳的防病治病、强身益寿、美容美体的目的。

二、防病治病、强身健体

食物之所以能够治疗疾病，主要是因为它具有药物的功能，并且具有和药物一样的性能，也包括"性""味""归经"等内容，在中医理论指导下，根据阴阳、五行、脏腑、病因、病机等来辨证施食，以达到保健身体、防治疾病的目的。

食性即食气，是指食物所具有的寒热温凉四种性质。寒性或凉性的食物同具有寒、凉特性的药物一样，食后具有清热、泻火、解毒、滋阴等作用。同理，热性和温性的食物，则具有温中、补虚、补寒等作用。此外，还有一类性质比较平和、寒凉温热不甚明显的食物，分列为平性食物，具有健脾、开胃、补益身体的作用。

食味，即辛、甘、酸、苦、咸五味（习惯上把淡附于甘，把涩附于酸），其作用与药物五味的作用相同。辛有发散、行气、行血或润养作用，一般用于治疗表证及气血阻滞等病症；甘有补气、和中、缓急等作用，可以滋补五脏、气血阴阳等任何一方的虚损，也可以缓解拘挛疼痛；酸味及涩味，收敛固涩，对于气虚阳虚所致的自汗不止、遗精尿频等有辅助治疗作用；苦味有降泄、燥湿的作用，治疗各种热证和湿证；咸味能软坚、散结、润下，多用于治疗痰核瘰疬、小便不利。

归经，是药食对于机体某部分的选择性作用，主要对某经、某脏腑有明显作用，对其他脏腑作用较少。

药膳除有防病治病之用外，较多地应用于中医扶正固本方面，所用的药物和食物，如人参、黄芪、当归、阿胶、枸杞、大枣、鸡、鸭、猪肉等，能滋养强壮身体，补气血阴阳，增强正气，治疗体虚。经现代药理的初步研究证明，某些滋补品具有增强机体生理功能的作用，可改善细胞的代谢和营养,对神经内分泌的调节功能和机体的自稳状态,提高抗病免疫力,改善心肺功能和造血系统的功能,促进血液循环,具有一定作用。如黄芪可延长细胞的生长寿命,人参能促进核酸合成,并能加强大脑皮层的兴奋和抑制过程,提高大脑机能的灵活性,减少疲劳感,还能促进抗体的形成。此外,药膳中还含有人体代谢所必需的营养素,能有效补充人体能量和营养物质,调节机体物质代谢,滋补强身,从而达到防病、治病、延寿的目的。但是在用膳时,应本着"因人施膳,因时施膳"这一基本原则,才能使药膳更有效、更充分地发挥作用。

三、传统的烹调艺术

药膳的主要原料是药物和食物,它必须寓药于食、寓性于味,融药物功效与食物美味于一体。因此,它也就必须以精湛的烹调艺术为手段,借助炖、焖、煨、蒸、熬、煮、炒、卤、烧等中国传统的烹调方法,同时按患者身体的需要进行中药的调补、选料。对所选用的中药应根据药物的不同,采用不同的炮制、加工方法及分离提取法,以保证制成的食品既具有一般美食的色、香、味、形,又可在享受美味的同时达到治病、保健和强身的作用。

第三节　药膳的分类

一、按药膳的功用分类

1. 养生保健延寿类

(1) 补益气血药膳:适用于平素体质虚弱或病后气血亏虚之人。如:十全大补汤。

(2) 调补阴阳药膳:适用于机体阴阳失衡之人。如:冬虫夏草鸭。

(3) 调理五脏药膳:适用于心、肝、脾、肺、肾五脏虚弱,功能低下之人。如:根据中医"以脏补脏"理论而采用动物的五脏来补养人体五脏而制作的各种药膳,以及根据中医"五味各归其所喜"理论而采用酸、苦、甘、辛、咸来补养肝、心、脾、肺、肾五脏,并使五脏功能平衡的各种药膳等。

如：玄参炖猪肝，萝卜杏仁煮牛肺。

（4）益智药膳：适用于老年智力低下，以及各种原因所导致的记忆力减退之人。如：益智鳝段。

（5）明目药膳：适用于视力低下，视物昏花之人。如：猪肝桑杞双叶明目汤。

（6）聪耳药膳：适用于耳鸣耳聋、患有中耳炎等耳科疾病之人。如：黄酒炖黑雄鸡。

（7）延年益寿药膳：适用于老年平素调养、强身健体、养生防病之人。如：归参炖母鸡。

2. 美容类

（1）增白祛斑药膳：适用于皮肤上有黑点、黑斑、色素沉着之人。如：美白消斑膏。

（2）润肤美容药膳：适用于中老年皮肤老化、松弛、面色无华之人。如：美颜拉皱膏。

（3）减肥瘦身药膳：适用于肥胖之人。如：减肥芡实散。

（4）乌发生发药膳：适用于脱发、白发及头发稀少之人。如：马齿苋还黑散。

（5）固齿药膳：适用于老年体弱、牙齿松动、掉牙之人。如：固齿蛋糕。

二、按药膳的食品形态分类

1. 流体类

（1）汁类：指新鲜水果或新鲜药材一起洗净、压榨的汁。

（2）饮类：是一种液体剂型，由中药或食物共同加水煎煮、去渣取汁而成，可加冰糖、蜂蜜，作为饮料日常饮用。

（3）汤类：是用药物和食品同做的一类药菜汤，可饮可食是其特点。它是传统食谱中的汤，有别于一般的汤药之汤。

（4）酒类：包括各种粮食酒、瓜果酒、药物食物混酿酒、药物酿制酒等。

（5）羹类：药膳中汁比菜多，又比汤浓的一款汤菜类膳食。

2. 固体类

（1）饭食类：是以稻米、糯米、小麦面粉为基本原料，加入具有补益且性味平和的药物制成的米饭和面食类食品。

（2）糖果类：以糖为原料，加入药粉或药汁，兑水熬制成固态或半固态的食品。

（3）粉散类：是将作为药膳的中药细粉加入米饭或面粉之中，用温开水冲开即可食用的食品。

3. 半流体类

（1）膏类：亦称"膏滋"。将药材和食物加水一同煎煮、去渣。浓缩后加糖或者炼蜜制成的半流体状的稠膏，具有滋补、润燥的功效。适用于久病体虚、病后调养、养生保健长期调制服用。

（2）粥类：是以大米、小米、秫米、大麦、小麦等富于淀粉性的粮食，加入一些具有保健和治疗作用的食物或药物，再加入水一同熬煮而成半液体的食品。

（3）糊类：由富含淀粉的食料细粉，或配以可药食两用的药材，经炒、炙、蒸、煮等处理，水解加工后制成的食品。

三、按药膳工艺特点分类

（1）菜肴类：是将生熟蔬菜、肉禽、蛋、水产品、乳等加入中药或药汁，经烹调加工制成色、香、味俱全的菜肴。

（2）饮料类：是将药物经过一定的炮制加工，加清水用小火煮沸，取汁，然后倒入一定比例的溶液中，冷却即成。

（3）粥餐类：以稻米、糯米等谷类食品为基本原料，加入药物和水，煮沸后用小火煮熬而成。

（4）糕点类：以米面、蛋类、牛奶等为基本原料，加入某些药物或药汁蒸制或烤制而成。

（5）罐头类：以禽肉类、水产品、果实等为原料，配以某些药物，制熟后装入玻璃或金属包装内而成。

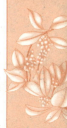

第四节 药膳的应用原则

一、辨证施膳

辨证论治就是运用"四诊"（望、闻、问、切）的手段，全面了解病人所出现的症候（症状和体征），然后通过这些症候，进行分析，弄清疾病发生的原因，推断疾病的部位和性质，结合病人的体质，确定运用哪种治疗方法，选用什么样的方剂和药物，对症治疗。用药如此，在药膳的选择上也应如此，也必须以中医理、法为依据，而理、法的确立，又必须有中医基础理论的指导，运用辨证的方法及论治的原则，在正确辨证的基础上，采取相应得当的治疗方法，选择适宜的药物和食物，配制成药膳，方能取得预期效果。

作为辨证论治的具体体现，中医提出"同病异治，异病同治"的概念，意思是说，同一种疾病或症状，发生在不同的人身上，处于不同的病程阶段，其症候性质不一样，阴虚者当滋阴，阳虚者当温阳，治疗方法及选方用药截然相反，这就是同病异治；若其症候性质相同，是阴虚的则滋阴，是血瘀的则活血，治疗方法及选方用药可以完全相同或大致相似，这就是异病同治。可见中医治病，重证轻病。药膳治病，本是中医治疗手段的一种，当然应当遵守辨证的基本原则。

辨证选用药膳是人们合理使用药膳的原则，就药膳与病症性质而言，则当采用寒者热之、热者寒之、虚者补之、实者泻之的总原则，结合脏腑辨证的特点，选择相应的药物和食物配制药膳，再结合季节变化、体质特点、地理环境和生活习惯等，从整体去把握选择，一般可收到预期的效果。

二、因时施膳

春季是万物生发的季节，此时人体生理功能为了适应这一季节气候的变化，表现在皮肤腠理（汗孔）由冬令的致密而转疏松，在五脏中肝的功能活动也较为旺盛。故《内经》言"东方青色，入通于肝"，后人又有"春旺于肝"之说。因此，春季的膳食就应适当地注意到这一生理特点。唐代医学家

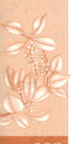

孙思邈提出调味"省酸增甘，以养脾气"，即少吃酸味食物，多吃甜食，以防止肝旺克脾，也就是后世养生家提出的"春宜甘平"的养生法。其性味甘平或有清肝作用的药物和食物有：茯苓、山药、薏苡仁、莲子、胡萝卜、菠菜、银耳、木耳、芹菜、小白菜、荸荠等。对于肝气不旺、气血两虚者，亦可选择黄芪、当归、人参、桂圆、乌骨鸡等进补，以助肝气顺应自然而正常升发。

夏季对五脏中心的功能活动有一定帮助，故有"南方赤色，入通于心"的说法，夏季的药膳食疗就应当注意到这一特点。孙思邈提出"夏宜增辛减郁苦"。他认为夏季心火当令，而苦味入心，苦多则助心火，而伐克肺金，为了防止肺气受伤，故多吃辛味，以补肺气。但这有些机械，夏季膳食还是以甘寒清凉为宜，再适当地加些清心火的食物，以防中暑。另外，夏天多数人食欲减退，脾胃功能较为迟钝，故此时的药膳总体要求上以"清淡甘平"为原则，有助于开胃消食，若此时运用冬令药膳，过进肥甘滋腻之物，则致呆胃伤脾，影响营养消化吸收，有损健康，所以夏季宜选择甘寒清补之品，如黄瓜、西瓜、绿豆、番茄、玉竹、麦冬、西洋参、枸杞等。

秋季要重视补充营养，调整机能，为冬季的藏精做好充分准备。秋天阳气由升浮趋于沉降，生理功能趋于平静，气候逐渐转凉。此时，宜注意补益甘味以益气。秋高气爽，气候偏于干燥，秋气应肺，燥气可耗伤肺阴，使人产生口干咽燥、干咳少痰、皮肤干燥、便秘等症状，这些都是秋季使用药膳进补时应注意的因素。根据"燥者濡之"的原则，秋天药膳应选择甘润养肺类补品，甘润温养，既不可过热，又不能太凉，总体上以不伤阳、不耗阳为度。同时在味型的选择上，秋令肺气旺，辛味能入肺补充肺气，故应少吃辛味，以免肺气过旺而克肝；多吃酸味，以助肝气，可以抵御肺旺的克伐。酸味与甘味相合则可化生阴津以濡润秋燥。所以，秋季制作药膳常用的药物和食物有百合、沙参、麦冬、阿胶、石斛、银耳、甘蔗、柿子、梨、荸荠、菠萝、香蕉等。

冬季药膳应很好地保护阳气，祛除阴寒，宜遵循温补的原则。冬季对五脏中肾的功能活动有一定帮助，所谓"肾气旺于冬"。又因咸能入肾，肾主蛰藏。咸多伤肾，故冬季药膳不宜用咸过多。冬季药膳尤要注意温补肾阳，以助肾藏精气，从而化生气血津液，促进脏腑的生理功能。但要注意制作药膳选择药物和食物时应温而不散，热而不燥，如牛肉、羊肉、狗肉、桂圆、大枣、核桃肉、鹿茸、胎盘、冬虫夏草、人参、肉苁蓉、桑寄生等。

三、因地施膳

药膳顺乎自然，除了顺应四时气候外，还应顺应四方地理。

西北地区，多地处高原，而气候亦较寒冷、干燥，药膳宜温、宜润。因为地区寒凉，易伤人体阳气，故宜用温性的药物和食物制作药膳以胜寒凉之气，又由于多风致燥，燥则易伤人体阴液，伤阴液则易使人皮肤、黏膜干燥，故宜用滋润的药物和食物制作药膳以胜其干燥。其具体药物和食物可参照秋季和冬季选择有关补品。

东南地区地势较低洼，气候亦较温热、潮湿，药膳宜甘、宜辛、宜燥。因为地区潮湿，易伤脾胃，困顿阳气，故宜用甘淡渗湿、辛燥、散湿、甘味健中之品，如茯苓、山药、薏苡仁、砂仁、陈皮、白术、扁豆、大枣、莲子等。

四、因人施膳

人体是一个有机的整体，受自然界气候、环境变化的影响，过度劳累、精神刺激、生活和饮食不节等使机体失衡，产生各种疾病。不同年龄层次的人选用药膳也不同。

小儿：小儿的生理特点是生机旺盛，脏腑娇嫩，气血未充，选择药膳着重在养，以饮食为主，做到营养充足，合理多样，保证其正常发育的需要，特别注意用血肉有情之品，填充脑髓、益智健脑。一般生长发育正常的小儿，无须刻意服用补药药膳，只有禀赋薄弱、体虚多病、生长迟缓者，可以适当服用补益药膳。

中年：中年人的生理特点是气血旺盛、脏腑坚强、营卫调和。而这个时期又是一个由盛而衰的转折点。某种生理开始逐渐衰退，再加上这个时期的许多人肩负工作、生活两副重担，往往拼命工作，中医认为过度劳体则伤气损肺，长此以往则少气力衰，脏腑功能衰败，加速衰老；而过度劳心则阴血内耗，出现记忆力下降，性功能减退，气血不足，久而久之出现脏腑功能失调，产生各种疾病。所以中年时的补养不但要使中年时期身体强壮，也要防治早衰，通过药膳来选用一些补肾、健脾、舒肝等功效的食物，就能达到健肤美容、抗疲劳、增智、抗早衰、活血补肾强身的作用。

老年：老年人是药膳最主要的适用人群。人到老年期，一般来说，其组织器官及生理功能均已经衰退，气血运行缓慢，且多亏虚，脏腑功能虚弱，尤以肾中精不足明显，五脏根本不固，呈现一派老态：行动迟缓，思维减退，耳不聪，目不明，饮食不香，睡眠多梦等，这是衰老过程中的常态，不是病。所以，无须刻意治疗，但必须精心呵护。药膳是重要的手段，但老年人的药膳着重在补，特别是应选补肾的药物和食物制作药膳，如鹿茸、虫草、紫河车、熟地黄、肉苁蓉、山萸肉、杜仲、阿胶、牛鞭、狗肾、虾、狗肉等，因为肾中精气的多少，直接影响整个人体的盛衰，但老人的生理特点是脏器功能衰退，故补益不宜太多，多则影响消化、吸收的功能，要特别注意照顾脾胃，制作药膳时，要讲究清淡可口，烹制做到细、碎、软、烂，进食做到少食多餐。

第五节 药膳的制作

药膳的主要原料是药物和食物。它必须寓药于食，寓性于味，融药物功效与食物美味于一体。因此，它也就必须以精湛的烹调艺术为手段，借助炖、焖、煨、蒸、煮、熬、炒、卤、烧等中国传统的烹调方法，同时按患者身体的需要进行中药的调补、选料。对所选用的中药应根据药物的不同，采用不同的炮制、加工方法及分离提取法，以保证制成的食品既具有一般美食的色、香、味、形，又可在享受美味的同时达到治病、保健和强身的目的。

一、炖

药膳的炖法，是将药物和食物同时下锅，注入水，放入调料，置于大火上烧开，撇去浮沫，再置小火上炖至熟烂。炖的具体操作方法是：先将食物在沸水锅内焯去血污和腥膻味，然后放入炖锅内。另将所用药物用纱布包好，用水浸漂几分钟后放入锅内，再加入生姜、葱、胡椒及水适量，先用大火煮沸，撇去浮沫，再改用小火炖至熟烂。一般炖的时间掌握在2～3小时左右。其法所制药膳的特点是质地软烂，原汁原味，如雪花鸡汤、十全大补汤等。

二、煮粥

药粥也是药膳的一个重要组成部分，《本草纲目》中就记载着常用的药粥五六十种，《粥谱》中则列有二百多种。这些药粥都是按照处方的要求选用一定的中药材和其他的米谷之物共同制成的。对于疾病初愈、身体衰弱者是很好的调养剂，有的还能治疗或辅助治疗某些疾病。药粥的特点是吸收快，不伤脾胃，制法简易，服食方便，老少皆宜，长期服用可以使人滋补强壮，疗病抗衰，延年益寿。药粥的品种繁多，功效各异，煮粥的方法也不尽相同，归纳起来有以下两类：

1. 药、米同煮

主要适用于药能够食用又宜与米谷之物同锅煮制的药粥。所制药粥不但具有确实的效用，而且还能够增添药粥的滋味和形色，如莲实粥、苡仁大枣粥。

2. 药、米分制

具体做法分为两种形式：

（1）提汁。先将药物提成浓汁，再同米谷之物同煮成粥。其法又分为"汁煮粥"和"粥掺汁"两种。

①"汁煮粥"：一般是先将药物榨汁或提汁，再与米谷之物同时煮成药粥，此法适用于药不宜食或不宜与米谷同煮的药粥，如甘蔗粥、竹叶粥。

②"粥掺汁"：一般是先将药物榨汁或提汁，待米谷之物已煮熟成粥之后，再将药汁掺入粥内调匀而成药粥。适用于药鲜嫩、汁多的一类药粥，如生地黄粥。

（2）打粉。即将药粥中的药物打成细粉，待粥煮熟后，撒入药粉，一边撒，一边搅匀，粥稠即成。主要适用于药不宜久煮而又可食的一类药粥，如荜拨粥。

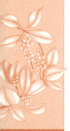

三、煨

药膳的煨制法，是将药物与食物置于文火上或有余热的柴草灰内，进行煨制的烹制方法。具体的加工方法有两种：一种是利用小火，慢慢地将原材料煨烂；另一种是沿用民间单方的烹制法，将所要烹制的药膳原材料用阔叶菜或湿草纸包裹好，埋在刚烧过的柴草灰中，利用余热将原材料煨熟。后一种方法时间较长，要添几次热灰，保持一定的温度。如子午乌鱼等。

四、蒸

药膳的蒸制法，是利用水蒸气加热烹制药膳菜肴的方法。其特点是温度高（可以超过100℃），加热及时，汤汁醇厚，利于保持形状的整齐。本法不仅用于烹调，而且还可以用于初加工（如热水发蹄筋）和菜的保温消毒等。

五、煮

药膳的煮制法，是将原材料放入多量的汤汁和清水中，先用大火煮沸，然后用小火烧熟。特点是口味清鲜。具体操作方法，是将药材与食物经初加工之后，放置在器皿中，加入调料，注入适当的水和汤汁，用大火煮沸后，用小火煮至酥烂。适用于体小、质软的原料。如石斛煮花生。

六、熬

药膳的熬制法，是将初加工的原材料放置在锅中，加入水和调料，置大火上烧沸，再用小火烧至汁稠、味浓、酥烂，如银耳羹。

七、炒

药膳的炒制法，是先将锅烧热，再下油，一般先用大火，锅要先滑油，并依次下料，用手勺或铲翻拌，动作要快，断生即好。适用于炒的原料多为刀工处理后的丁、丝、条、片等。

八、卤

药膳的卤制法，是将初加工的原料首先按一定的方式与药物相合后，再放入卤汁中，用中火逐步加热烹制，使其渗透卤汁，直至成为熟食品。特点是味厚、浓香。

卤汁的配制：沸水10千克，酱油2.5千克，料酒、食盐各250克，冰糖

500 克，大茴香、草果、桂皮、甘草各 30 克，花椒、丁香各 15 克。将药料用纱布袋装好，扎紧口，投入沸水中，加酱油、料酒、食盐、冰糖、姜、葱等调料，用温水煮沸。等到透出香味，颜色呈酱红色时，即可以用来卤制食品。如丁香鸡、陈皮鸡的卤制。在使用过程中，为了保证其制品的色、香、味，可适当加炒糖汁（冰糖）。

九、烧

药膳的烧制法，一般先将原料经过煸、煎、炸处理之后，进行调味调色，然后再加汤或水，用大火滚、小火焖，烧至卤汁稠浓即可。其特点是卤汁少而黏稠，味鲜，软嫩。如参杞红烧熊掌（注意掌握好汤或水的用量，避免烧干或汁多）。

十、药酒

药酒的制法，是以酒为溶剂，药为溶质，采用一定的方法制作的饮料。它主要是使药性借酒的力量遍布到身体各个部位。多用于治疗风湿痹病，以及气滞血瘀之症。药酒的制法，有浸泡法和渗滤法。目前，一些滋补店制作药酒，都采用浸泡法，但量不大；药酒工业生产，一般采用渗滤法。如人参枸杞酒、三蛇酒等。

第二章

常见的食物与中草药

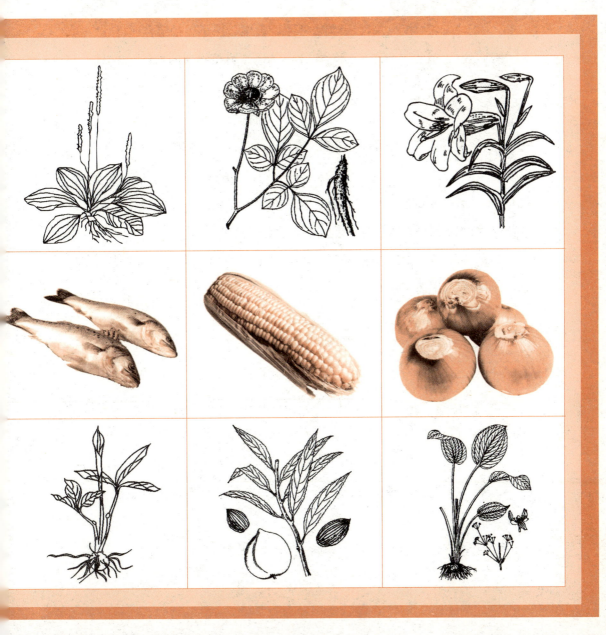

第一节 常见的食物

谷物及豆类

小米

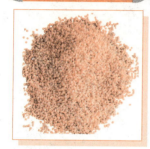

别名 谷子、粟谷、粟米、粱米、白粱粟、粢米、硬粟、寒粟、黄粟、稞子、籼粟。

来源 本品为禾本科植物粟的种仁。

成分 含蛋白质、淀粉、脂肪、糖类、植物纤维、大量谷氨酸、脯氨酸、丙氨酸和蛋氨酸等。

性味 味甘、咸，性凉。陈粟米味苦，性寒。

功效 和中益肾，除热解毒。主治脾胃虚热、反胃呕吐、消渴、泄泻。陈粟米能止痢，解烦渴。小米适用于治疗脾、胃、肾湿热导致的小便淋漓不尽。

用法 煎汤或煮粥。素体虚寒、小便清长者少食。淘米时不要用手搓，忌长时间浸泡或用热水淘米。

大米

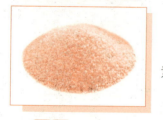

别名 粳米、硬米。

来源 为禾本科植物稻（粳稻）的种仁。

成分 含多种人体必需的氨基酸、糖类及维生素，并含有大量的矿物质、微量元素等。

性味 味甘，性平。

功效 滋阴润肺，健脾和胃。用于烦热口渴、脾虚泄泻、腹胀食少、消化不良等。

用法 蒸食，煮粥，或配制药膳、药粥等。内寒者少食。

专家叮嘱 籼米、糯米与粳米来源于同种植物。籼米粒较细长，黏性较小，胀性大；糯米粒有同籼米形较细长者，也有同粳米形较圆短者，唯含糊精量大，黏性最强，胀性小。籼米、糯米与粳米功效、主治基本相同，但性温，多食生热，易致大便干燥。

小麦

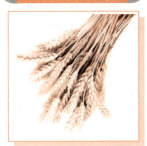

别名 白麦。

来源 为禾本科植物小麦的种子。

成分 含淀粉、淀粉酶、蛋白质、钙质、维生素 B_1 等。少量谷甾醇、卵磷脂、精氨酸、麦芽糖酶、蛋白酶。所含脂肪油主要为油酸、亚油酸、棕榈酸、硬脂酸甘油酯等。

性味 味甘，性平。

功效 养心安神，消肿，润肺健脾。用于神志不安，夜寐不宁，小儿口腔炎的辅助调养。

高粱

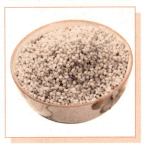

别名 蜀黍、蜀秫、木稷、番黍、荻粱、高粱米。

来源 为禾本科植物蜀黍的种仁。我国各地均有栽培。

成分 每百克高粱米中含蛋白质8.4克，脂肪2.7克，糖类75.6克，粗纤维0.6克。另外，高粱米中还含有多种微量元素和矿物质。

性味 味甘、涩，性温。

功效 温中，利气，止泄，涩肠胃，止霍乱。用于下痢及小便湿热不利。

用法 熬汤、煮粥或用其面粉蒸食等。

糯米

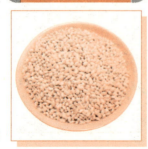

[来源] 为禾本科植物糯稻的种仁。

[成分] 含蛋白质、脂肪、糖类、磷、钙、铁、维生素 B_2、烟酸等。

[性味] 味甘，性温。

[功效] 补肺健脾，暖胃止汗。用于脾胃虚寒，久泻食减，自汗不止，脾胃阴不足，欲呕等病症的辅助调养。

[专家叮嘱] 适合所有人群。糯米性黏滞，不易消化，小儿慎用。

玉米

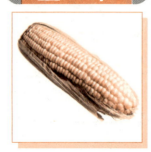

[别名] 玉蜀黍、玉米棒子。

[来源] 为禾本科植物玉蜀黍的种子。全国各地均有栽培。

[成分] 含有维生素 K、谷固醇、木聚糖、葡萄糖、有机酸等。

[性味] 味甘，性平。

[功效] 利尿消肿，降血压，促进胆汁分泌，增加血中凝血酶原和加速血液凝固。适用于肾性水肿，黄疸型肝炎，原发性高血压，晚期日本血吸虫病腹水、鼻炎、催乳、胆囊炎、胆结石、膀胱炎、尿道炎等病症的辅助调养。

荞麦

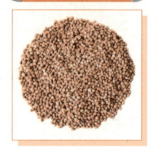

[别名] 荞子、花荞、乌麦、甜荞。

[来源] 为蓼科植物荞麦的种子。全国各地均有栽培。

[成分] 含蛋白质、脂肪、糖类、维生素 B、水杨胺、4-羟基苯甲胺等。

[性味] 味甘、平，性寒。

[功效] 下气利肠，清热解毒。用于痢疾、小儿

丹毒、热疖、出黄汗、头风畏冷等。常食荞麦可预防高血压引起脑出血。荞麦叶用于辅助治疗紫癜、眼底出血。

专家叮嘱 适合所有人群，对于糖尿病患者更为适宜。荞麦一次不可食用太多，否则易造成消化不良。

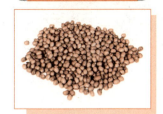

绿豆

别名 青小豆。

来源 为豆科植物绿豆的种子。

成分 含蛋白质、脂肪、糖类、钙、磷、铁、胡萝卜素、维生素 B_1、维生素 B_2、烟酸。绿豆的磷脂成分中有磷脂酰胆碱、磷脂酰乙醇胺、磷脂酰肌醇、磷脂酰甘油、磷脂酰丝氨酸、磷脂酸等。

性味 味甘，性寒、凉。

功效 清热解毒，消暑，利水。用于解暑热，解附子中毒、巴豆中毒、农药中毒、铅中毒、酒精中毒、野蕈中毒、砒霜中毒、丹中毒。用于黄褐斑、腮腺炎、疖疮、复发性口疮、流行性感冒、催乳、水痘、尿路感染、糖尿病、痤疮、鼻出血、咯血等症的辅助治疗。

专家叮嘱 老少皆宜，四季均可食用。服温补药时不要吃绿豆食品，以免降低药效。

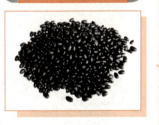

黑豆

别名 黑大豆、乌豆。

来源 为豆科植物大豆的黑色种子。

成分 含蛋白质、脂肪和糖类、胡萝卜素、维生素 B_1、维生素 B_2、烟酸等。

性味 味甘，性平。

功效 活血补肾，利水祛风，解毒，降血脂。用于黄疸水肿、风痹筋挛、产后烦热口渴、风寒湿痹等症的辅助调养。巴豆中毒时，可取豆汁饮服解毒。

专家叮嘱 不宜与人参、龙胆草、蓖麻子、厚朴、甲状腺素、左旋多巴、四环素、红霉素、甲硝唑、西咪替丁同食。消化功能不良、有慢性消化道疾病者慎食。

黄豆

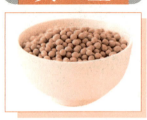

别名 大豆。

来源 为豆科植物大豆的黄色种子。产于全国各地。

成分 含丰富的蛋白质、糖类、脂肪、钙、磷、铁、维生素 B_1、维生素 B_2 等，其营养成分很高。

性味 味甘，性平。

功效 健脾宽中，润燥消水。主治疳积泻痢、腹胀羸瘦、妊娠中毒、疮痛肿毒、外伤出血等。黄豆能抗菌消炎，对咽炎、结膜炎、口腔炎、菌痢、肠炎有效。

用法 做成熟食、豆浆服用，或研末外敷。本品生用疏利，熟食补益。应用于手足抽筋疼痛：黄豆100克，细米糠60克，加水煎至黄豆熟烂，1天分2次吃。应用于烧烫伤：治疗期间每天用黄豆适量煮汁服，可加快治愈，愈后无疤痕。

专家叮嘱 患疮痘期间不宜吃黄豆及其制品。

豌豆

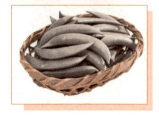

别名 荷兰豆、雪豆。

来源 为豆科植物豌豆的种子。

成分 含蛋白质、脂肪、糖类、钙、磷、铁、维生素 B_1、烟酸、维生素 B_2、植物凝集素等。其中含磷较丰富，每100克豌豆含磷400毫克。

性味 味甘，性平。

功效 和中下气，利尿，解疮毒。用于糖尿病，产后乳汁不下、心脏病、高血压、霍乱等病症的辅助调养。

专家叮嘱 煮豌豆不宜加碱，以免破坏其营养成分。

别名 豆角。

来源 为豆科植物豇豆的种子，可分为长豇豆和饭豇豆两种。全国大部分地方均可栽培。

成分 含大量淀粉及脂肪油、蛋白质、烟酸、维生素 B_1、维生素 B_2、维生素 C 等，含磷质较丰富，每百克含 456 毫克。

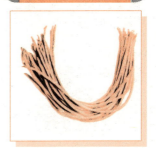

豇豆

性味 味甘，性平。

功效 健脾补肾。用于白带、白浊、食积、糖尿病、血尿、盗汗等病症的辅助调养。

专家叮嘱 适合所有人群。尤其是糖尿病、肾虚患者更佳。长豇豆不宜烹调时间过长，以免造成营养损失。饭豇豆作为粮食，与粳米一起煮粥最适宜，一次不要吃太多，以免产气胀腹。

别名 胡豆、南豆、马齿豆。

来源 为豆科植物蚕豆的种子。全国大部分地区均有栽培。

成分 每 100 克含水分 11.5 克，蛋白质 24.6 克，脂肪 1.1 克，食物纤维 10.9 克，硫胺素 0.13 毫克，核黄素 0.23 毫克，尼克酸 2.2 毫克，钙 49 毫克，磷 339 毫克，铁 2.9 毫克，锌 4.76 毫克，钾

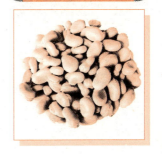

蚕豆

992毫克，钠49毫克。

性味 味甘，性平。

功效 补中益气，健脾利湿，涩精实肠，暖胃和腑。适用于膈食、水肿，并有止血降压的作用。

专家叮嘱 蚕豆性滞，中气虚者忌食，多食易腹胀。

赤小豆

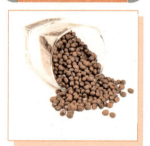

别名 红小豆、红豆。

来源 为豆科植物赤小豆的干燥成熟果实。主产于广东、广西、江西、浙江、东北等地。

成分 每100克含蛋白质20.7克，脂肪0.5克，糖类58克，粗纤维4.9克，灰分3.3克，钙67毫克，磷3.5毫克，铁5.2毫克，硫胺素0.31毫克，核黄素0.11毫克，尼克酸2.7毫克。

性味 味甘、酸，性平。

功效 利水消肿，解毒排脓。具有抗菌、利尿、降压、降低胆固醇以及抗癌等作用。适用于水肿胀满、脚气水肿、黄疸尿赤、风湿热痹、痈肿疮毒、肠痈腹痛等病症。

专家叮嘱 口干舌燥、形体消瘦、低热盗汗、无湿热者禁大量久服。

刀豆

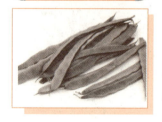

别名 大刀豆、关刀豆。

来源 为豆类植物刀豆的种子。

成分 含淀粉、蛋白质、脂肪、尿素酶、血细胞凝集素、刀豆氨酸、赖氨酸、组氨酸、精氨酸、胱氨酸、缬氨酸、甲硫氨酸、异亮氨酸等。刀豆脂肪有棕榈酸、硬脂酸、油酸、亚油酸、亚麻油酸和二十碳二烯酸等。

性味 味甘，性温。

功效 温中下气，益肾补元。尿素酶可治疗肝性昏迷。洋刀豆含血细胞凝集素，有抗癌作用。用于气滞呃逆、膈闷不适、肾虚腰痛、百日咳、小儿疝气、久痢、妇女经闭、腹胁胀痛、喉痹、颈淋巴结结核初起、牙根臭烂、老年咳嗽等病症的辅助调养。

专家叮嘱 有胃热，口有异味或口臭明显者不宜多吃。不宜油炸或加碱煮食，否则会破坏刀豆的营养成分。服螺内酯、氨苯蝶啶和补钾药时不宜食用，以免引起高钾血症。

禽畜野味类

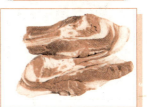

别名 豕肉、彘肉。

来源 为猪科动物猪的肉。

成分 含蛋白质、脂肪、糖类、无机盐、维生素类等营养成分。猪肉中含有不饱和脂肪酸和人体必需的脂肪酸，容易吸收，有利于健康。但含有较多脂肪，胆固醇含量亦高。

性味 味甘、咸，性平。

功效 滋阴润燥。猪全身是宝，猪瘦肉补肾气、解热毒。用于慢性营养不良、软骨病、小儿遗尿等。猪瘦肉含脂肪少，是肝病患者的滋补佳品。

专家叮嘱 猪油渣含致癌物质，应禁食。服降压药和降血脂药时不宜多食，因脂肪会降低药效。

猪肝

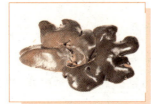

来源 为猪科动物猪的肝脏。

成分 富含蛋白质、脂肪、糖类、钙、磷、铁等。

性味 味甘、苦,性温。

功效 补肝明目,养血。用于血虚萎黄、夜盲、目赤、水肿、脚气等。

专家叮嘱 猪肝不宜与鹌鹑肉同食,否则易发生色素沉着。猪肝不宜与富含维生素C的水果、蔬菜搭配,否则易发生氧化反应。

猪肾

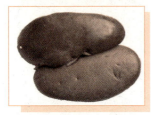

别名 猪腰、猪腰子。

来源 为猪科动物猪的肾脏。

成分 食部100克含蛋白质15.5克,脂肪4.8克,糖类0.7克,硫胺素0.38毫克,核黄素1.12毫克,尼克酸4.8毫克,抗坏血酸5毫克。

性味 味咸,性平。

功效 治肾虚腰痛、身面水肿、遗精、盗汗、老人耳聋。

专家叮嘱 猪肾胆固醇含量较高,不宜常食和多食。

猪肚

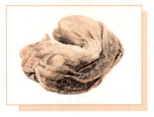

来源 本品为猪科动物猪的胃。

成分 食部100克含蛋白质14.6克,脂肪2.9克,糖类1.4克,硫胺素0.05毫克,核黄素0.18毫克,尼克酸2.5毫克。

性味 味甘,性微温。

功效 补虚损,健脾胃。用于虚劳羸弱、泄泻、下痢、消渴、小便频数、小儿疳积等。

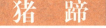

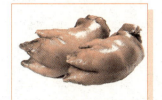

来源 为猪科动物猪的四脚。

成分 食部100克含蛋白质15.8克，脂肪26.3克，糖类1.7克。

性味 味甘、咸，性平。

功效 通乳，补血，托疮。用于虚弱、妇人少乳、痈肿、疮毒等。

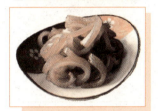

来源 为猪科动物猪的皮。

成分 脂肪少，蛋白质、糖类含量高。特别是猪皮中含胶原蛋白和弹性蛋白，能改善人体皮肤组织细胞的贮水功能，使皮肤不易皱缩，保持弹性。

性味 味甘，性微凉。

功效 有养心滋阴之功。用于出血性疾患和贫血的调养和治疗。

专家叮嘱 变质的猪皮不宜食用。

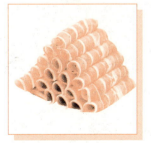

别名 山羊肉、焦羊肉、绵羊肉、青羊肉。

来源 为牛科动物山羊和绵羊的肉。

成分 羊有山羊、绵羊、斑羚、青羊等。用于药膳的是人工饲养的羊；属于保护动物的羊类依照我国《野生动物保护法》禁止猎捕，不能食用。中国人工饲养的羊有蒙古羊、哈萨克羊和藏羊等。因羊的种类、年龄、躯体部位、营养状况不同而有差异。含蛋白质、脂肪、水分、钙、磷、铁、维生素类，含胆固醇较高。

性味 味甘，性温。

功效 益气补虚，温中暖下。温补脾胃：用于治疗脾胃虚寒所致的反胃、身体瘦弱、畏寒等病症。温补肝肾：用于治疗肾阳虚所致的腰膝酸软、宫冷痛、阳痿等病症。补血温经：用于治疗产后血虚、经寒所致的腹冷痛。

羊心

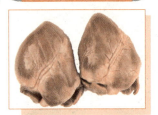

来源 为牛科动物山羊或绵羊的心脏。

成分 含蛋白质、脂肪和多种微量元素。

性味 味甘，性温。

功效 补心，舒郁。用于劳心膈痛、惊悸。

羊肾

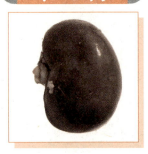

来源 为牛科动物山羊或绵羊的肾脏。

成分 含有蛋白质、脂肪、糖类、钙、磷、铁、硫胺素、核黄素、尼克酸、抗坏血酸。

性味 味甘，性温。

功效 补肾气，益精髓。用于肾虚劳损、腰膝酸软、足膝痿弱、耳聋、消渴、阳痿、尿频、遗尿等病症。

牛肉

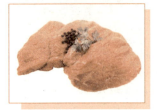

来源 为牛科动物黄牛、牦牛和水牛的肉。

成分 含蛋白质、脂肪、少量钙、磷、铁、维生素 B_1、维生素 B_2、胆固醇，蛋白质中含多种人体所需氨基酸，营养价值非常高。

性味 味甘，性平。

功效 补脾胃，益气，强筋骨。牛的头、鼻、舌、耳、尾、蹄、脂、筋、血、骨、脑、髓、皮、睾丸、外生殖器（牛鞭）及全部内脏均可食用。水牛性冷，能安胎补血；牦牛性温，补气。牛肉用于虚损、消渴、腰膝酸软、筋骨不健、脾虚食少、水肿、中风等。牛鞭补肾壮阳，牛肝能补肝明目、养血，可与枸杞子、大枣配伍使用。

专家叮嘱 牛肉为发物，患疮疥湿疹、痘痧、瘙痒者慎用；内热盛者忌多食；不宜食用未摘除甲状腺的牛肉；与猪肉、白酒、韭菜、蒜、生姜同食易患牙龈炎。

羊 奶

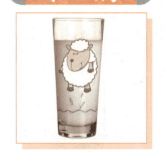

来源 为牛科动物山羊或绵羊的乳汁。

成分 食部100克含蛋白质3.8克，脂肪4.1克，糖类4.3克，钙140毫克，磷106毫克，铁0.1毫克，硫胺素0.05毫克，核黄素0.13毫克，尼克酸0.3毫克。

性味 味甘，性温。

功效 温润补虚。用于治疗虚劳羸弱、反胃、哕逆、口疮、漆疮等。

牛 奶

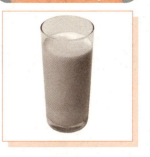

别名 牛乳。

来源 为牛科动物黄牛或水牛的乳汁。

性味 味甘，性平。

功效 补虚损，益肺胃，生津润肠。用于久病体虚、气血不足、营养不良、噎膈反胃、胃及十二指肠溃疡、消渴、便秘。

专家叮嘱 煮沸或灭菌后饮用。脾胃虚寒泄泻、痰湿积饮者慎服。

牛肝

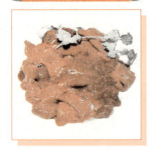

来源 为牛科动物黄牛或水牛的肝脏。

成分 含蛋白质、磷、维生素A较丰富，脂肪少。

性味 味甘，性平。

功效 补肝明目，养血。治血虚萎黄、虚劳羸瘦、青盲雀目。

专家叮嘱 牛肝不宜与含维生素C的食物同食；与鲇鱼同食，会产生不良的生化反应，对人体有害。

牛蹄筋

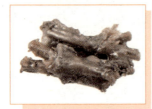

来源 为牛科动物黄牛或水牛的蹄筋。

成分 食部100克含蛋白质30.2克，脂肪0.3克，并含钙、磷、铁、维生素（B_1、B_2）、胆固醇、糖类等。

性味 味甘，性温。

功效 益气补虚，温中暖下。治虚劳羸瘦、腰膝酸软、产后虚冷、腹痛、寒疝、中虚反胃。

专家叮嘱 凡外感邪热或内有宿热者忌食。

鸡肉

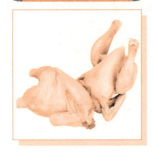

来源 为雉科动物家鸡的肉。

成分 含蛋白质、脂肪、蛋氨酸、赖氨酸、无机盐、维生素A、维生素C、维生素E、维生素B_2和胆固醇等。

性味 味甘，性温。

功效 温中益气，补虚健脾，补肾益精。鸡有土鸡、乌骨鸡、泰和鸡、武山鸡等。鸡肉能补虚、暖胃、强筋骨、补肝益肾、养阴清热。对遗精、滑精、久泻久痢、阴虚发热、赤白带下、月经不调、产后虚损均有良效。

专家叮嘱 忌食多龄鸡头，有毒物质常在脑部潴留；忌食鸡尾尖上的腔上囊，因有病毒、致癌物质贮藏；不宜与大蒜、鲤鱼、兔肉、芥同食。

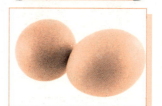

鸡 蛋

来源 为雉科动物家鸡的卵。

成分 富含蛋白质及8种人体必需氨基酸、卵磷脂、甘油三酯、胆固醇、蛋黄素，以及微量钙、磷、铁、维生素A、维生素B_2、维生素B_6、维生素D、维生素E、烟酸等。

性味 味甘，性平。鸡蛋清：味甘，性凉；鸡蛋黄：味甘，性平；凤凰衣：味甘，性平。

功效 养心安神，补血，滋阴润燥。用于治疗心烦不眠、燥咳声哑、目赤咽痛、胎动不安、产后口渴、下痢、烫伤等。还可用于治疗月经不调、乳汁减少、眩晕、夜盲、病后体虚、营养不良、阴虚肺燥、咳嗽痰少、咽干喉痛、心悸、失眠、小儿惊痫。

专家叮嘱 蛋黄中胆固醇含量较高，高脂血症患者宜少食。

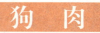

狗 肉

来源 为犬科动物狗的肉。

成分 含蛋白质、脂肪、嘌呤类、肌肽、肌酸、钾、钠、氯等。

性味 味咸、酸，性温。

功效 补中益气，温肾助阳。用于脾肾气虚、胸腹胀满、鼓胀、腰膝软弱、寒疟、败疮久不收敛。

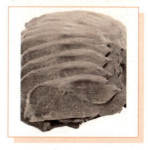

专家叮嘱 非虚寒性疾病，不宜食用；不宜与商陆、菱或杏仁同食；如作为补气用，则不去血煮食为好。

兔肉

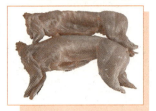

来源 为兔科动物蒙古兔、东北兔、高原兔、华南兔、家兔等的肉。

成分 含蛋白质、脂肪、卵磷脂、维生素和多种微量元素。

性味 味酸，性寒、凉。

功效 滋阴凉血，益智健脑，益气润肤，解毒去热。兔肉是含高蛋白、低脂肪、少量胆固醇的肉类，兔肉含有丰富的卵磷脂，赖氨酸含量亦很高，是儿童、青少年大脑和其他器官发育不可缺少的物质。高血压患者吃兔肉可抑制血小板凝聚，能阻止血栓形成。兔肉兼有动物性食物和植物性食物的优点，是健康保健的佳品。

专家叮嘱 兔肉性凉，不宜在寒冬、初春食用。兔肉不与生姜、芥末烹调食用。

鸭肉

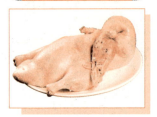

来源 为鸭科动物家鸭的肉。

成分 含蛋白质、脂肪、糖类、无机盐、维生素类，以B族维生素和维生素E含量较多。

性味 味甘、咸，性微寒。

功效 滋阴补虚，利尿消肿。供食用的良种鸭20多个品种，可分为肉用鸭、蛋用鸭、肉蛋兼用鸭。白鸭又称北京鸭。有多种烹调方法，如陈皮鸭、姜母鸭、当归鸭、虫草鸭等。鸭肫能助消化，鸭心宁心，鸭血解血瘀，鸭肝补肝，青头雄鸭利水、解毒等。

专家叮嘱 鸭肉不宜与鳖肉同食，久食易致水肿、腹泻。不食烟熏及烘烤的鸭肉。

鹌鹑肉

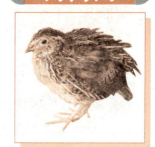

别名 鹑鸟、宛鹑、赤喉鹑、红面鹌鹑。

来源 为雉科动物鹌鹑的肉或全体。

成分 含有大量的蛋白质，还含有多种维生素和矿物质，以及卵磷脂、激素和多种人体所必需的氨基酸。它是典型的高蛋白、低脂肪、低胆固醇食物，特别适合老年人以及高血压、肥胖症患者食用。

性味 味甘，性平。

功效 益气补虚，厚肠止痢，祛湿通痹。用于身体虚弱、泻痢、疳积、湿痹等。

用法 煮食，炒，炸，煎汤，或作补益药膳主料。

鹌鹑蛋

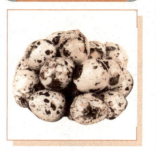

别名 鹑鸟蛋、鹌鹑卵。

来源 为雉科动物鹌鹑的卵。

成分 其蛋白质、维生素 B_1、维生素 B_2、铁和卵磷脂的含量均高于鸡蛋，并含有维生素 P 等成分。

性味 味甘，性平。

功效 补气益血，强筋壮骨。主治久病或老弱体衰、心悸失眠、胆怯健忘、头晕目眩、体倦食少。也可作为风湿性心脏病、关节炎及老人腰痛腿软等症状的辅助食疗。现代又用于神经衰弱、高血压、动脉硬化、气管炎、慢性胃炎等病症的调养。

专家叮嘱 本品所含蛋白质、卵磷脂、维生素和铁等成分均较鸡蛋高，而胆固醇含量则较鸡蛋低1/3，所以本品素有"动物人参"之称，是老年人及心脑血管病患者的理想食疗品，宜常食。

乌骨鸡

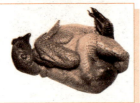

别名 乌鸡、药鸡、武山鸡、羊毛鸡、绒毛鸡、松毛鸡、黑脚鸡、丛冠鸡、穿裤鸡、竹丝鸡。

来源 为雉科动物家鸡中乌骨鸡除去内脏的全体。

成分 含丰富的蛋白质、多种矿物质，以及人体必需的多种氨基酸。

性味 味甘，性平。

功效 补益肝肾，养阴退热。主治虚劳骨蒸羸瘦、消渴、脾虚滑泄、下痢口噤、崩中、带下。

用法 煮食，炒食，或入方药。

专家叮嘱 乌鸡肉味鲜美，既可作珍馐美馔，又被视作妇科圣药，对妇女白带症、不育症、月经不调、产后虚损均有良效。补益药膳常用。

驴肉

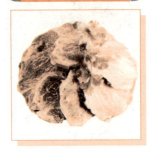

别名 毛驴肉。

来源 为马科动物驴的肉。

性味 味甘、酸，性平。

成分 含蛋白质、脂肪、钙、磷、铁、硫、骨胶原等成分。

功效 益气补血，益脏腑。一般人都可食驴肉。驴肉蛋白质含量比牛肉、猪肉高，脂肪含量少，适合高胆固醇的人群食用，身体瘦弱者更适宜。

专家叮嘱 脾胃虚寒、慢性肠炎、腹泻者不宜食驴肉。吃驴肉后不宜立即饮茶。

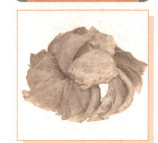

燕窝

别名 燕菜、燕根、燕蔬菜。

来源 为雨燕科动物金丝燕及多种同属燕类用唾液或唾液与绒羽等混合凝结所筑成的巢窝。

性味 味甘，性平。

功效 养阴润燥，益气补中。主治虚损、痨瘵、咳嗽痰喘、咯血、吐血、久痢、久疟、噎膈、反胃。

用法 隔汤炖，或做菜肴、药膳。食前以温水浸泡，去净羽毛、血液及杂质。

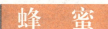

蜂蜜

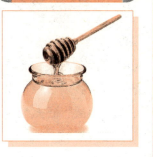

来源 为蜜蜂科昆虫中华蜜蜂或意大利蜂所酿的蜜。

成分 含有丰富的果糖和葡萄糖、蔗糖、蛋白质、有机酸、挥发油、酶、维生素和微量元素。具有促进生长发育、提高机体抵抗力和保肝作用。

性味 味甘，性平。

功效 润肠通便，润肺止咳，补脾益胃，清热解毒，止痛。适用于大便秘结、肺燥干咳无痰、脾胃虚弱以及肺结核、心衰、高血压、胃溃疡、痢疾、神经衰弱、冻伤、皮炎、雀斑、烫伤、乌头毒等。

专家叮嘱 凡痰湿内蕴、中满痞闷、肠滑泄泻、舌苔滑腻者忌服。

蔬菜类

白菜

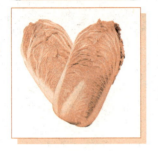

别名 大白菜、小白菜。

来源 为十字花科植物白菜的叶球。我国大部分地区都有栽培。

成分 含蛋白质、粗纤维、糖类、钙、磷、铁和胡萝卜素等。

性味 味苦,性平。

功效 解热除烦,通利肠胃。适用于肺热咳嗽、便秘、丹毒、痈疮等。

芹菜

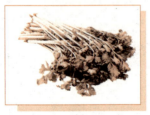

别名 旱芹、洋芹菜。

来源 为伞形科植物旱芹的全草。全国大部分地区均产。

成分 含蛋白质、钙、磷、铁等,含钙量较高。含挥发油,包括α-蒎烯、β-蒎烯、月桂烯、异松油烯、苄醇等,另含3个酞酸酯和多种游离氨基酸,有天冬氨酸、苏氨酸、丝氨酸、丙氨酸、缬氨酸、亮氨酸等。另含香芹酚、丁子香酚、棕榈酸、豆甾酸、谷甾醇等。根中还含有酪氨酸、脯氨酸、苯基丙氨酸、谷氨酸及葡萄糖胺和半乳糖胺。

功效 清热利水,降血压,祛脂。用于结核、尿血、高血压、高脂血症、月经前期、糖尿病、白带恶臭、腰酸腿痛、梅核气、尿不利、痄腮、风火牙痛、便血、尿淋痛、黄疸、小儿发热等病症的调养。

专家叮嘱 芹菜叶中所含的胡萝卜素和维生素C比茎多,因此吃时不要把能吃的嫩叶扔掉。芹菜有降血压作用,故血压偏低者慎用。

番茄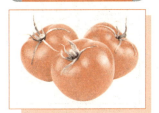

别名 西红柿、洋柿子。

来源 为茄科植物番茄的新鲜果实。产于全国各地。

成分 含蛋白质、脂肪、膳食纤维、糖类、钙、钾、钠、镁、铁、铜、锰等；还含胡萝卜素、视黄醇、维生素 B_1、维生素 B_2、烟酸、维生素 C、维生素 E、苹果酸等。

性味 味甘、酸，性微寒。

功效 生津止渴，健胃消食。适用于口渴、食欲不振等。

专家叮嘱 生食不宜过多。

韭菜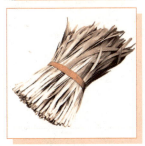

别名 壮阳草、起阳草、长生草。

来源 为百合科植物韭的叶。

成分 韭菜叶含硫化物、甙类和苦味质。

性味 味辛，性温。

功效 温中行气，散血解毒。适用于胸痹、噎嗝、反胃、吐血、衄血、尿血、痢疾、消渴、痔漏、脱肛、跌打损伤、虫蝎蜇伤。

菠菜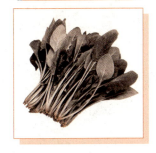

别名 菠棱菜、波斯草、赤根菜、角菜。

来源 为藜科植物菠菜的带根全草。

成分 含蛋白质、脂肪、糖类、钙、磷、铁、维生素类。另含芸香苷、多量 α-生育酚、6-羟甲基蝶啶二酮、叶酸、叶黄素、α-菠菜甾醇、菠菜素等。

性味 味甘，性凉。

功效 养血止血，敛阴润燥。主治衄血、便血、坏血病、消渴引饮、大便涩滞。近来用以治贫血。

用法 微炒或煮熟食，沸水氽后食，煎汤服。

专家叮嘱 现代研究认为，菠菜营养丰富，多吃菠菜，有助视力。每周吃2~4次菠菜，可减低视网膜退化的危险。体虚便溏及腹泻者忌用。

茄子

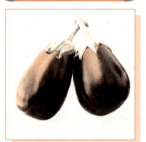

来源 为茄科植物茄的果实。全国各地都有种植。

成分 含糖、蛋白质、维生素C、钙、磷和生物碱等。种子中的龙葵碱含量最高。果皮含色素茄色苷、紫苏苷等。

性味 味甘，性凉。

功效 清热活血，止痛消肿，祛风通络。外用治乳房皲裂、蜈蚣或蜂咬伤、老烂脚、皮肤溃烂、乳腺炎、疔疮痈疽。熟食治产后腹痛、黄疸型肝炎，预防肠炎，适用于水肿、尿不利、燥热咳嗽、肺虚久咳、痰少或无痰咳嗽、跌打损伤等症的辅助调养。

专家叮嘱 茄子性凉，体弱胃寒的人不宜多吃；老茄子，特别是秋后的老茄子含有较多茄碱，对人体有害，不宜多吃；油炸茄子会造成维生素P大量损失，挂糊上浆后炸制能减少这种损失。

胡萝卜

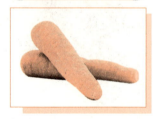

别名 红萝卜、黄萝卜、胡芦菔金。

来源 为伞形科植物胡萝卜的根。产于全国各地。

成分 含糖、多种胡萝卜素、维生素A、维生素B_1、维生素B_2、花色素和挥发油。另含胡萝卜碱、钙、磷等。

性味 味甘，性平。

功效 健脾化滞，降低血糖，抗衰老，防治肿瘤。

用法 生、熟食均可。

专家叮嘱 常食能安五脏，增食欲，滋肾阴，壮元阳。

别名 莱菔、荠根、罗服、萝白、紫菘、秦菘。

来源 为十字花科植物莱菔的新鲜根。产于我国大部分地区。

成分 含葡萄糖、蔗糖、果糖、莱菔苷、甲硫醇、维生素C、钙、磷、锰、硼、香豆酸、咖啡酸、龙胆酸和多种氨基酸等。

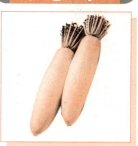

白萝卜

性味 味辛、甘，性凉。

功效 消积滞，化痰热，下气宽中解毒。主治食积胀满、痰嗽失音、吐血、衄血、消渴、痢疾、偏头痛。

用法 生食，炒食，做药膳，煮食，或煎汤、捣汁饮，或外敷患处。

专家叮嘱 白萝卜不宜与人参同服。脾胃虚寒者勿食。叶味微苦、辛，性平，入脾、胃经，消食，理气。子味微辛，性平，入肺、胃经，下气定喘，消食化痰。

别名 马齿草、马苋、长命菜、马齿龙芽、酱瓣豆草、瓜子菜。

来源 为马齿苋科植物马齿苋的全草。

成分 全草含大量去甲肾上腺素和多量钾盐，还含有多种有机酸、氨基酸、脂肪、糖、钙、磷、铁、维生素A、维生素B_1、维生素B_2、维生素C以

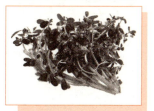

马齿苋

及生物碱、香豆精类、黄酮类、强心甙和蒽醌甙等。对痢疾杆菌、伤寒杆菌、大肠杆菌及金黄色葡萄球菌有抑制作用；提取液对大鼠、兔及犬的子宫有明显的兴奋作用。

性味 味酸，性寒。

功效 清热解毒，散血消肿。主治热痢脓血、热淋、血淋、带下、痈肿恶疮、丹毒、瘰疬。对痢疾杆菌、伤寒杆菌、大肠杆菌及金黄色葡萄球菌有抑制作用。治血痢可取马齿苋2大握（切），加粳米适量共煮粥，不放食盐、醋，空腹淡食。

用法 煎汤服或沸水余后加蒜调食，或炒食，捣汁饮或外敷。

专家叮嘱 凡脾胃虚寒、肠滑作泻者勿用。

油菜

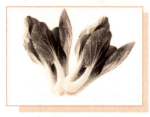

来源 为十字花科食用油菜的嫩茎叶，全国各地均有栽培。

成分 富含蛋白质、脂肪、糖类、钙、磷、铁、胡萝卜素、核黄素等。

性味 味辛，性凉。

功效 散血消肿。适用于劳伤吐血、血痢、丹毒、热毒疮、乳痈、产后血瘀等。

专家叮嘱 麻疹及疥疮、目疾患者不宜食。

丝瓜

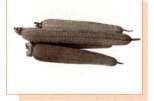

别名 天丝瓜、蛮瓜、纯阳瓜、天吊瓜。

来源 为葫芦科植物丝瓜或粤丝瓜的鲜嫩果实。产于全国各地。

成分 含皂苷、丝瓜苦味质、多量黏液、瓜氨酸、糖类、蛋白质、钙、磷等。

性味 味甘，性凉。

功效 止咳平喘，清热解毒，凉血止血。用于胸胁痛，或乳房非癌性肿块、乳汁不行、风热腮肿等病症的辅助调养。

专家叮嘱 丝瓜汁水丰富，宜现切现做，以免营养成分随汁水流失。

苋菜

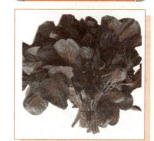

别名 红苋菜。

来源 为苋科植物苋的茎叶。产于我国大部分地区。

成分 含钾、镁、钠、氯等较为丰富，另外还含有蛋白质、糖类、钙、磷、铁、维生素C等。

性味 味甘，性凉。

功效 清热利窍。适用于赤白痢疾、大便不通等。

专家叮嘱 苋菜含草酸较高，食用时用开水焯一下可减少草酸含量。

荠菜

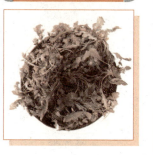

别名 护生草、净肠草、地米菜。

来源 为十字花科植物荠菜的带根全草。产于全国各地。

成分 含蛋白质、脂肪、食物纤维、糖类、硫胺素和多种微量元素。荠菜含有类似麦角碱的成分，对动物离体子宫或肠管均有收缩作用；所含的荠菜酸有明显的止血作用。

性味 味甘，性平。

功效 和脾利水，止血明目。适用于痢疾、水肿、淋病、乳糜尿、吐血、便血、血崩、月经过多、目赤疼痛等。

香菜

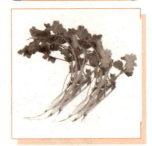

别名 芫荽、胡菜、莞荽。

来源 一年或二年生草本植物的茎叶。全国大部分地区都有种植。

成分 含蛋白质、维生素C、钾、钙、挥发油、苹果酸钾、甘露醇、黄酮类、正癸醛、壬醛和芳樟醇等。

性味 味辛,性温。

功效 发汗透疹,消食下气,抗氧化,抗维生素A缺乏,拟胆碱作用。用于麻疹透疹不快、痔痛、脱肛、感冒、食欲不振等病症的辅助调养。

专家叮嘱 服用补药和中药白术、丹皮时不宜食用香菜,以免降低药效。

黄瓜

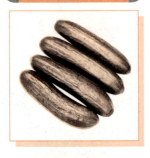

别名 胡瓜。

来源 为葫芦科植物黄瓜的果实。全国各地都有栽培。

成分 含葡萄糖、鼠李糖、半乳糖、甘露糖、木糖、果糖,以及芸香苷、异槲皮苷、精氨酸的葡萄糖苷等苷类。另含咖啡酸、绿原酸、多种游离氨基酸、维生素B_2、维生素C和挥发油,黄瓜子含脂肪油,其中油酸58.49%,亚油酸22.29%,棕榈酸6.79%,硬脂酸3.72%。

性味 味甘,性凉。

功效 清热解毒,解烦渴,利水减肥。用于烫伤、小儿热痢、四肢水肿、黄疸、火眼赤痛、烫火灼伤、小儿疳积、小儿风热腹泻、湿热痢疾、白癜风等病症的辅助调养。外用治痱子、蜂蜇伤、皮肤粗糙、跌打疮肿。

专家叮嘱 黄瓜当水果生吃,不宜过多。黄瓜中维生素较少,因此常吃黄瓜时应同时吃些其他的蔬菜瓜果。黄瓜尾部含有较多的苦味素,苦味成分为葫芦素A、B、C、D。不要把"黄瓜头儿"全部丢掉。

别名 白瓜、水芝、枕瓜、东瓜。

来源 为葫芦科植物冬瓜的果实。

成分 含蛋白质、糖类、粗纤维、无机盐、钙、磷、铁、胡萝卜素、维生素 B_1、维生素 B_2、烟酸、维生素C、蜡质、树脂等。

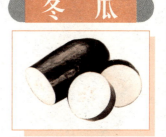

冬 瓜

性味 味甘、淡，性凉。

功效 利尿消肿，清热解毒，祛痰，促进免疫功能，抑制胰蛋白酶。用于水肿、血尿、暑湿高热昏迷、肾炎、水肿、尿不利、咳嗽、痢疾、中暑高热、妊娠水肿、鱼蟹或河豚中毒、消渴等病症的辅助调养。

专家叮嘱 患有肾脏病、糖尿病、高血压、冠心病者尤为适宜。冬瓜是一种解热利尿比较理想的日常食物，连皮一起煮汤，利尿效果更明显。

别名 凉瓜。

来源 为葫芦科植物苦瓜的果实。产于全国各地。

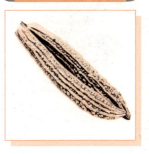

苦 瓜

成分 含糖、微量脂肪、蛋白质、钙、磷、微量维生素，还含苦瓜苷、5-羟基色胺和多种氨基酸，如谷氨酸、丙氨酸、β-丙氨酸、苯丙氨酸、脯氨酸、α-氨基丁酸、瓜氨酸、半乳糖醛酸、果胶等。

性味 味苦，性寒。

功效 清暑涤热，明目解毒，降低血糖，抗菌，促精子正常发育，抗肿瘤。苦瓜素有堕胎作用。用于中暑发热、烦热口渴、痢疾、眼疼、痈肿、胃脘疼痛等病症的辅助调养。

专家叮嘱 适合所有人群。但一次不宜吃得过多。生长发育期男性不宜多食。

南瓜

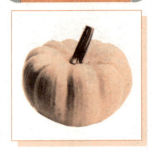

别名 麦瓜、倭瓜、金冬瓜、饭瓜。

来源 为葫芦科植物南瓜的果实。产于全国各地。

成分 含瓜氨酸、精氨酸、天冬素、胡芦巴碱、腺嘌呤、胡萝卜素、维生素B、维生素C、脂肪、葡萄糖、蔗糖、戊聚糖及甘露醇等。

性味 味甘，性温。

功效 用于烫火伤、鸦片中毒、肺痈、糖尿病、蛔虫病等症的辅助调养。

专家叮嘱 适合所有人群。南瓜最好不与羊肉同食。肥胖者和中老年人尤其适合。患有脚气、黄疸者忌食。

竹笋

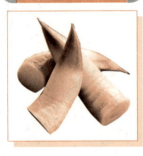

别名 毛笋、笋、茅竹笋。

来源 为禾本科植物毛竹的苗。主产我国南方。

成分 含糖、钙、磷、多种氨基酸，其中酪氨酸含量丰富。另含由五碳糖和六碳糖组成的多糖类，酸解后可得木糖、阿拉伯糖和半乳糖。还含有苹果酸、柠檬酸、草酸等多种有机酸。

性味 味甘，性微寒。

功效 清热消痰，利膈爽胃。用于肺热咳嗽、胃热，小儿麻疹、风疹及水痘初起、久泻久痢、脱肛、肾炎水肿、腹水、便秘、目赤昏痛等病症的辅助调养。

专家叮嘱 食用前应先用开水焯除笋中的草酸。鲜笋存放时不要剥壳，否则会失去清香味。由于竹笋含有较多的草酸，会影响人体对钙、锌的吸收，正在长身体阶段的儿童不宜多食。

藕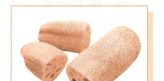

别名 莲藕、莲根。

来源 为睡莲科植物莲的肥大根茎。

成分 含蛋白质、脂肪、食物纤维、钙、磷、铁、胡萝卜素、硫胺素、核黄素、尼克酸、抗坏血酸等。

性味 生藕味涩，性凉；煮熟味甘，性微温。

功效 生者能清热凉血，散瘀，治热病烦渴、吐血、衄血、热淋。熟者能健脾开胃，益血生肌，止泻。

用法 生食，烹食，捣汁饮，或晒干磨粉煮粥。忌铁器。

专家叮嘱 藕节：煎汤内服顺气宽中；炒炭可止血散瘀，用于各种出血症。

莴苣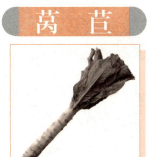

别名 莴苣笋、莴笋、生笋、春菜。

来源 为菊科植物莴苣的茎叶。我国大部分地区均有栽培。

成分 含糖类、钙、磷、铁、维生素C等。

性味 味苦，性寒。

功效 利尿，通乳。适用于水肿、产妇奶水少。

专家叮嘱 莴笋怕咸，烹调时少放食盐。

马铃薯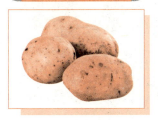

别名 洋芋、土豆、山药蛋、地蛋。

来源 多年生草本植物马铃薯的地下块茎。我国大部分地方都有栽培。

成分 含糖类、蛋白质、维生素C、钙、磷等。发青出芽的马铃薯含龙葵素，不能食用。

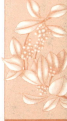

性味 味甘、辛，性寒。

功效 解诸药毒，消炎。用于药物中毒、烫火伤、腮腺炎等病症的辅助调养。

专家叮嘱 皮色发青或发芽的马铃薯不能吃，以防龙葵素中毒。肝功能障碍者不宜食用。

茭白

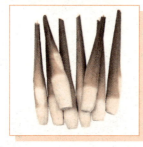

别名 茭笋。

来源 多年生草本植物茭白的幼苗。

成分 含糖类、磷、钙质等。因含草酸量高，钙质不易被身体所利用。

性味 味甘，性冷、滑利。

功效 解热毒，除烦渴，利二便，催乳。用于催乳，以及高血压、暑日胃肠炎、黄疸型肝炎、烦热口渴等病症的辅助调养。

专家叮嘱 由于茭白含有较多的草酸，其钙质不容易被人体所吸收，凡患肾脏疾病、尿路结石或尿中草酸盐类结晶较多者，不宜多食。

洋葱

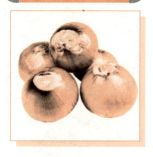

别名 玉葱、葱头。

来源 为百合科草本植物洋葱的根。

成分 含蛋白质、糖类、粗纤维、钙、磷、铁、胡萝卜素、维生素B_1、维生素B_2、烟酸、维生素C。含硫醇、二甲二硫化物、三硫化物等。还含有枸橼酸、芥子酸、多糖、黄酮类和多种氨基酸。

性味 味辛，性温。

功效 抗菌，杀灭滴虫，降血脂，降血糖，扩张血管，降血压。洋葱能提高胃肠的张力,增加消化道分泌作用。用于高脂血症、胸腔痞闷、咳嗽、痰多浓稠、痢疾、百日咳痰稀而白、风湿性关节炎疼痛等病症的辅助调养。

专家叮嘱 不可过量食用,因其易产生挥发性气体,过量食用会产生胀气和排气过多。凡有皮肤瘙痒性疾病和患有眼疾、眼部充血者应慎食。

水·果·类

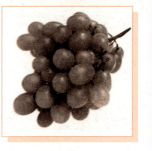

别名 草龙珠、山葫芦、蒲桃、菩提子。

来源 为葡萄科植物葡萄的果实。

成分 含葡萄糖、果糖、少量蔗糖、木糖。含酒石酸、草酸、柠檬酸、苹果酸。又含各种花色素的单葡萄糖苷和双葡萄糖苷。

一般营养成分有蛋白质、钙、磷、铁、胡萝卜素、维生素 B_1、维生素 B_2、烟酸、维生素 C 等。葡萄皮含矢车菊素、芍药素、飞燕草素、魏牵牛素、锦葵花素等。

性味 味甘、酸,性平。

功效 补气血,强筋骨,利尿,除烦止渴。用于吹乳、血小板减少或粒细胞减少症、病后体弱、咽干、营养不良性水肿、尿短赤或有涩痛感、尿血、高血压、肾虚腰酸、胎动不安、细菌性痢疾、胃热口渴、便秘等病症的辅助调养。

用法 生食,浸酒,煎汤,或绞汁饮。

专家叮嘱 贫血、高血压、水肿、神经衰弱、疲劳的人应适当多吃;糖尿病患者注意忌食葡萄。

梨

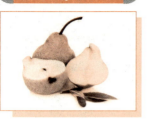

别名 快果、果宗、玉乳、蜜父、雪梨、香水梨、青梨。

来源 为蔷薇科植物白梨、沙梨、秋子梨等的果实。

成分 含糖、维生素C、苹果酸、钙、磷、铁、钾、钠。糖类包括葡萄糖、果糖、蔗糖。特别是含有天门冬素,对人体健康和肾脏保护有特殊功效。

性味 味甘、微酸,性凉。

功效 生津润燥,清热化痰,解酒。用于热病伤阴或阴虚所致的干咳、口渴、便秘等。也可用于内热所致的烦渴、咳喘、痰黄等。

用法 生食,去皮核捣汁,熬膏,或水煎服。应用于便秘:鲜果250~500克,去皮一次吃完。应用于解酒:榨取鲜果汁液,连服1~2杯。

专家叮嘱 脾虚便溏及寒咳嗽者忌服。

苹果

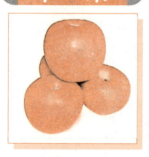

别名 柰、柰子、频婆、平波、超丸子、天然子。

来源 为蔷薇科植物苹果的果实。

成分 主要含糖类,其中大部分是果糖。含苹果酸、奎宁酸、柠檬酸、酒石酸。醇类含92%,羰基类化合物6%。含多量钾,含钠仅14%,维生素C等亦较多。

性味 味甘,性凉。

功效 生津止渴,解暑除烦,和脾止泻。用于严重水肿、妊娠反应、慢性腹泻、结肠炎、幼儿消化不良、老年人体虚便秘、气管炎、多痰、牙龈出血、高血压、咳嗽、痢疾、便秘、咽干口渴、少食腹泻等病症的辅助调养。

专家叮嘱 适合婴幼儿、老人食用;苹果含糖丰富,糖尿病患者忌多食;服用利尿药物时多食苹果有利于补钾。

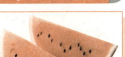
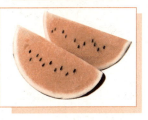

别名 寒瓜、天生白虎汤、夏瓜、水瓜。

来源 为葫芦科植物西瓜的果瓤。

成分 含有大量葡萄糖、苹果酸、果糖、氨基酸、番茄素及丰富的维生素C等物质。

性味 西瓜瓤及西瓜皮味甘、淡,性寒,无毒。西瓜子味甘,性平。西瓜霜味咸,性寒。

功效 生津止渴,消暑除烦,解酒利尿。用于暑热烦渴、咽干咽痛、小便黄赤、泻痢、水肿、中暑、醉酒等。西瓜皮也叫西瓜翠衣,有利尿祛湿的作用,用于小便不利、水肿等;西瓜子润肺健脾,可止渴、开胃、化痰。现代医学证实西瓜有降压、利尿作用。西瓜瓤及西瓜皮清热消暑,解渴,利尿。西瓜子滋补,润肠。西瓜霜清热解暑,利咽喉。

用法 生食,绞汁饮,煎汤或熬膏服。

专家叮嘱 脾胃虚寒、湿盛便溏者不宜食用。

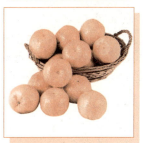

别名 橘实、黄橘。

来源 为芸香科植物福橘或朱橘等多种橘类的成熟果实。

成分 福橘含橙皮苷、柠檬酸及还原糖。温州蜜橘亦含橙皮苷,果皮中含量较多,果汁中含苹果酸、柠檬酸、葡萄糖、果糖、蔗糖、维生素C。果肉中含胡萝卜素、核黄素、维生素B_1。果皮中色素及维生素C含量较果肉为多。

性味 味甘、酸,性凉。

功效 开胃理气,止渴润肺。主治胸膈结气、呕逆少食、胃阴不足、口中干渴、肺热咳嗽及饮酒过度。

用法 剥皮生食，或绞汁取液饮。风寒咳嗽及痰饮咳嗽者不宜食用。

香蕉

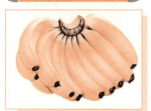

别名 蕉子、蕉果、甘蕉。

来源 为芭蕉科植物香蕉的果实。主产于南方各地。

成分 含淀粉、蛋白质、脂肪、糖类、无机盐、维生素A、维生素B、维生素C、维生素E等。并含少量5-羟色胺、去甲肾上腺素和二羟基苯乙胺。

性味 味甘，性寒。

功效 清热润肠，解毒。用于治痔及便后血、高血压、动脉硬化、冠心病、牙痛、便秘、热病烦渴、咽干喉痛、肺热喘咳、各种痈肿、疮疖。果皮水煎可解酒。

用法 剥皮生吃。

专家叮嘱 老少皆宜，减肥者首选；香蕉不宜放在冰箱内存放；胃酸过多者不宜吃，胃痛、消化不良、腹泻者不宜多食。

樱桃

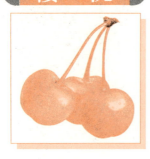

别名 含桃、莺桃、荆桃。

来源 为蔷薇科植物樱桃的果实。主产于山东、河北、四川等地。

成分 含糖、蛋白质、维生素C、胡萝卜素、钙、磷、铁、钾等。种子内含氰苷，经水解可产生氢氰酸。

性味 味甘，性温。

功效 调中益气，祛风湿。用于疹发不出、贫血、体质虚弱、风湿痹痛、肝肾虚弱、腰膝酸痛、关节不利、血虚头晕、心悸等病症的辅助调养。外用治冻疮、烧烫伤。

专家叮嘱 食用过多会引起高铁或氢氧化物中毒，可用甘蔗汁解毒；樱桃性温热，热性病及虚热咳嗽者忌食。

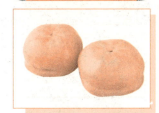

柿 子

别名 烘柿。

来源 为柿科植物柿的果实。干者为柿饼。产于我国北方大部分地区。鲜者以红熟、味甜、无涩味者为佳。

成分 果肉中含有蔗糖、葡萄糖、果糖、维生素C、钙、磷等。未熟果实含鞣质，其主要组成是花白苷。又含瓜氨酸。新鲜柿子含碘量高。

性味 味甘、涩，性寒。

功效 润肺宁嗽，生津止渴，涩肠，降血压，抗自由基。用于尿血、地方性甲状腺肿、小儿秋痢、反胃吐食、慢性溃疡、桐油中毒等病症的辅助治疗。

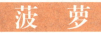

菠 萝

别名 番梨、露兜子、凤梨。

来源 为凤梨科草本植物菠萝的果实。

成分 主要含糖类、蛋白质、淀粉、脂肪、维生素 B_1、维生素 B_2、维生素 C、胡萝卜素、烟酸、钙、磷、铁、有机酸和菠萝酶等。

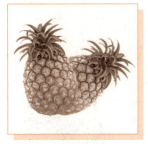

性味 味甘、微酸，性平。

功效 止渴解烦，健脾解渴，消肿祛湿，醒酒益气。可用于消化不良、肠炎腹泻、伤暑、身热烦渴等。

用法 应用于高血压眩晕、手足软弱无力：果肉250克，切成片，鸡肉60克，加胡椒粉、食油、食盐适量，炒熟吃，每天1次或隔天1次。

专家叮嘱 菠萝以其独特的果形、鲜丽的色泽和清芳的香味诱人食欲，更以它丰富的营养和对人体的功益博得人们的喜爱。但是由于菠萝中含有对口腔黏膜有刺激作用的甙类物质，因此应将果皮和果刺修净，将果肉切成块状，在稀盐水或糖水中浸渍，浸出甙类，然后再吃。

桃子

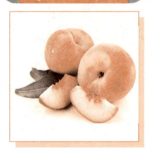

别名 桃实。

来源 为蔷薇科植物桃的成熟果实。产于全国各地。

成分 含糖、蛋白质、维生素C、钙、磷、铁、镁、钾、钠。另含挥发油、有机酸，主要为苹果酸和柠檬酸。糖分中有葡萄糖、果糖、蔗糖、木糖。

性味 味辛、酸、甘，性热。

功效 生津润肠，活血消积。用于便秘、闭经、虚劳喘咳、疝气疼痛、遗精、自汗、盗汗、高血压等病症的辅助调养。

专家叮嘱 胃肠功能不良者及老人、小孩均不宜多吃；桃子含糖量高，糖尿病患者应慎食。

山楂

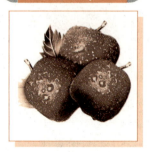

别名 山梨、酸楂、酸梅子、山里红、红果。

来源 为蔷薇科植物山楂的成熟果实。主产于东北、华北、陕西、山东、江苏等地。

成分 含大量维生素C、胡萝卜素和钙质，还有红色素、山楂酸、黄酮类、解脂酶及多种药用成分。其中维生素C比苹果高出17倍；胡萝卜素仅次于杏；含钙量居群果之首，是小儿、孕妇的最佳果品。

功效 消食健胃，活血化瘀，驱虫。主治肉食积滞、小儿乳食停滞、胃脘腹痛、瘀血经闭、产后瘀阻、心腹刺痛、疝气疼痛、高脂血症等。

用法 生食，煎汤，熬膏，或做丸、散内服；也可煎水外洗或捣敷患部。脾胃虚弱者慎用。

专家叮嘱 山楂功善助消化，消肉积，以治肉食油腻积滞见长。色赤入血分，又能活血散瘀，可治血瘀诸证。有实热便秘者忌用。

荔枝

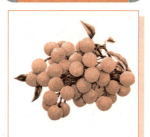

别名 丹荔。

来源 为无患子科植物荔枝的成熟果实。主产于福建、广东、广西、四川等地。

成分 含葡萄糖、蔗糖、蛋白质、脂肪、维生素C、维生素A、维生素B、叶酸、柠檬酸、苹果酸等，另含多量游离的精氨酸和色氨酸。

性味 果肉：味甘、酸，性温。核：味甘、微苦，性温。

功效 果肉：益气补血。核：理气，散结，止痛。

用法 用于脾虚久泻：荔枝干30~60克，去皮后加大枣5枚，水煎服，早、晚各1次。

专家叮嘱 皮肤易生疮疖者及胃热口苦者忌用。

草莓

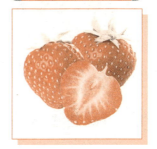

别名 大草莓、士多啤梨。

成分 草莓中含糖4.5%~12%，蛋白质1%，脂肪0.6%，有机酸1%~1.5%。其所含的钙、铁、磷量较苹果、梨、葡萄多2~4倍。每100克草莓含维生素C 50~100毫克，另含维生素B_1等。

性味 味酸、甘，性平。

功效 清暑解热，生津止渴，利尿止泻。用于糖尿病、消渴多尿、夏季腹泻、肺燥干咳无痰、咽喉肿痛、声音嘶哑、食积不化、胃脘胀痛、尿少色深、尿涩痛、营养不良等病症的辅助调养。

专家叮嘱 适合所有人群。草莓表面粗糙，不易洗净。用淡盐水或高锰酸钾水浸泡10分钟既可以杀菌又较易洗净；草莓中含有的草酸钙较多，尿路结石病人不宜多食。

橄榄

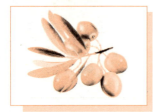

别名 青果、黄榄。

来源 为橄榄科植物橄榄的成熟果实。

成分 含蛋白质、脂肪、糖类、钙、磷、铁、维生素C。

性味 味甘、涩、酸，性平。

功效 清热解毒，生津止渴，清肺利咽。适用于百日咳、白喉、上感、流感、妇女妊娠呕吐、咽痛、音哑、咳嗽等，也用于酒精中毒、河豚中毒、急性细菌性痢疾等。外用治乳腺炎初起、炎症性皮肤病、过敏性皮炎、湿疹。

杏

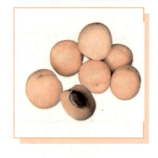

别名 杏果、杏子。

来源 为蔷薇科植物杏或山杏的成熟果实。

成分 含丰富的柠檬酸、苹果酸、β-胡萝卜素、少量γ-胡萝卜素和番茄烃；一般营养成分有糖、微量元素等。

性味 果肉：味甘、酸，性平。杏仁味微甜者为甜杏仁，味甘，性温；杏仁味微苦者为苦杏仁，味辛、苦，性温，有毒。

功效 果肉：润肺定喘，生津止渴。苦杏仁：止咳，平喘，润肠。甜杏仁：润肠，止咳，补气。

用法 应用于肺寒咳嗽、痰稀泡多：苦杏仁9克，生姜6克，蜜枣2枚，水煎服，早、晚各1次。

专家叮嘱 鲜果不宜多吃，免伤脾胃；阴虚咳嗽、大便溏泻者忌服杏仁；苦杏仁中的苦杏仁甙可分解成有毒的氢氰酸，不要生吃或大量煮食，以防中毒。

别名 桑果、桑实。

来源 为桑科植物桑树的成熟果实。主产于江苏、浙江、四川等地。

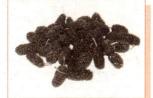

成分 含糖、鞣酸、苹果酸及维生素B_1、维生素B_2、维生素C和胡萝卜素。桑葚油的脂肪主要由亚油酸和少量的硬脂酸、油酸等组成。另含无机盐、维生素A和维生素D、芦丁、生物碱、强心苷、花青素苷、挥发油、矢车菊素等。

性味 味甘，性寒。

功效 养血滋阴，补益肝肾，增强免疫功能，促进T淋巴细胞成熟，降低红细胞膜Na^+-K^+-ATP酶活性，促进造血功能，促进淋巴细胞转化，升高外周血白细胞。

别名 安石榴。

来源 为石榴科植物石榴的成熟果实。产于我国大部分地区。

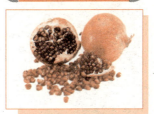

成分 含有丰富的食物纤维、硫胺素、核黄素、抗坏血酸和多种微量元素。

性味 种子味甘、酸，性凉；无毒。果皮味酸、涩，性温；有毒。

功效 种子清热解毒，润肺止咳，生津止渴，帮助消化，降低血脂、胆固醇，防止冠心病、高血压，防癌抑癌。果皮收敛，杀虫，治大便滑泻、小便不禁、肠滑久痢、赤白痢疾、腹痛、妇女崩漏带下、脱肛、虫积。

用法 应用于肺痨久咳之失眠：未熟鲜果1个，每晚睡前取种子嚼服（吐核）。

专家叮嘱 石榴象征着繁荣昌盛，家庭和睦。寓意子孙满堂，后继有人。石榴成熟于中秋、国庆两大节日期间，是馈赠亲友的喜庆吉祥佳品。石榴能消除女性更年期障碍。实热积滞者忌用。

桂圆

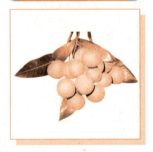

别名 龙眼、龙眼肉、桂圆肉。

来源 为无患子科植物龙眼的成熟果实。产于我国西南、中南、东南各地。

成分 含葡萄糖、蔗糖、酒石酸、腺嘌呤、胆碱、蛋白质、脂肪、维生素A、维生素B等。

性味 味甘，性温；无毒。

功效 有补益心脾、养血安神、抗癌、温补脾胃、助精神、抗应激、抗衰老等作用。用于虚劳、神经衰弱、老弱病残、气血亏虚、巨幼红胞性贫血、妇女脾虚崩漏、子宫脱垂、产后虚弱、月经不调、呃逆、消化功能差、健忘、精血不足、腰膝酸软、心悸、贫血、劳伤、肺结核、肝硬化、慢性肝炎、病后阴虚遗精、脾虚泄泻、妇人产后水肿等病症的辅助调养。

专家叮嘱 体弱者、妇女最适宜食用；小儿不宜多食；服用糖皮质激素、苦味健胃药及退热药时不宜食用。

猕猴桃

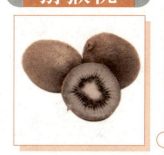

别名 毛桃、猴子梨。

来源 为猕猴桃科植物猕猴桃的成熟果实。全国大部分地区均有分布。

成分 含有多种维生素及脂肪、蛋白质、解元酸和钙、磷、铁、镁、果胶等,尤其维生素C含量特别高,相当于鸭梨的75倍,成人每天吃1个猕猴桃,就可以满足身体对维生素C的需求量。

性味 味甘、酸,性寒。

功效 清热生津,健脾止泻。常用来治疗食欲不振、消化不良、反胃呕吐以及烦热、黄疸、消渴、石淋、疝气、痔疮等。

专家叮嘱 猕猴桃是滋补强壮之品,其中的营养物质可明显提高机体活性,促进新陈代谢,协调机体机能,阻断致癌物质,增强体质,延缓衰老,还可降低血脂和血压,对心脑血管疾病、癌症、消化道疾病、胃病、糖尿病、肝炎、尿道结石等多种常见病、多发病均有良好的防治效果。

杨梅

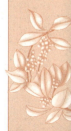

别名 水杨梅、珠红。

来源 为杨梅科常绿乔木杨梅的成熟果实。有白、红、粉红、紫色等品种。以紫杨梅为优。分布于我国东南各省。

成分 含有丰富的水分和维生素C,以及其他维生素,还含有葡萄糖及有机酸等物质,堪称固体饮料。此外,杨梅中还含有抗癌物质,对肿瘤细胞有抑制作用。

性味 味酸,性温。

功效 生津止渴,和胃消食。适用于胃阴不足、津伤口渴、饮食不消、食后饱胀、饮酒过度等。

专家叮嘱 杨梅性温，不宜多食，多食则令人发热、发疮。

芒果

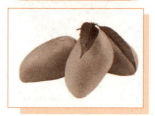

别名 庵罗果、檬果、望果。

来源 为漆树科植物芒果的成熟果实。主产于广东、广西、台湾等地。

成分 含有糖、蛋白质及钙、磷、铁等营养成分，均为人体必需。维生素A的含量超过3.8%，维生素C的含量也很高。

性味 果肉：味甘、酸，性平。核：味甘、苦，性平。

功效 果肉：理气，止咳，健脾。核：行气止痛。芒果生食可止渴生津，开胃消食。

用法 应用于咳嗽、气喘、痰多：鲜果1个，去核，吃果皮及果肉，每天3次。鲜芒果叶煎水洗患处，治湿疹瘙痒。芒果核、黄皮核适量，水煎服，治睾丸肿大。

专家叮嘱 因其极富营养和经济价值，故被誉为"热带果王"。注意：民间有吃芒果引起肾炎之说，为慎重起见，建议肾炎患者忌服。正常人也不宜大量食用。

无花果

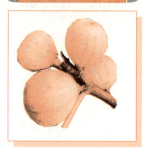

别名 密果、奶浆果。

来源 为桑科植物无花果的成熟花托。主产于南方各地。

成分 果实尚含有柠檬酸等多种有机酸及植物生长激素（茁长素）。干果、未成熟果实和植物乳汁中都含有抗癌成分。乳汁中还含有淀粉糖化酶、脂酶、脂肪酸、蛋白酶等，有缓泻及降压作用。

性味 味甘，性平。

功效 健胃清肠，解毒消肿。适用于肠炎、痢疾、便秘、痔疮、喉痛、痈疮疔癣等。

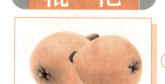

别名 芦橘、芦枝、金丸、焦子。

来源 为蔷薇科枇杷属常绿小乔木枇杷的成熟果实，产于我国江南。

成分 含有糖类、脂肪、纤维素、蛋白质、胡萝卜素、维生素B、维生素C、矿物质等。其中胡萝卜素含量居水果中第3位，维生素B的含量也十分丰富，对保护视力、保护皮肤滋润健康、促进胎儿发育有重要作用。

性味 果肉：味甘、酸，性平。核：味苦，性平。

功效 果肉：清肺生津止渴。核：祛痰止咳，和胃降逆，主要用于治疗肺热咳嗽、久咳不愈、咽干口渴及胃气不足等病症。

用法 应用于咳嗽：枇杷核9~15克，捣烂，加生姜3片，水煎，去渣服，早、晚各1次。

专家叮嘱 脾虚泄泻者忌用。其果核中含有苦杏仁苷，有毒，所以千万不要误食，以免危害健康及生命。

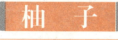

别名 柚果。

来源 为芸香科植物柚的成熟果实。主产于台湾、广西、广东、四川等地。

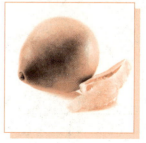

成分 柚子含有多种人体所需的营养成分，维生素C的含量较为丰富，胡萝卜素、维生素B_1、维生素B_2、钙、磷、铁、糖等的含量较多。新鲜柚子的果汁中含有类胰岛素的成分，可降低血糖。

性味 果肉：味甘、酸，性寒；无毒。柚皮：味辛、苦、甘，性温。果核：味苦，性温。

功效 果肉：健脾，止咳，解酒。柚皮：化痰，止咳，理气，止痛。

用法 应用于咳嗽痰多：果肉90克，米酒15克，蜜糖30克，隔水炖烂服，每天1次。

李子

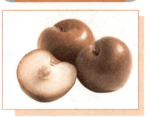

别名 李实。

来源 为蔷薇科乔木李树的成熟果实。产于我国大部分地区。

成分 富含糖类及多种氨基酸，还含有钙、磷、铁、维生素C、胡萝卜素、维生素B_1、维生素B_2、烟酸等。

性味 果肉：味甘、酸，性寒。

功效 果肉：清热，利水，消食积。核仁：活血利水，滑肠。

用法 用于牙龈出血：鲜果1~2个，每天吃1次。

专家叮嘱 多食伤脾胃；溃疡病及急、慢性胃肠炎患者忌服。

干果类

花生

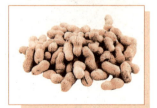

别名 落花生、长生果、地果、地豆。

来源 为豆科植物落花生的种仁。

成分 含脂肪油40%~50%，含氮物质20%~30%（蛋白质、氨基酸、卵磷脂、嘌呤及花生碱、甜菜碱、胆碱等），淀粉8%~21%，纤维素2%~5%，水分5%~8%，无机盐2%~4%。另含维生

素 B_1、泛酸、生物素、α-生育酚及 γ-生育酚等。种子中还含有三萜皂苷。

性味 味甘,性平。

功效 润肺和胃,祛痰止血。含某种植物血细胞凝集素。适用于血小板减少性紫癜、咳嗽、声哑、反胃、高血压、咳嗽痰喘、脾胃失调、老年性慢性气管炎、身体虚弱、食欲不振、血尿、支气管扩张咯血、慢性肝炎、胃炎、肺气肿、迁延性肝炎、冠心病、心力衰弱、心律不齐、过敏性紫癜、肺燥干咳咯血、慢性肾炎、秋燥、小儿百日咳、脚气、乳汁少等症。花生壳用于动脉粥样硬化、高血压、高脂血症的辅助治疗。

专家叮嘱 适合所有人群。病后体虚,手术后病人恢复期,妇女孕期、产后,进食花生均有补养效果;吃法中以炖吃为最佳;花生能增进血凝,促进血栓形成,故血黏度高或有血栓的人不宜食用;花生霉变后含有大量致癌物质,因此霉变的花生禁止食用。

核桃

别名 胡桃肉、黑桃、羌桃、胡桃仁。

来源 为胡桃属胡桃科植物核桃树的成熟果仁。

成分 含蛋白质、脂肪、糖类、维生素 A、硫胺素、核黄素、抗坏血酸、维生素 E、钙、磷、铁、镁、锰。

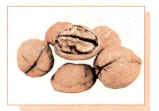

性味 味甘,性温。

功效 补肾纳气,滋阴润燥,化石通淋,补血益髓。治疗肾阳不足的咳嗽、气喘;阴液不足的便秘和肌肤干燥、须发早白、头晕、目花、腰膝酸软等。

专家叮嘱 素有内热盛及痰湿重者忌食;常人也不宜一次进食过多,以免生内热和生痰湿。

大枣

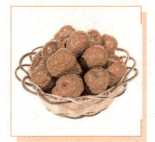

别名 红枣。

成分 含蛋白质、糖类、氨基酸、有机酸、黏液质、维生素 A、维生素 B_2、维生素 C 及微量钙、磷、铁。

大枣含有水溶性糖，从中分出 D-果糖、D-葡萄糖、低聚糖、阿聚糖、半乳醛聚糖、蔗糖等。

含有皂苷类、生物碱类、黄酮类等。

性味 味甘，性温。

功效 补脾和胃，益气生津，调营卫，解药毒，保护肝脏，抗氧化，抗肿瘤，抗突变，抗Ⅰ型变态反应，增强体质，治虚劳烦闷，预防输血反应。用于过敏性紫癜、高胆固醇血症、银屑病、慢性气管炎、脾胃虚弱、倦怠无力、老年体弱、大便稀、小儿腹泻、营养不良、胃气不和、产后气短、腹胀、便溏、各种贫血、表虚自汗、水肿尿少、高血压、动脉粥样硬化、鼻出血、齿龈出血、心功能减弱、秋冬虚劳咳嗽、肾虚腰酸、耳鸣头昏、神经衰弱、血友病、急慢性肝炎、肝硬化患者血清转氨酶高等病症的辅助治疗。

专家叮嘱 是中老年人、青少年、女性的理想天然保健食品。是病后期调养的佳品。不宜与黄瓜、萝卜、维生素K、动物肝脏同食。

栗子

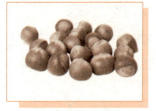

别名 板栗、大栗、栗果。

来源 为壳斗科植物栗树的种仁。

成分 含糖、脂肪、蛋白质、维生素 C、钙、磷、铁、钾等，另含脂肪酶。

性味 味甘，性温。

功效 养胃健脾，壮腰补肾，活血止血。用于小儿口疮，内寒泄泻，气管炎，肾虚腰膝无力，小儿脚弱无力，筋骨肿痛，

维生素 B_2 缺乏症，腹泻，骨折后瘀血肿痛，遗精，白带，心悸失眠，腰膝酸痛，慢性肾炎，小儿疳积，消化不良。

专家叮嘱 适合所有人群。老年人尤其适合经常食用。栗子生吃难消化，熟食又易滞气，所以一次不宜多食。

来源 为睡莲科植物莲的成熟种子。

成分 食用部分每 100 克含蛋白质 4.9 克，脂肪 0.6 克，糖类 9.2 克，粗纤维 1.0 克。还含有多种微量元素和矿物质。

性味 味甘、涩，性平。

功效 补虚损，养心安神，健脾止泻，补肾止遗。用于心虚或心肾不交所致的失眠、心悸、脾虚泄泻、遗精、尿频、白浊、带下等症。莲心清心火，止血，固精。

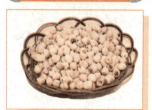

专家叮嘱 注意品质的优劣，莲子以个大、饱满、无皱、整齐者为佳。外感初起表证及大便干结、疟疾、疳积等症状者忌用。

别名 棰子、平榛、山板栗。

来源 为桦木科植物榛的种仁。

成分 炒制后的榛子，每 100 克含蛋白质 15.9 克，脂肪 49.6 克，糖类 19.9 克，食物粗纤维 0.9 克，无机盐 3.4 克，另含有胡萝卜素、维生素 B_1、维生素 B_2 和维生素 P 等。含油量高于花生、大豆。

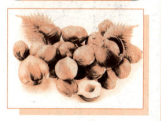

性味 味甘，性平。

功效 调中开胃，益气明目。用于体质虚弱、病后体虚、食少疲乏者的调养。

专家叮嘱 适合所有人群。存放时间较长后不宜食用。榛子含有丰富的油脂，胆功能严重不良者慎食。

松子

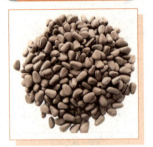

别名 海松子、新罗松子、松子仁。

来源 为松科植物红松、白皮松、华山松等多种松树的种子。

成分 含脂肪油（主要为油酸酯、亚油酸酯）、掌叶防己碱、蛋白质、挥发油等。

性味 味甘，性平。

功效 补肾益气，养血润肠，滑肠通便，润肺止咳。主治风痹、头眩、燥咳、吐血、便秘。

用法 炒香熟食，煎汤，或入药剂。

专家叮嘱 便溏、精滑及湿痰患者忌用。

黑芝麻

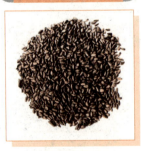

别名 狗虱、乌麻、乌麻子、油麻、交麻、巨胜子、小胡麻。

来源 为胡麻科植物脂麻的黑色种子。

成分 富含维生素E，另含丰富的蛋白质、脂肪、糖类，以及钙、磷、铁、胡萝卜素、维生素B_1、维生素B_2和尼克酸等多种人体必需的营养成分。

性味 味甘，性平。

功效 滋补肝肾，生津润肠，润肤护发，抗衰祛斑，明目通乳。适用于血虚、视物昏花、耳鸣、津少便秘、面斑、久咳不愈、发枯不泽、乳汁不通、失眠等。

用法 煎汤，或合粳米煮粥，或入丸、散内服。也可煎水外浴或捣敷。

脾弱便溏者忌用。

专家叮嘱 新近研究发现，黑芝麻具有降血脂、抗衰老作用，其食疗作用早已被公认，常食有益。

葵花子

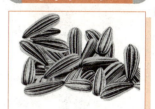

别名 天葵子、葵子、向日葵子。

来源 为菊科植物向日葵的种子。

成分 含脂肪油约50%（主要为亚油酸、磷脂、β-谷甾醇等），可溶性单糖、双糖、三糖，柠檬酸、酒石酸、绿原酸、奎宁酸、咖啡酸等有机酸及胡萝卜素等。

性味 味甘，性平。

功效 补脾润肠，止痢消痈。主治肠燥便秘、下痢脓血、痈肿未溃等。

用法 炒食，熟食，煎汤内服；或捣碎外敷，或榨油涂于患部。生品透脓作用较强，故宜熟食。

水产类

鲫鱼

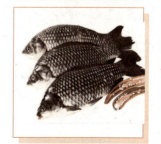
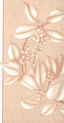

别名 鲋鱼、土鲫、鲫瓜子。

来源 为鲤科动物。全国各地均有。

成分 含蛋白质、脂肪、糖类、钙、磷、铁、维生素B_1、烟酸、维生素B_{12}等。

性味 味甘，性平。

功效 利尿消肿，益气健脾，清热解毒，通脉下乳。一般人均可食用。用于治疗食欲不振、消化不良、呕吐、子宫脱垂、乳少、脾虚水肿、消渴、小肠疝气等症。

专家叮嘱 鱼肉加热，使蛋白质凝固后再放入生姜，才有去腥作用。鲫鱼不宜与猪肉、猪肝、鹿肉、芥菜同食，否则会产生生化反应，不利健康。

鲢鱼

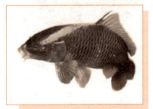

来源 为鲤科动物。产于长江、黑龙江、珠江流域。

成分 食部100克含蛋白质14.8克，脂肪2.5克，糖类3.3克，钙48克，磷167毫升，铁1.1毫克，硫胺素0.04毫克，核黄素0.21毫克，尼克酸2.1毫克。

性味 味甘，性温。

功效 温中益气，润泽皮肤。用于体虚、皮肤粗糙无光泽的调养。

鲤鱼

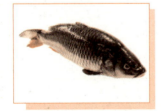

别名 赤鲤鱼。

来源 为鲤科动物。分布于全国各地。

成分 含蛋白质、脂肪、多种氨基酸（胱氨酸、谷氨酸、组氨酸、甘氨酸等）、维生素类、蛋白酶、钙、磷、铁、肌酸、烟酸等。

性味 味甘，性平。

功效 健脾益气，利水消肿，安胎通乳，清热解毒，止嗽下气。用于脾胃虚弱、脾虚水肿、尿不利、脚气、黄疸、乳汁不通、咳嗽气逆等症的调养。

专家叮嘱 痘疹、瘙痒、疥癣等皮肤病者忌用。鱼脊上两筋及黑血不可食用，含有毒成分。不宜与狗肉、咸菜、赤小豆同食。

鲈鱼

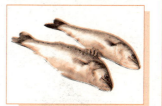

别名 花鲈、鲈子鱼、花寨、鲈板。

成分 含蛋白质、脂肪、糖类、无机盐、烟酸、多种维生素等。鲈鱼血中含铜。

性味 味甘，性平。

功效 益脾胃，补肝肾。用于治疗脾胃虚弱、消化不良、妊娠水肿、百日咳，还有利于手术后患者的伤口愈合。

专家叮嘱 食鲈鱼不宜同食狗肉。加工鲈鱼不剖腹，否则易损其鲜味。不宜食冷藏鲈鱼。

龙虾

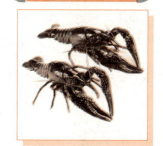

来源 为龙虾科动物。

成分 含蛋白质、脂肪、糖原、维生素A、硫胺素、核黄素、抗坏血酸、尼克酸、维生素E、碘、钙、磷、铁；并含胆甾醇、β-胡萝卜素等。

性味 味甘、咸，性温。

功效 温肾壮阳，健胃化痰。适用于肾虚阳痿、脾虚食少等。

专家叮嘱 阴虚火旺和疮肿及皮肤病患者忌食。

对虾

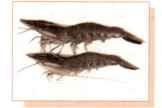

来源 为对虾科动物。

成分 食部100克含蛋白质20.6克，脂肪0.7克，糖类0.2克，并含钙、磷、铁、硫胺素、核黄素、尼克酸；体肌含原肌球蛋白、副肌球蛋白等。

性味 味甘、咸，性温。

功效 补肾壮阳，化痰开胃。

专家叮嘱 阴虚火旺和疮肿及皮肤病患者忌食。

甲鱼

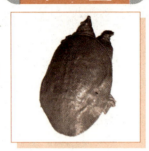

别名 鳖、团鱼、王八。

来源 为鳖科动物中的一种。

成分 鳖肉含蛋白质、脂肪、维生素A、维生素D、维生素B_2、钙、磷、铁、烟酸等成分。鳖甲含动物胶、角质蛋白、碘等成分。

性味 味甘，性平。

功效 滋阴凉血。鳖甲能滋阴潜阳、软坚散结、退热除蒸、补肝肾、凉血。一般人均可食用。用于劳热骨蒸、虚劳咳嗽、崩漏带下、久疟不止、久痢、瘰疬、脱肛的调养。鳖甲能治疗肾阴不足，潮热盗汗，阴虚阳亢，热病伤阴，胸胁疼痛。新理论认为鳖能抑制肿瘤细胞的生长，提高机体的免疫功能。

专家叮嘱 不宜与泥鳅、花生、石榴、柿子、梨、茄子、香瓜同食。

黄鳝

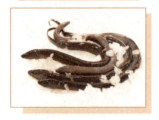

别名 海蛇、鳝鱼。

来源 为鳝科动物。

成分 含蛋白质、脂肪、无机盐、维生素A等。

性味 味甘，性温。

功效 补气养血，温补脾胃，祛风湿，通脉络。用于身倦乏力、头晕、小腹冷痛、肠鸣等风寒湿邪所致之病症的调养。

用法 清汤煮，清蒸，做药膳，以肉为丸沸水清余。外用捣敷或剖片敷贴。

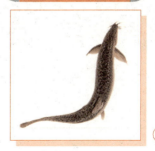

泥鳅

来源 为鳅科动物。产于我国南北各地。

成分 食部 100 克含蛋白质 22.6 克，脂肪 2.9 克，钙 51 毫克，磷 154 毫克，铁 3.0 毫克，硫胺素 0.08 毫克，核黄素 0.16 毫克，尼克酸 9.0 毫克。

性味 味甘，性平。

功效 补中气，祛湿邪。用于治疗消渴、阳痿、传染性肝炎、痔疮、疥癣等。

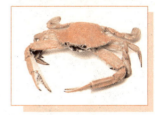

螃蟹

别名 蟹、毛蟹、稻蟹。

来源 为蟹科动物。

成分 含蛋白质、脂肪、无机盐、糖类、维生素 A、烟酸、10 余种游离氨基酸等。

性味 味咸，性寒。

功效 泄诸热，散血结，养筋活血。有损伤、黄疸、腰腿酸痛、关节炎、结核病者可常食用。

专家叮嘱 不宜食死蟹。不宜食蟹的鳃、胃、心、肠。蟹有肺吸虫病，不宜生食。不宜与柿子同食。

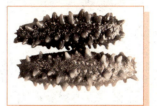

海参

别名 刺参、海鼠。

来源 为刺参科动物刺参或其他种海参。产自黄海、渤海一带。

成分 食部 100 克干品含蛋白质 76.5 克，脂肪 1.1 克，糖类 13.2 克，并含碘、甾醇、钙、磷、铁、三萜醇等。

性味 味甘、咸，性温。

功效 补肾益精，养血润燥。适用于精血亏损、身体虚弱、消瘦乏力、阳痿遗精、小便频数、肠燥便艰等。

专家叮嘱 脾虚腹泻、痰多者忌食。

其他

蘑菇

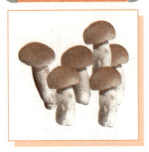

别名 口蘑、白蘑、肉蘑、蘑菇蕈。

成分 含蛋白质、脂肪、糖类、粗纤维、无机盐、钙、磷、铁、维生素B_1、维生素B_2、烟酸、维生素C。脂肪中的脂肪酸、亚油酸较多，油酸则很少，含多种游离的氨基酸。还有维生素A、维生素B_6、维生素D、维生素E、维生素K、泛酸、生物素和叶酸。

蘑菇含甘露醇、海藻糖，又含有游离氨基酸10多种，及延胡索酸、苹果酸、琥珀酸和麦角甾醇等。用蘑菇制成的"白蘑菇汤"，含戊糖类、甲基戊糖类、海藻糖、甘露醇、谷氨酸、天冬氨酸、苏氨酸、丝氨酸、丙氨酸、亮氨酸、异亮氨酸、脯氨酸等。

性味 味甘，性凉。

功效 益肠胃，化痰，理气。用于传染性肝炎、白细胞减少症、咳嗽气逆等病症的辅助调养。

专家叮嘱 有毒的蘑菇不宜食用；服用螺内酯、氨苯蝶啶及补钾药物时不宜食用，否则会引起高血钾；服用四环素族及红霉素、甲硝唑、西咪替丁等药时不宜食用。

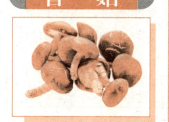

香菇

别名 香蕈、冬菇。

来源 为口蘑科植物香蕈的子实体。现多为人工栽培。

成分 含蛋白质、糖类、维生素 B_1、维生素 B_2、钙、磷、铁等。其蛋白质中含白蛋白、谷蛋白、醇溶蛋白。干香蕈的水浸物中含组氨酸、谷氨酸、丙氨酸、亮氨酸、苯丙氨酸、缬氨酸、天冬氨酸、天门冬素、乙酰胺、胆碱、腺嘌呤等。新鲜香蕈含分解核酸的酶，水解核酸产生嘌呤等成分。香蕈尚含有降低血脂的成分等。

性味 味甘，性平，无毒。

功效 益胃气，托痘疹，促进T淋巴细胞活性，抗肿瘤，抗衰老，抗突变，抗病毒，保肝，抗血小板聚集，抗艾滋病，滋补强身。适用于子宫颈癌、子宫功能性出血等症的辅助调养。

专家叮嘱 适合所有人群。无论鲜品还是干品都不宜浸泡时间过长。

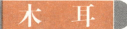

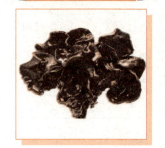

木耳

别名 云耳、黑木耳。

来源 为木耳科植物木耳的子实体。主要产于四川、福建、东北等地。

成分 含糖类，其中有甘露聚糖、甘露糖、葡萄糖、木糖、葡萄糖醛酸及少量戊糖和甲基戊糖，还含有卵磷脂、脑磷脂、鞘磷脂以及麦角甾醇、二氢麦角醇等。

含蛋白质、脂肪、糖类、粗纤维、钙、磷、铁。另含维生素 B_1、维生素 B_2、烟酸及少量胡萝卜素。

性味 味甘，性平。

功效 凉血止血，润肺益胃，利肠道，抗菌抗癌，抗动脉粥样硬化，抗衰老。用于胃出血、咳嗽咯血、便血或血痢、痔疮出血、经闭、吐血、鼻出血、崩漏、眼底出血、尿血、肺燥咳嗽或胃阴不足、咽干口燥、腹痛胸闷、动脉硬化、高血压、血管硬化、贫血、赤白带下、肺阴虚劳、气喘、便秘、记忆力减退、用脑过度、尿刺痛等病症的辅助调养。

> **专家叮嘱** 干木耳烹调前宜用温水泡发，泡发后仍然紧缩在一起的部分不宜食用。鲜木耳含有卟啉类光感物质，不可食用，以免引起日光性皮炎。

银耳

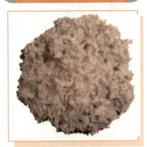

别名 白木耳。

来源 为木耳科植物银耳的子实体。

成分 含蛋白质、糖类、无机盐、维生素B等。钙含量较高。另含有硫、磷、铁、镁、钾及钠等。

性味 味甘、淡，性平。

功效 润肺生津，滋阴养胃，益气和血，补脑强心，增强巨噬细胞吞噬能力，促进抗体的形成，促进体液免疫，抗肿瘤、抗炎、抗溃疡、抗突变、保肝、抗血栓形成、抗衰老，升高白细胞，降血糖，降血脂，促进蛋白质合成。用于血崩、肺热咳嗽、咯血、痔核出血、胃出血等病症的辅助调养。

> **专家叮嘱** 适合所有人群。白木耳宜用开水泡发，泡发后应去掉未发开的部分，特别是呈淡黄色的物质。食用变质白木耳会发生中毒反应，严重者危及生命。

猴头菌

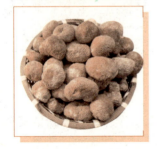

别名 猴头、猴菇菌。

来源 为齿菌科真菌猴头的干燥子实体。主产于东北、河北、山西、内蒙古、广西、四川、甘肃等地，现多为人工栽培。

成分 含蛋白质、脂肪、纤维素、糖类、氨基酸、维生素和多种无机盐。有增进食欲、增强胃黏膜屏障作用、提高淋巴细胞转化率、提升白细胞及抗癌作用。

性味 味甘、淡，性平。

功效 利五脏，助消化。适用于胃及十二指肠溃疡、神经衰弱，对胃癌、食道癌等消化系统的恶性肿瘤有一定疗效。

醋

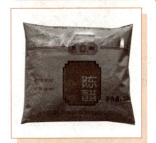

别名 白醋、米醋、苦酒、淳酢。

来源 以米、麦、高粱或酒、酒糟等酿成的含有乙酸的液体。

成分 一般醋含80%水分，3%蛋白质，6.8%糖类，磷、钾、钠含量较为丰富。

性味 味酸、苦，性温。

功效 散瘀止血，解毒杀虫。主治产后血晕、痃癖癥瘕、黄疸、黄汗、吐血、衄血、大便下血、阴部瘙痒、痈疽疮肿，又可解鱼肉菜毒。

用法 烹调菜肴，佐餐；入汤剂或拌制药物服用；或烧热熏嗅，含漱，和药调敷。

专家叮嘱 脾胃湿盛、痿痹、筋脉拘挛及外感初起者忌服。

食盐

别名 盐、咸鹾。

来源 为海水或盐井、盐池、盐泉中的盐水经煎晒而成的结晶。

性味 味咸，性寒。

功效 涌吐消瘀，凉血清火，解毒。主治食停上脘、心腹胀痛、胸中痰癖、二便不通、齿龈出血、喉痛、牙痛、目翳、疮疡、毒虫螫伤。

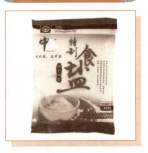

用法 沸汤溶化服,或为烹菜作料;催吐宜炒黄后溶化服。或炒热熨敷,水化点眼,洗疮。水肿患者忌服。

黄 酒

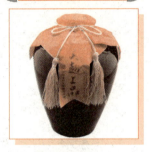

来源 为糯米和酒曲酿制而成的淡黄色液体。全国各地均产,浙江绍兴产者为佳。

成分 含乙醇12%~15%,另外还含麦芽糖、葡萄糖、糊精、甘油乙酸、乳酸、氨基酸、琥珀酸、酯类、水分及少量无机盐和微量元素。

性味 味辛、甘,性温。

功效 散寒,通经,活血,助药势,调味。适用于风湿痹痛、心腹冷痛、胸痹、筋脉挛急、跌打疼痛等病症。烹调时用黄酒,可以增加菜肴的醇香甜味,消除腥膻味,增进食欲。

生 姜

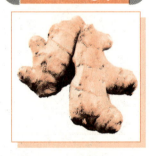

别名 姜、干姜、均姜、白姜。

来源 为姜科植物姜的根茎。

成分 含有挥发油、姜辣素及树脂、淀粉等。挥发油中含姜醇、姜烯、樟烯、水芹烯、龙脑、枸橼酸及桉油醚等。

性味 味辛,性温。

功效 解表散寒,温中止呕,止咳健胃,抗氧化,抗菌,抗真菌,抗原虫,抗溃疡,促进胃液分泌,对胰酶有显著的抑制作用。能松弛肠管平滑肌,保肝利胆,抗5-羟色胺,兴奋心脏,增强心肌收缩力,减慢心率,解热,镇痛,抗炎,镇静,催眠,抗惊厥,抗血小板聚集,抑制亚硝酸胺合成,兴奋血管运动中枢和呼吸中枢。能解半夏中毒和南星中毒。用于感冒风寒、发热、恶寒、咳痰、咳嗽等病症的辅助治疗。

专家叮嘱 烂姜、冻姜不宜食用。

葱 白

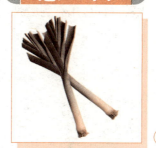

别名 葱头、葱茎白、葱白头。

来源 为百合科植物葱的鳞茎。

成分 含巴豆醛、2-甲基戊烯-2-醛、甲基丙基二硫化物、丙烯基丙基二硫化物等。

性味 味辛,性温。

功效 抗菌,抗真菌,壮阳,杀灭阴道滴虫,抗癌,降血脂。大葱的黏液质有保护皮肤和黏膜的作用。其挥发性成分由呼吸道、汗腺和泌尿道排出,能刺激分泌,而发挥祛痰、发汗、利尿作用。用于风寒感冒,预防流行性感冒,对小儿蛔虫性腹痛、尿闭、皮肤化脓性炎症等病症有辅助调养作用。

专家叮嘱 过多食用会损伤视力。患有胃肠道疾病特别是溃疡病的人不宜多食。

大 蒜

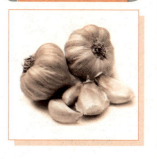

别名 胡蒜、葫、独蒜、独头蒜。

来源 为百合科植物大蒜的鳞茎。

成分 新鲜鳞茎每100克中含蛋白质44克,脂肪0.2克,糖类23克,粗纤维0.7克,无机盐1.3克,钙5毫克,磷44毫克,铁0.4毫克,维生素B_1 0.24毫克,维生素B_2 0.03毫克,烟酸0.9毫克,维生素C 3毫克。含挥发油0.2%,另外还含蒜氨酸、大蒜辣素、多种γ-谷氨酰肽等。

性味 味辛,性温。

功效 杀虫,消痈解毒,行滞健胃。大蒜素是一种植物性广谱抗菌药。对痢疾杆菌、大肠杆菌、金黄色葡萄球菌、枯草杆菌有较强的抑制作用;对伤寒、霍乱、白喉、结核等细菌亦有抑制作用;并能抑杀立克次体和阴道滴虫；抗氧化作用，清除自由基；降低血脂，抗血小板聚集。大蒜的毒性反应：大蒜局部应用有刺激性，与动物及人的红细胞接触可使之变成棕黑色，高浓度甚至可使红细胞溶解。

专家叮嘱 发芽的大蒜食疗效果甚微；腌渍大蒜不宜时间过长，以免破坏有效成分；辣素怕热，遇热后很快分解，其杀菌作用降低。因此，预防和治疗感染性疾病应生食大蒜；大蒜能使胃酸分泌增多，辣素有刺激作用，有胃肠道疾病，特别是有胃溃疡和十二指肠溃疡者不宜食用；过量食用大蒜会影响视力。有肝病的人过量食用大蒜，会造成肝功能障碍。

辣椒

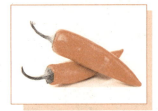

别名 辣子

来源 为茄科一年生草本植物辣椒的果实。主产于四川、贵州、云南、湖南等地。

成分 含糖、蛋白质、钙质、维生素C、磷、辣椒碱、二氢辣椒碱、降二氢辣椒碱、高辣椒碱、高二氢辣椒碱、壬酰香荚兰胺、辛酰香荚兰胺等。色素为隐黄素、辣椒红素、胡萝卜素，还含柠檬酸、酒石酸、苹果酸等。

性味 味辛，性热。

功效 温中散寒，开胃消食，抑菌，杀灭臭虫。治冻疮，镇痛镇静，抗惊厥，降低血糖。

外用治冻疮，用于风寒、风湿引起之关节痛，治毒蛇伤，还用于跌打损伤、蜂窝组织炎、下肢溃疡、多发性疖肿等炎症疾病的辅助治疗。

专家叮嘱 加工青辣椒时要掌握火候。由于维生素C不耐热，易被破坏。过多的辣椒素会剧烈刺激胃肠黏膜，引起胃痛、腹泻并使肛门烧灼刺痛，诱发胃肠疾病，促使痔疮出血。

胡椒

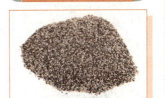

别名 浮椒、昧履支、玉椒。

来源 为胡椒科植物胡椒的果实。

性味 味辛,性热。

功效 温中下气,消痰解毒。主治寒痰食积、脘腹冷痛、反胃、呕吐清水、泄泻、冷痢;外敷治疮肿、毒蛇咬伤、犬咬伤。又可解食物毒。

用法 煎汤内服,或入丸散,或为作料,或研末外敷。阴虚火旺者忌服。

酒

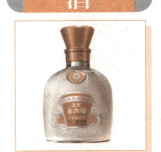

别名 烧酒、白酒、黄酒、葡萄酒。

来源 为米、麦黍、高粱等和曲酿成的一种饮料。

性味 味苦、甘、辛,性温,有毒。

功效 通血脉,御寒气,醒脾温中,行药势。主治风寒痹痛、筋挛急、胸痹、心腹冷痛。

用法 佐餐温饮,和药同煎或浸药服。外用淋洗、漱口或磨擦。

专家叮嘱 因原料、酿造、加工、贮藏等条件不同,酒的名色甚多,故成分差异很大。在制法上,酒可分为蒸馏酒(如高粱酒)和非蒸馏酒(如绍兴酒)两大类。凡酒类都含乙醇。蒸馏酒除乙醇的含量高于非蒸馏酒外,尚含高级醇类、脂肪酸类、酯类、醛类、少量挥发酸和不挥发酸,或含少量糖类。非蒸馏酒的成分为水、乙醇、麦芽糖、葡萄糖、糊精、甘油、酸类、含氮物质、酯类、醛类、矿物质等。酸类中主要含乙酸、乳酸、氨基酸、琥珀酸等。

茶 叶

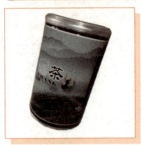

来源 为山茶科植物茶的芽叶，清明前后采摘品为最佳。

成分 含嘌呤类生物碱，以咖啡碱为主，并含有微量的可可碱、茶碱、黄嘌呤。茶叶中含有挥发油，是茶叶的香气成分。尚含有三萜皂苷及苷元，每100克含维生素C 130~180毫克，以及少量胡萝卜素、维生素B、二氢麦角甾醇、黄酮类槲皮素及山柰酚等。具有收敛、抑菌作用。

性味 味甘、苦，性凉。

功效 止渴消食，祛痰利尿，明目，提神醒脑，爽身散热，抗菌解毒，软化血管，消除口臭，减肥美容，促进血液循环，增加肌肉收缩能力等。适用于头痛、目昏、多睡善寐、心烦口渴、食积痰滞。

红 糖

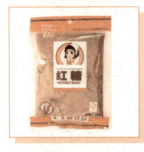

来源 为禾本科植物甘蔗汁经炼制而成的赤色结晶体，或块状体，主产于我国南方各地及台湾省。

成分 每100克含水分1.9克，蛋白质0.7克，尼克酸0.3克，钙157毫克，磷11毫克，铁2.2毫克，锌0.35毫克，硒4.20微克，钾240毫克，钠18.3毫克。

性味 性温，味甘。归脾、胃、肝经。

功效 补气，缓中，温胃，活血，调味。适用于脘腹冷痛、感寒痛经、行经不畅、产后腹痛等病症。药膳用红糖调味有增加甜味、提高鲜味、降低咸味、上色、增进食欲等作用。

第二节　常见的中草药

清热解毒类

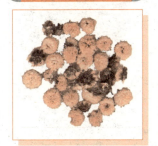

来源 为多年生菊科草本植物菊花的干燥头状花序。主产于河南、河北、安徽、四川等地。

性味 味甘、苦，性微寒。

功效 散风清热，平肝明目。适用于风热感冒、头痛头昏、肝经风热、目赤肿痛、迎风流泪、高血压、疮痈肿毒等。

药理说明 含挥发油、胆碱、腺嘌呤、菊苷、氨基酸、黄酮类及少量维生素B_1。具有抗炎、扩张冠状动脉及增加冠状动脉血流量、降压、降脂、抗动脉硬化、降转氨酶、解铅中毒等作用。

专家叮嘱 气虚胃寒、食少泄泻者不宜用。

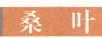

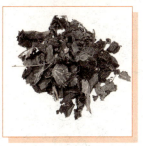

来源 为桑科落叶乔木桑树的干燥叶。主产于长江流域。

性味 味苦、甘，性寒。

功效 疏风清热。用于风热感冒，以发热、咳嗽为主要症状。桑叶甘凉轻清，善清肺热及在表之风热。

清肺止咳。用于风热犯肺的肺热咳嗽，亦可配以润肺药治疗燥邪伤肺的咳嗽。

清肝明目。治疗风热引起的目赤涩痛，常配菊花、蝉蜕同用。亦可与黑芝麻制成丸，治疗肝阴不足、眼目昏花。

药理说明 含芸香甙、槲皮素、异槲皮甙、微量β-谷甾醇、挥发油、有机酸、糖类、氨基酸及维生素C、维生素B_2等。对伤寒杆菌、葡萄球菌有抑制作用；有降血糖作用；能降低毛细血管通透性而起止血作用；对气管有解痉作用。

黄连

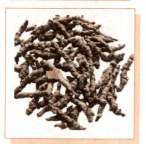

来源 为毛茛科多年生草本植物黄连、三角叶黄连或云连的根茎、根须及叶。主产于四川、湖北、云南等地。

性味 味苦，性寒。

功效 清热泻火解毒。可用于各种热毒证，如温热病，邪热炽盛的高热，疮疡疔毒、目赤咽痛，都可用黄连治疗。清热燥湿，用于湿热为患诸证，如胃肠湿热的泄泻痢疾、呕吐腹满。

清心除烦，能清心火，适用于心火亢盛所致的虚烦不眠。

清热止血，用于火盛迫血妄行的吐血、衄血等出血证。

药理说明 含小檗碱及黄连碱、甲基黄连碱、掌叶防己碱等多种生物碱。有较强的广谱抗菌作用。还有明显的利胆、保肝、降谷丙转氨酶的作用。有加强白血球吞噬功能及清热降压作用。

专家叮嘱 非湿热者忌内服黄连。

金银花

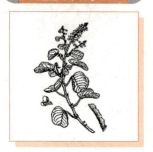

来源 为忍冬科多年生藤本植物忍冬的干燥花蕾。

性味 味甘，性寒。

功效 清热解毒。可用于热毒引起的咽喉肿痛、目赤肿痛、疮痈疔毒。亦可用于胃肠湿热的泄泻、痢疾。透表清热。可用于外感风热之邪，能清表里之热，如银翘散。

药理说明 清热解毒，芳香疏散风热，长于内清外散。最适于热毒疮痈及外感温热，且不论邪在卫分、气分、营分、血分均可应用。

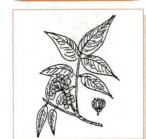

黄柏

来源 为芸香科落叶乔木黄檗（关黄柏）和黄皮树（川黄柏）除去栓皮的树皮。

性味 味苦，性寒。

功效 清热泻火解毒。可用于热毒证，如温热病之高热及疮疡疔毒等，作用与黄连基本相同，但泻火解毒之力不及黄连。

清热燥湿。较多用于下焦湿热，如膀胱湿热、湿热带下、下肢湿毒溃破、湿疹，是治疗下焦湿热的常用药。

泻肾火。用于肾阴虚、虚火上炎的各种病症，常配入滋肾阴的处方中，如知柏八味丸。

药理说明 树皮含小檗碱、木兰花碱、黄柏碱、掌叶防己碱及内酯、甾醇等。动物实验证明，小檗碱对金黄色葡萄球菌、肺炎球菌、白喉杆菌、痢疾杆菌等均有效果。黄柏水煎剂能杀死钩端螺旋体，尚有降压作用。

专家叮嘱 非实火者忌内服，低血压、低血糖者忌大量内服。

紫苏

来源 为唇形科一年生草本植物紫苏的茎叶。

性味 味辛，性温。

功效 紫苏叶：解表散寒，行气和胃。紫苏子：降气消痰，平喘，润肠。紫苏梗：止痛，安胎。

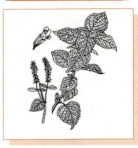

紫苏叶用于风寒感冒，咳嗽恶心，妊娠呕吐，鱼蟹中毒；紫苏子用于咳嗽痰喘，肠燥便秘；紫苏梗用于胃脘疼痛，嗳气呕吐，胎动不安。

专家叮嘱 紫苏不宜与鲤鱼同食。

鱼腥草

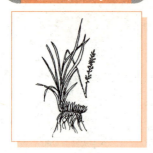

来源 为三白草科植物蕺菜的地上干燥部分。主产于浙江、江苏、四川、湖北等地。

性味 味辛,性微寒。

功效 清热解毒,消肿排脓,利尿通淋。适用于肺痈吐脓、痰热喘咳、热痢、热淋、痈肿疮毒等病症。

药理说明 含挥发油、槲皮甙、鱼腥草素、蕺菜碱等成分。对卡他球菌、流感病毒、肺炎球菌、金黄色葡萄球菌有明显的抑制作用。具有抗病毒、利尿、镇痛、止血、促进组织再生等作用。

专家叮嘱 不宜久服。虚寒证者忌服。

板蓝根

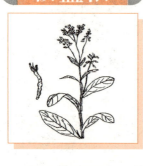

来源 为十字花科植物菘蓝的干燥根。

性味 味苦,性寒。

功效 清热解毒。治疗热毒引起的发热、咽喉肿痛、口疮、疮痈等。现常用于治疗热性传染病,如腮腺炎、流脑、乙脑、肝炎、麻疹、猩红热等。

凉血消斑。治疗因血分热盛而致的皮肤斑疹、发热。

药理说明 含靛甙、β-谷甾醇、靛红及各种氨基酸、糖类和植物蛋白。有抗病原微生物及解毒作用。

专家叮嘱 脾胃虚寒者忌单用,忌过量久服。

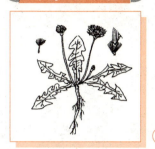

蒲公英

来源 为菊科多年生植物蒲公英或多种同属植物的干燥全草。产于全国各地。

性味 味苦、甘,性寒。

功效 清热解毒。可用于热毒证,尤善清肝热,治疗肝热、目赤肿痛,以及多种感染、化脓性疾病。

清痈散结。治疗热毒壅结于肌肉所致的痈肿疮毒、高热不退。对乳痈有良效,能解毒散结通乳,可内服或外敷,常配金银花等同用。另外还可配大黄、丹皮治疗肠痈。

药理说明 含蒲公英甾醇、胆碱、菊糖和果胶等。具有利胆、保肝、消炎、利尿、抗癌等作用。

专家叮嘱 慢性胃炎、溃疡病、肠炎、肝炎、慢性腹泻及月经量少、月经后期痛经者,忌单味药大量久服。

决明子

来源 为豆科植物钝叶决明和决明(小叶决明)的干燥成熟种子。全国大部分地区均产。

性味 味甘、苦、咸,性微寒。

功效 清热明目,祛风止痛,润肠通便。适用于风热头痛、目赤涩痛、羞明多泪、目暗不明、大便秘结、视神经炎、原发性高血压、肾性高血压病等。

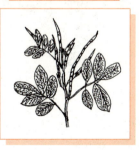

药理说明 含大黄酚、大黄素、芦荟大黄素等成分。有降压、抗菌作用。决明水浸液煎剂对动物有明显的降压作用,对葡萄球菌、白喉杆菌及伤寒、副伤寒杆菌、大肠杆菌等均有明显的抑制作用。

专家叮嘱 慢性肠炎、腹泻、低血压者忌大量久服。用于通便时不宜久煎。

虎杖

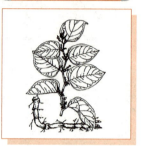

【来源】为蓼科属多年生草本植物虎杖的干燥根茎和根。

【性味】味苦,性寒。

【功效】清热解毒。可用于多种热毒证,如外科的疮肿溃烂、烧伤、毒蛇咬伤。

清热利湿。能清利肝胆湿热,治疗肝炎、肝硬化。亦可用于治疗胃肠湿热的泄泻、痢疾以及下焦湿热的妇科炎症、泌尿系感染。

祛痰止咳。治疗肺热咳喘的肺炎、支气管炎等。

【药理说明】本品味微苦性寒,具有活血定痛、清热利湿、清热解毒、化痰止咳、泻下通便之功。

苦参

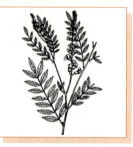

【来源】为豆科多年生落叶灌木植物苦参的干燥根,产于全国大部分地区。

【性味】味苦,性寒。

【功效】清热燥湿。治疗湿热引起的久痢,疗效较好。亦可用于湿热疮毒,能解毒清热祛湿。

祛湿杀虫止痒。用于多种外科疾患,如湿疹、疥疮、癣疥、麻风等。可水煎外洗,亦可水煎内服。

清热利水。能治疗下焦湿热的小便不利,常配车前子、木通同用。

【药理说明】含多种生物碱、黄酮类、山柰酚等。有利尿、抗菌等作用。据现代研究,苦参对X线照射所致的白细胞减少症有明显的治疗作用。

【专家叮嘱】不宜与藜芦同服。

活血化瘀类

川芎

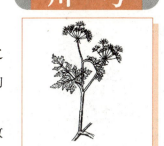

来源 为伞形科草本植物川芎的根茎。

性味 味辛,性温。

功效 活血行气。本品辛散温通,能行血中之气,适宜治疗血分有郁滞者。可用于气滞血瘀的胸胁疼痛,血瘀所致的月经不调、痛经及闭经。

祛风止痛。本品能上行头面,外达肌肤,升散疏通。适用于风邪所致的头痛头晕及风湿痹痛。配伍其他药可治疗风寒、风热、血热、血瘀头痛。

药理说明 含挥发油、生物碱、川芎嗪、阿魏酸等成分。有镇静、镇痛、镇痉等作用;能扩张外周血管,使冠状动脉血流量和下肢血流量增加,血压下降;有兴奋子宫和抗维生素E缺乏症作用;有抗菌作用。

专家叮嘱 本品辛温升散,若用之太过,有走泄真气之弊。阴虚气弱、劳热多汗及气逆呕吐、肝阳头痛、妇女月经过多者均应慎用。

三七

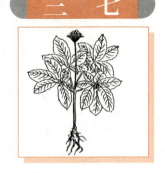

来源 为五加科多年生草本植物三七的根,主产于云南、广西地区。

性味 味甘、微苦,性微温。

功效 祛瘀止血。本品既能止血,又能活血散瘀,为止血良药。可用于治疗各种出血证。

消肿止痛。治疗跌打瘀肿疼痛、瘀血内阻所致的胸腹及关节疼痛,能活血化瘀、消肿。

药理说明 含皂苷、五加皂苷 A、五加皂苷 B 和葡萄糖。具有止血、抑菌等作用。

专家叮嘱 血虚无瘀者忌服，孕妇及血虚吐衄、血热妄行者忌服。

红花

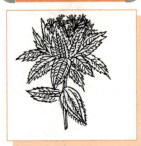

来源 为菊科二年生草本植物红花的干燥花冠。产于河南、河北、四川、云南等地。多为栽培。

性味 味辛，性温。

功效 活血通经。本品辛散温通，长于活血祛瘀通经，治疗血滞经闭、月经不调、腹痛、产后血晕。

祛瘀止痛。用于创伤瘀血疼痛、痈肿疼痛等。

药理说明 含红花黄色素、红花油等成分。能使子宫发生紧张性或节律性收缩；有降血压和扩张冠状动脉作用。小剂量红花对心脏有轻度兴奋作用，大剂量则起抑制作用。

专家叮嘱 用于和血调血时，用量宜小；用于行血破血时，用量稍大。崩漏者及孕妇忌用。

桃仁

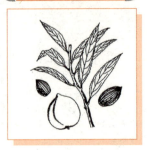

来源 为蔷薇科落叶小乔木桃或山桃的干燥成熟种仁。全国大部分地区均产，主产于四川、陕西、河北、山东、贵州等地。

性味 味苦，性平。

功效 破血祛瘀。用于血滞经闭、血瘀腹痛、蓄血发狂、跌打瘀痛等。

润燥滑肠。用于肠燥便秘的大便难解。

药理说明 含苦杏仁甙、脂肪油、儿茶酚等成分。具有减少血管通透性、促进炎症渗出物的吸收、改善血行、解除血液浓黏凝聚状态的作用。

专家叮嘱 本品有伤气耗血之弊，不可过用，孕妇忌用，脾虚便溏者慎用。

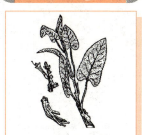

丹参

来源 为唇形科多年生草本植物丹参的干燥根和根茎。

性味 味苦，性微寒。

功效 活血祛瘀。广泛用于多种瘀血证，如肝郁血瘀所致的胸胁疼痛，血行瘀滞所致的心腹刺痛，血瘀所致的月经不调、经闭。

清热除烦。本品能清血中之热，通利心窍。可治疗热病热入营分所致的心烦不寐、心悸。

清热消肿。用于痈肿疮毒。

药理说明 含丹参酮、丹参醇、维生素E等。能扩张冠状动脉，增加血流量，改善心肌收缩力，调整心律；能改善微循环，提高机体的耐缺氧力；能促进组织的修复与再生；抑制过度增生的纤维母细胞瘤的生长；能降低血糖和血压，有镇静作用。

专家叮嘱 畏咸水，反藜芦，忌醋；大便不实者和无瘀血者慎服。

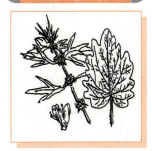

益母草

来源 为唇形科草本植物益母草的干燥地上部分。夏季茎叶茂盛、花未开或初开时采割，晒干，或切段晒干。

性味 味辛、微苦，性微寒。

功效 活血调经。多用于妇产科疾病，如治疗月经不调、经前腹痛、产后血滞腹痛，可活血祛瘀止痛。对血瘀所致的出血也可用本品，使瘀去新生，出血自止。

利水消肿。用于治疗肾病等多种疾病引起的水肿。

药理说明 含益母草碱等多种生物碱及维生素 A 等成分。能兴奋子宫，有降压、利尿作用。

专家叮嘱 气虚、阴虚、脾虚便溏者慎用。孕妇忌用。

水蛭

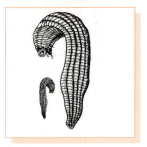

来源 为环节动物水蛭科蚂蟥、柳叶蚂蟥或水蛭的干燥全体。

性味 味咸、苦，性平，有小毒。

功效 破血逐瘀。本品破血力大，适用于瘀血停滞引起的经闭、肿瘤包块以及跌打肿痛等病症。

药理说明 本品苦降开泄。味咸入血，善破血分瘀滞而消癥，为作用强烈的破血逐瘀药，主治血瘀重症。

赤芍

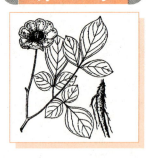

来源 为毛茛科植物芍药及川赤芍的干燥根。主产于内蒙古和东北等地。

性味 味苦，性微寒。

功效 清热凉血。能入营血分，常用于治疗温热病热入营血所出现的发热不退、神昏，处方如犀角地黄汤。

清肝火。治疗肝经热盛的目赤肿痛、血热妄行。

活血祛瘀。赤芍活血祛瘀之力较强，善清血分瘀热，可用于血瘀痛经、闭经、跌打损伤瘀积作痛。

药理说明 本品能增强机体抵抗力，具有镇静、镇痛、解痉、抗炎、抗应激性溃疡、扩张冠状血管、抗急性心肌缺血和抑制血小板聚集及抗肿瘤等作用。

专家叮嘱 泄泻、产后恶露已行、小腹痛已止、痈疽已溃者不宜再用。血虚者慎服。

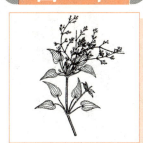

茜草

来源 为茜草科多年生蔓生草本植物茜草的根及根茎。南北各地均产。春、秋两季均可采挖，去掉茎苗，洗净晒干，生用或炒用。

性味 味苦，性寒。

功效 凉血止血。可治疗血热妄行所致的吐血、衄血、咯血、便血、崩漏。止血之中有祛瘀作用。

活血祛瘀。治疗瘀血阻滞所致的胸胁疼痛、血瘀经痛、产后恶露不下、跌打损伤。

药理说明 本品苦以开泄，性寒清热，专行血分，功能凉血止血；炒用又善化瘀止血。适用于多种出血证，兼有瘀热者更良。

延胡索

来源 为罂粟科植物延胡索的干燥块茎。主产于浙江、湖北、湖南、江苏等地。

性味 味辛、苦，性温。

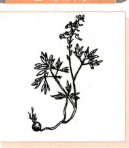

功效 活血散瘀，理气止痛。适用于气滞血凝所致的腹痛、胃痛、月经不调、痛经、产后腹痛、心肌梗死、跌打损伤、疝气引致的腹痛、神经痛等。

药理说明 含延胡索乙素等成分。具有镇痛、镇静、催眠作用，还有降血脂作用。

专家叮嘱 本品有耗气伤血之弊，虚体慎用；痈疽已溃者慎用，久溃不敛者忌用。

止咳化痰类

白果

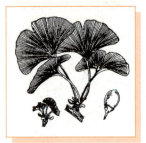

来源 为银杏科落叶乔木银杏的成熟种子。用时去壳，捣碎。生用，或蒸、煮熟以后用。主产于河南、山东、四川等地。

性味 味甘、苦、涩，性平；有小毒。

功效 祛痰定喘。用于治疗喘咳痰多，能消痰定喘。

收敛除湿。可治疗赤白带下、小便白浊、小便频数、遗尿。

药理说明 含银杏酸、银杏醇、钙、磷、铁等成分。具有扩张膀胱括约肌和抗菌作用。

专家叮嘱 白果有毒，注意用量，咳嗽痰稠不利者不宜用。

半夏

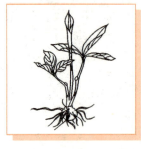

来源 为天南星科多年生草本植物半夏的块茎。主产于四川、湖北等地。

性味 味辛，性温，有毒。

功效 燥湿祛痰。本品性温燥，能祛痰止咳。可用于治疗咳嗽气逆、痰涎壅盛，常配橘红、茯苓同用。

和胃止呕。对痰饮和湿浊阻滞引起的呕吐尤为适宜。治疗胃寒呕吐可配生姜、藿香。治疗胃热呕吐常配竹茹、黄连等寒性药物。

散结消痞。用于痰滞胸膈引起的胸脘痞胀不适。

药理说明 含挥发油、氨基酸、β-谷甾醇、胆碱、生物碱、葡萄糖甙和醛类等。具有镇咳、祛痰及止吐等作用；所含的葡萄糖醛酸的衍生物有显著的解毒作用。

专家叮嘱 一切血证及阴虚燥咳、津伤口渴者忌服。

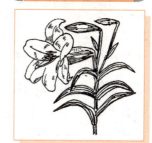

来源 为百合科多年生草本植物百合、卷丹或细叶百合的鳞叶。

性味 味甘，性寒。

功效 润肺止咳。本品甘寒质润，能润肺燥、清肺热而止咳。常用于肺燥、肺热、肺阴虚所致的干咳、痰稠或无痰。

清心安神。用于治疗热病后余热未消，气阴不足所致的心悸、失眠、精神不安等症状。

药理说明 百合中含有钾，能促进代谢功能协调；含秋水仙碱，能滋养安神。此外，还含有糖类、蛋白质、钙、磷、铁、维生素、胡萝卜素等营养物质，有滋补之功，还能治疗虚弱、慢性支气管炎、结核病、神经官能症等。

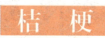

来源 为桔梗科多年生草本植物桔梗的干燥根。产于全国大部分地区。

性味 味苦、辛，性平。

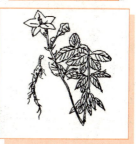

功效 宣肺止咳祛痰。本品能宣通肺气，祛痰止咳，可配伍治疗各种痰多咳嗽，临床运用广泛。

宣肺开音利咽。用于咽痛咽肿、声嘶音哑。

排脓。用于肺痈咳吐脓痰，多与甘草、鱼腥草、薏苡仁同用。

升提。本品有升提作用，可载诸药上行，常作引使药。

药理说明 含桔梗皂苷、桔梗酸等成分。具有祛痰、抗炎、降胆固醇等作用。

专家叮嘱 胃溃疡、胃出血者忌大量内服。

昆布

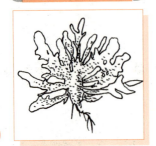

来源 为昆布科植物海带和翅藻科植物昆布的叶状体。主产于沿海地区。

性味 味咸，性寒。

功效 化痰，软坚，散结。本品能软坚散结、清化热痰，常用于治疗瘿瘤、痰火结核、瘰疬。

药理说明 含有多糖类及维生素、碘、钙、蛋白质等成分；昆布中含胶酸、蛋白质、甘露醇、钾、碘等。临床上常用于治疗缺碘引起的甲状腺功能低下。尚有降压、平喘镇咳等作用。

胖大海

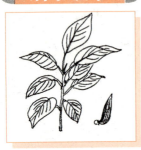

来源 为梧桐科落叶乔木胖大海的成熟种子。主产于东南亚各国。

性味 味甘，性寒。

功效 清热润肺。本品能清肺热，治疗干咳无痰、痰稠难出。

解毒利咽。治疗咽喉肿痛、口干咽燥、牙龈肿痛，可单独泡服。

药理说明 种子外层含西黄芪胶粘素，果皮含半乳糖、戊糖。具有缓泻、利尿和镇静作用。

苦杏仁

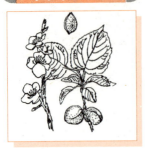

来源 为蔷薇科落叶乔木山杏、辽杏、西伯利亚杏及杏的干燥成熟种子。产于全国各地。

性味 味苦，性微温，有小毒。

功效 止咳平喘。本品能宣降肺气，止咳平喘。广泛用于各种咳嗽气喘。有表证者可配解表药。属热咳者可配清肺热药。

润肠通便。杏仁多脂而降泄，可用于治疗肠燥便秘。对肺咳气逆而大便不通者尤宜。

药理说明 含苦杏仁贰等成分。苦杏仁贰经苦杏仁酶水解，产生氢氰酸和苯甲酸，氢氰酸是剧毒物质。所以苦杏仁直接内服易中毒，煎熬后毒性大减。微量的氢氰酸不致引起中毒，可作用于呼吸中枢而镇咳平喘。

专家叮嘱 苦杏仁有小毒，用量宜控制。阴虚咳嗽及大便溏泻者不宜用。

款冬花

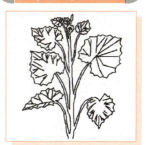

来源 为菊科植物款冬的干燥花蕾。

性味 味辛，性温。

功效 降气止咳。本品能止咳平喘，并有一定润肺作用，常与紫菀相须为用，以增强治疗喘咳的疗效。其性较紫菀稍温，多用于寒咳。如蜜炙可增加润肺之功。

药理说明 本品辛温消痰，润降下气，功近紫菀，适于多种咳嗽，以寒咳更优。

消食理气类

陈皮

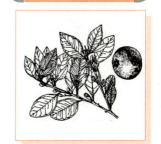

来源 为芸香科常绿小乔木橘及其栽培变种的干燥成熟果皮。主产于南方各地。

性味 味辛、苦，性温。

功效 行气健脾。用于脾胃气滞所致的脘腹胀满、不思饮食等。本品有行滞气、健脾胃之功用。

燥湿化痰。本品苦燥化痰湿，用于痰湿停滞引起的咳嗽痰多、胸膈满闷。陈皮尚能降气止呕，可用于呃逆、呕吐。

药理说明 含挥发油、橙皮甙、维生素 B_1、维生素 C 等。挥发油对消化道有缓和作用，利于胃肠积气的排出；能促进胃液分泌，有助于消化；能刺激呼吸道黏膜，使分泌增多，痰液稀释，有利于排出；有升高血压、兴奋心脏作用；橙皮甙有降胆固醇作用。

专家叮嘱 气虚及阴虚燥咳患者不宜用。

麦芽

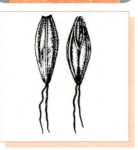

来源 为禾本科一年生草本植物大麦的成熟果实经发芽干燥而成。

性味 味甘，性平。

功效 消食健胃。可用于食滞不消、脾虚失于运化等出现的胃脘不适、胀闷、消化不良、食欲不振等症状。对淀粉类食物积滞效果好。

回乳。本品能舒肝气，并能抑制乳汁分泌，可用于妇女断乳、乳房胀痛等。

药理说明 含淀粉、转化糖酶、蛋白分解酶、维生素 B、维生素 C、脂肪、糊精、卵磷脂、麦芽糖、葡萄糖、大麦芽碱类等。有助消化作用。

木香

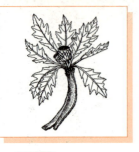

来源 为菊科多年生草本植物云木香、川木香的根。云木香主产于我国云南丽江地区；川木香主产于四川安县、阿坝藏族自治州、凉山彝族自治州；广木香过去曾由印度、缅甸等地经广州进口，故称"广木香"。秋、冬两季采挖，除去泥沙及须根，切段，纵剖成瓣，干燥后撞去粗皮。以香气浓郁者为佳。生用或煨用。

性味 味辛、苦，性温。

功效 行气止痛。用于脾胃气滞所致的脘腹胀痛、食少呕吐，常配砂仁、陈皮同用。

理气疏肝。用于肝胆气滞引起的胁痛，可配川楝、枳壳同用。

健脾消滞。可调胃肠滞气。治疗腹痛、腹泻、里急后重。

药理说明 含挥发油、生物碱、菊糖等。云木香对支气管平滑肌及小肠平滑肌有解痉作用；有降压作用；对伤寒杆菌、痢疾杆菌、大肠杆菌、多种真菌有一定抑制作用。

来源 为雉科动物家鸡的砂囊内壁。

性味 味甘，性平。

功效 消食化积健胃。可用于饮食积滞、消化不良所出现的腹胀、胃脘不适、腹泻、嗳气。

止遗尿。本品能收涩止遗，多用于小儿遗尿。

化石通淋。用于泌尿系结石、小便涩痛。

药理说明 含胃激素、角蛋白、维生素 B_1、维生素 B_2、维生素 C 等。鸡内金粉口服，能使胃液分泌量及酸度增加，胃动力增加，排空加速。

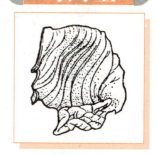

来源 为莎草科草本植物莎草的根茎。我国分布极广，产量甚大。主产于广东、河南、四川、浙江、山东等省。秋季采挖，燎去毛根，置沸水中略煮或蒸透后晒干，或燎后直接晒干。以粒大肥厚、色紫光润、质坚实、香气浓者为佳。生用或醋炒用。

性味 味辛、微苦，性平。

功效 行气解郁。本品入肝经而行气解郁，能疏解肝气郁滞，可治疗两胁胀痛、脘腹不适、肝胃气痛等病症。

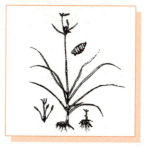

调经止痛。本品疏肝解郁，能治疗肝气郁结、肝郁血瘀的月经不调、痛经，为妇科调经要药。

药理说明 含挥发油、酚类物质、葡萄糖、果糖、淀粉等。能抑制子宫平滑肌收缩，并能缓和其肌张度；水煎剂有降低肠管紧张性和拮抗乙酰胆碱的作用；对某些真菌有抑制作用；有镇痛作用。

谷芽

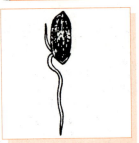

来源 为禾本科一年生草本植物稻的成熟果实，经加工发芽制成。各地均产。

性味 味甘，性温。

功效 健脾开胃，和中消食。适用于宿食不化、胀满、泄泻、不思饮食等。

药理说明 含淀粉、蛋白质、脂肪、淀粉酶、维生素B族等。有助消化作用。

高良姜

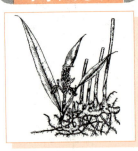

来源 为姜科多年生草本植物高良姜的根茎。主产于广东、广西、云南、台湾等地。

性味 味辛，性温。

功效 温胃止痛。主治中焦寒胜、脘腹冷痛、呕吐泄泻；若寒凝肝气郁滞者，常配香附。配伍益气药也可用治胃气虚寒呕吐者。

药理说明 根茎含挥发油、黄酮类、高良姜素。还含山柰素、山柰酚、槲皮素、高良姜酚等。煎液对多种细菌有不同程度的抗菌作用。

专家叮嘱 阴虚有热者忌服。

利水消肿类

茯苓

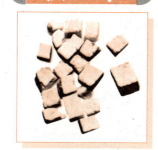

来源 为多孔菌科寄生植物茯苓的菌核。多寄生于松科植物赤松或马尾松等树根上。主产于云南、四川、贵州、安徽等地。

性味 味甘、淡,性平。

功效 利水渗湿。本品甘淡渗利,能消除水湿停滞,可治疗水肿、小便不利、腹胀。

健脾补中。能补益脾气,治疗脾虚湿困引起的食少脘闷、腹泻便溏。

宁心安神。能治疗心脾两虚、心神不宁、失眠等病症。

药理说明 含蛋白质、脂肪、甾醇、卵磷脂、组氨酸、胆碱、茯苓多糖、蛋白酶等。有强心、滋补、利尿、抗菌、降血糖、降血压和增强人体免疫功能等作用。茯苓多糖还能显著地抑制肿瘤细胞,与其他抗癌化学药物同用,能提高疗效。

专家叮嘱 茯苓偏于淡渗,对虚寒滑精和气虚下陷者应减少用量。

茵陈

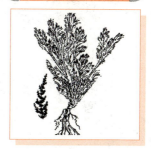
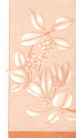

来源 为菊科多年生草本植物茵陈蒿或滨蒿的幼苗。主产于陕西、山西、安徽等地。

性味 味苦,性微寒。

功效 清热利湿。常用于肝胆湿热,治疗急慢性肝炎、胆道感染属湿热者,亦可配祛寒药治疗寒湿发黄,是治疗各种黄疸的要药。

祛下焦湿热。本品可用于治疗下焦湿热的泄

泻、腹痛，常配火炭母等同用。

【药理说明】含挥发油、脂肪油、绿原酸、香豆精等。能促进胆汁分泌，同时也能增加胆汁中胆酸和胆红素的排出量，促进肝细胞的再生；有较明显的解热作用，并能增加心脏冠状动脉的血流量；具有平喘作用。

【专家叮嘱】非湿热引起的发黄忌服。

猪苓

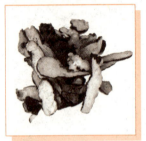

【来源】为多孔菌科真菌猪苓的菌核。多寄生于桦树、枫树或柞树的腐朽根上。主产于陕西、山西、云南等地。

【性味】味甘、淡，性平。

【功效】利水渗湿。猪苓利水作用较强，但无补益作用。常用于水湿停滞引起的小便不利、水肿、腹满腹胀。

【药理说明】含麦角甾醇、粗蛋白、可溶性糖分、多糖等。其煎剂有明显的利尿作用。对金黄色葡萄球菌、大肠杆菌有抑制作用。猪苓多糖还有抗癌作用。

【专家叮嘱】无水湿者不宜服。

泽泻

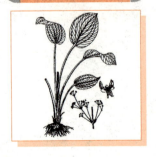

【来源】为泽泻科多年生沼泽植物泽泻的块茎。主产于福建、四川、江西等地。

【性味】味甘、淡，性寒。

【功效】利水渗湿。本品甘淡，能渗利水湿，可用于水湿内停所致的小便不利、泄泻、水肿等。常与茯苓等同用。

泻肾火。本品入肾经而泻肾火，常用于肾火亢盛所致的头晕、耳鸣、心烦等症状。

药理说明 含挥发油、生物碱、泽泻醇、植物甾醇、天门冬素、树脂、蛋白质、有机酸、淀粉等。有显著的利尿和较持久的降压作用。能降低血液中的胆固醇和血糖，具有抗脂肪肝作用；对金黄色葡萄球菌、肺炎球菌、结核杆菌有抑制作用。

专家叮嘱 肾虚滑精者慎用。

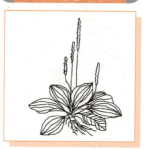
车前子

来源 为车前科多年生草本植物车前或平车前的成熟种子。主产于东北、华北、西北等地。

性味 味甘，性寒。

功效 利尿通淋。常用于湿热下注、淋痛及水肿、小便不利等。

渗湿止泻。主治暑湿泄泻、大便水泻、小便黄少。

清肝明目。可用治肝火上炎、目赤肿痛；配养阴明目药，又能治肺化痰。善治肺热咳嗽、痰黄黏稠。常与清化热痰药同用。

药理说明 含多量黏液质、琥珀酸、腺嘌呤、胆碱等。具有利尿作用，并能增加尿素、氯化钠及尿酸的排泄，能使气管及支气管分泌物增加，呼吸运动加深变缓，而有祛痰止咳作用。

专家叮嘱 无湿热者及孕妇忌用。

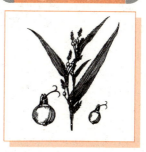
薏苡仁

来源 为禾本科多年生草本植物薏苡的成熟种仁。全国大部分地区均产，以福建、河北等省为主。

性味 味甘、淡，性微寒。

功效 利水渗湿。本品有渗利水湿作用，用于水肿、小便不利、湿毒脚气等病症。

祛风湿。能祛风湿，除痹痛，可通利关节，缓解拘挛。用于风湿热痹、关节疼痛。

清热排脓。用于肺痈，常配苇茎、冬瓜仁、桃仁，可促进脓痰排出。用于肠痈，常配丹皮、白花蛇舌草等。

健脾止泻。本品炒熟能健脾止泻，用于脾虚夹湿之泄泻。

药理说明 含薏苡仁油、薏苡仁脂、薏苡仁素、β-谷甾醇、蛋白质、糖类、脂肪、维生素B等。能增强机体免疫功能，降低血糖和血清钙，抑制肿瘤细胞生长，对心脏血管、子宫有兴奋作用。有解毒、镇痛、镇静作用。

专家叮嘱 大便燥结、小便短少、因寒转筋、脾虚无湿者不宜用。妊娠期间禁用。

第三章

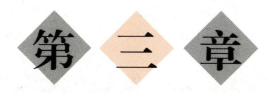
四季养生药膳

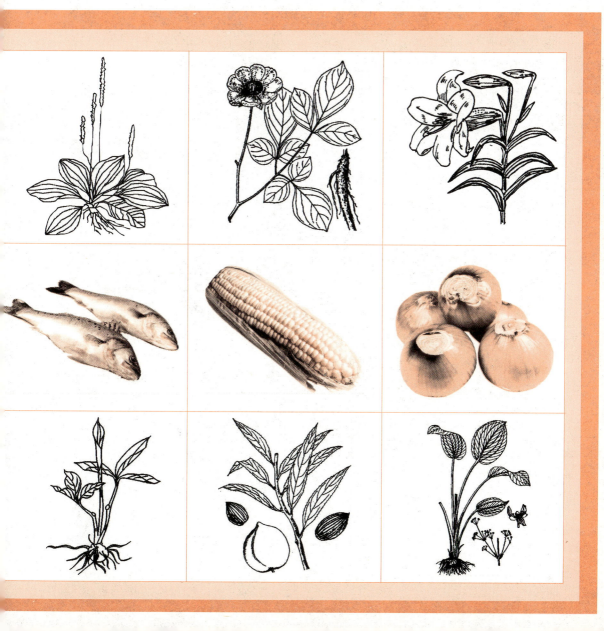

第一节　春季养生药膳

回春炖盅

原料　桑葚子、枸杞子、大枣各30克，女贞子20克，柏子仁15克，菟丝子、覆盆子各10克，鸡腰子20个，老姜3片，葱3段，米酒、食盐各适量。

制作　❶将药材稍冲洗后，加水6杯以大火煮开，改小火煮至汤汁剩约2杯时，去渣。❷大枣去核，药汤备用。鸡腰子洗净，入开水汆烫，随即捞起，洗净沥干。❸炖盅入大枣、鸡腰子、调料及药汤，加盖入锅蒸至熟透（约20分钟）即可。

功效　养心安神，补肾益精，适用于中老年人身体虚弱、腰膝酸疼、四肢冰冷、阳痿早泄、子宫虚寒。

何首乌鸡

原料　黄芪30克，山药15克，当归、制何首乌、熟地各12克，枸杞子3克，乌骨鸡1500克，米酒1杯，黑豆1杯，食盐1小匙，老姜5片。

制作　❶将药材稍冲洗后，以过滤袋装好，即为药材包；黑豆洗净备用；鸡洗净，切块，入开水中煮5分钟，取出洗净备用。❷锅内入鸡块、药材包，调味料及水12杯，以大火煮开，再改小火煮至熟烂（约半小时），去药材包即可。

功效　养血补气，健脾补肾，对于气血虚弱、手足冰冷、男子精虫数目稀少、妇女不孕症有疗效。

枸杞拌高笋

原料　枸杞子、芝麻面各20克，葱10克，高笋300克，大蒜30克，鸡精2克，生姜5克，食盐、味精各3克。

制作　❶将枸杞子去杂质，洗净；高笋剥去壳，切片；生姜切片；葱切段；大蒜去皮切片。❷将高笋片放入沸水锅内煮3分钟，捞出，沥干水分，放入盆内，加入大蒜、枸杞子、生姜、葱、食盐、味精、鸡精、芝麻面，拌匀即可食用。

功效

滋肾润肺，益肝明目。适用于肝肾阴亏、腰膝酸软、头晕、目眩多泪、虚劳咳嗽、消渴、遗精等。西医用于青光眼、白内障、高血压、肺气肿、肺结核等病症的辅助治疗。

专家叮嘱 儿童不宜多食。

桑葚蜜膏

原料 桑葚1000克，蜂蜜400克。

制作 ❶ 将桑葚洗净，加水适量，煎煮30分钟，取汁1次，加水再煎，共取煎液2次。❷ 合并2次煎液，再以小火煎熬，浓缩至较黏稠时，加蜂蜜煮沸，起锅待冷装瓶。

功效

滋补肝肾，聪耳明目。用于目暗、耳鸣、失眠、健忘、烦渴、便秘、须发早白等。

专家叮嘱 每次1匙，热水冲服，每日2次。桑葚甘寒，能补肝益肾、熄风滋液，佐蜂蜜润燥，对春季肝阳上亢、阴虚火旺引发的诸证，有较好的调理作用。

豆蔻馒头

原料 白豆蔻10克，酵面50克，面粉1000克。

制作 ❶ 将白豆蔻筛去灰屑，择净杂质，打成细末备用。面粉倒入盘中，加水及酵面揉匀成团，待其发酵后（热天需2~3小时；冷天需4~6小时），掌握好发酵程度，再加入适量碱水，撒入白豆蔻粉后开始揉面，揉至碱液药粉均匀后，再把面团揉成直径约4厘米粗的长条，按量切块（成馒头状），每块生坯约30克（若用发酵粉，可直接将白豆蔻药粉撒入面粉，加水揉合发酵，更为简便，无须用酵面与碱水中和）。❷ 将坯放入蒸笼内摆好，间隔距离合适，盖上蒸笼盖，锅内加开水适量，用大火蒸20分钟即成。

功效

芳香化湿，行气健胃。适用于脘腹胀痛、恶心呕吐、食欲不振等。西医用于中暑、肝炎、慢性浅表性胃炎、萎缩性胃炎等病症的辅助治疗。

专家叮嘱 阴虚火旺、实热内盛者忌食用。

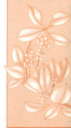

西洋参蒸乌鸡

原料 西洋参20克，乌骨鸡1只，料酒10毫升，葱10克，生姜5克，鸡精、味精各2克，食盐、胡椒粉各3克，鸡油35克。

制作 ❶将西洋参润透后，切片；乌骨鸡溺杀后，去毛、内脏及爪；生姜拍松；葱切段；❷将西洋参、生姜、葱、料酒、食盐、鸡精、胡椒粉、鸡油抹在乌鸡上，再加上汤少许于蒸盆内。❸将蒸盘置蒸笼内，大火蒸35分钟，揭开蒸笼盖，取出乌骨鸡，除去生姜、葱，加入味精即可。

功效 益气生津，润肺清热。适用于气阴虚、口干口渴、乏力等。西医用于老年人肺气肿喘咳、冠心病、肺结核、心功能不全等病症的辅助治疗。

专家叮嘱 不宜与兔肉、鲤鱼、大蒜、萝卜同食；不宜与铁剂、左旋多巴同食。

木耳枸杞炒猪肉

原料 黑木耳、黄瓜各30克，莴苣50克，猪瘦肉250克，红樱桃8个，芡粉25克，枸杞子、红柿子椒各20克，葱10克，食盐、味精各3克，食用油35毫升，生姜5克，料酒15~20毫升。

制作 ❶将枸杞子去果柄、杂质，洗净；黑木耳用温水发透，切成丝状；莴苣去皮切丝；红柿子椒洗净，去子、筋，切细丝；黄瓜切圆片；生姜切片；葱切段；芡粉用水搅匀；猪瘦肉洗净，切肉丝，用水芡豆粉抓匀。❷炒锅置大火上烧热，加入食用油，烧六成热时，下生姜、葱爆炒，随即下猪瘦肉丝、料酒，炒变色，加入黑木耳丝、莴苣丝、红柿子椒丝、食盐炒熟，加入枸杞子，味精，略炒，装入盘内。黄瓜片摆在盘的周围，放入红樱桃装饰即成。

功效 滋肾润肺，补肝明目。适用于肝肾阴亏、腰膝酸软、头晕、目眩、多泪、虚劳咳嗽、消渴、遗精、面色无华等。西医用于白内障、青光眼、糖尿病、老年人肺气肿喘咳、肺结核、贫血、阳痿等病症的辅助治疗。

专家叮嘱 烹调时忌用铜器；不宜与羊肝、黄豆同食。

参枣米饭

原料 党参 5 克,大枣 10 枚,糯米 200 克,白糖 25 克。

制作 ❶ 将党参、大枣加水适量泡发后,煎煮半小时,捞去党参、大枣,汤备用。❷ 糯米淘净,加水适量放在大碗中蒸熟后扣在盘中,把大枣摆在上面,再把汤液加白糖煎成黏汁,浇在枣饭上即成。

功效 健脾益气,养胃。适用于体虚气弱,乏力倦怠,心悸失眠,食欲不振,便溏水肿等。

专家叮嘱 每日早、晚餐根据个人食量服用。凡属阴虚火旺及身体健壮者不宜服用。

第二节 夏季养生药膳

乌梅清暑茶

原料 乌梅 15 克,石斛 10 克,莲心 6 克,竹叶卷心、西瓜翠衣各 30 克,冰糖适量。

制作 将石斛入砂锅先煎,后下诸药共煎取汁,去渣,调入冰糖溶化即可。

功效 清热祛暑,生津止渴。适用于心热烦躁、消渴欲饮、舌红绛、苔黄燥等症者。

专家叮嘱 代茶频频饮之。

丁香酸梅汤

原料 乌梅 1000 克,山楂 20 克,陈皮 10 克,桂皮 30 克,丁香 5 克,白糖 5000 克。

制作 ❶ 乌梅、山楂择选洗净后,逐个拍破,同陈皮、桂皮、丁香一同装入纱布袋中,扎口。❷ 锅置火上,注入水约 5000 毫升,把药包投入水中,用大火烧沸,再转用小火熬约 30 分钟,除去药包,离火后,静置沉淀约 15 分钟,滤出汤汁,加入白糖溶化,过滤后即成。

第三章 四季养生药膳

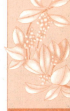

功效

本方用乌梅、山楂生津消食，用陈皮、肉桂、丁香行气温中，白糖调味，使敛中有散，酸中有甜，用于暑热伤津之口渴、心烦，暑夹寒湿之口渴、食少、脘痞、吐泻等症。乌梅、山楂、肉桂、丁香对多种胃肠道易感病菌有较强的抑制作用。故本方可作肠炎、痢疾患者之饮料。

菖蒲酒

原料 石菖蒲25克，白酒500毫升。

制作 石菖蒲洗净，切成片，用纱布袋包起扎紧口，放入盛有白酒的瓶中，浸泡半月即可。

功效

祛痰开窍，定志安神，健脾化湿。适用于痰迷中风、癫证、狂证及痰扰心神之惊悸、失眠、健忘等。还可用于湿困脾胃之纳呆、困倦等。

荷叶乌鸡煲

原料 鲜荷叶1张，乌骨鸡1只，枸杞子15克，料酒10毫升，胡椒粉3克，食盐4克，生姜5克，葱10克，鸡精、味精各2克。

制作 ❶ 荷叶洗净，用沸水焯一下，除去涩味；枸杞子去果柄、杂质，洗净；乌骨鸡宰杀后，去毛、内脏及爪；生姜拍松，葱切段。❷ 将荷叶、乌鸡、料酒、生姜、葱、食盐、鸡精放入煲内，加水约2800毫升，置大火上烧沸，再用小火炖煮35分钟，加入胡椒粉、枸杞子、味精即成。

功效

清暑利湿，升发清阳。适用于暑湿泄泻、眩晕、水肿、吐血、出血、崩漏、便血、产后血晕等症。西医用于中暑、肾病综合征、牙龈出血、月经量多、产后体虚、痔疮等病症的辅助治疗。

玉竹炒苦瓜

原料 玉竹、红海椒各30克，苦瓜500克，料酒10毫升，胡椒粉、食盐各3克，生姜5克，食用油40毫升，葱10克，鸡精、味精各2克。

制作 ❶ 玉竹浸软，切段；苦瓜去瓤，洗净，切小片；红海椒去子，洗净，切长块；生姜切片，葱切段。❷ 炒锅置大火上烧热，加入食用油，烧六成热时，下入生姜、葱爆香，随即下入苦瓜、玉竹、料酒、红海椒炒熟，加入食盐、味精、鸡精、胡椒粉即成。

❀ 功效

养阴润燥，生津止渴。适用于热病阴伤、咳嗽、烦渴、虚劳发热、尿频数、糖尿病等症。西医用于感染性疾病后期、肺结核、肺气肿等病症的辅助治疗。

荷叶乳鸽片

原料 乳鸽4只（宰后洗净），鲜荷叶1张，水发冬菇60克，熟瘦火腿15克，蚝油6毫升，姜片5片，水淀粉10克，熟猪油30毫升，白糖、芝麻油、胡椒粉、食盐各适量。

制作 ❶ 鸽片和鸽头、鸽翼放入瓦钵内，用姜、蚝油、食盐、芝麻油、白糖、胡椒粉及水淀粉拌匀，后下猪油拌匀，放于长碟中，横放一根水草。❷ 荷叶用开水泡过，洗净，抹干水，放在碟子上面，将鸽片、冬菇片、火腿片互相间隔，分三行排在荷叶上，鸽头、鸽翼放上面，用水草扎紧裹成长方形，入笼中火蒸15~20分钟取出。

❀ 功效

补气养精，清暑补脾。适用于一切虚弱者，是夏季良好的补品。

专家叮嘱 去水草即可食用，佐餐服食。

荷叶粉蒸鸡

原料 鲜荷叶1张，光嫩鸡1只，炒米粉、猪肥膘各150克，酱油20毫升，食盐、味精各1.5克，白糖20克，绍酒25毫升，汤100毫升。

制作 ❶ 鸡冲洗干净之后，剔去骨，剁去爪，翅不用；再把肉切成大片，加调料、汤拌匀，再加炒米粉拌和均匀，干湿适度，米粉黏实；另将肥膘肉切成片备用。❷ 荷叶洗净揩干，平摆在案桌上，每一鸡片夹一片肥膘，折转来口向下，整齐地排列在荷叶的中央，包好后盛入盘内，上笼大火蒸约40分钟，取出后放在圆盘内打开荷叶装盘，将荷叶修齐即成。

❀ 功效

荷叶既可清热解暑，又能升运脾阳，非常适用体虚脾弱、易为暑湿所伤而致食欲不振或泄泻的病人食用。

荷叶蒸排骨

原料 荷叶1张，猪排骨500克，葱10克，料酒、酱油各10毫升，

第三章　四季养生药膳

105

白糖15克，食盐3克，鸡精、味精各2克，米粉80克，生姜5克。

制作 ❶ 荷叶用沸水煮3分钟，捞起，沥干水分，切成块；生姜切片，葱切段。❷ 将炒过的米粉放入容器内，加入食盐、味精、鸡精、白糖、酱油、料酒、生姜、葱及水少许，拌匀，然后放进排骨，将排骨蘸上米粉，裹均匀。❸ 荷叶摊在案板上，每张荷叶放一节挂上米粉的排骨，然后包紧，用线绳缠紧，放入蒸盘内，锅内加开水适量，将蒸盘置蒸笼内，大火蒸30分钟即成。

功效 清暑利湿，止血。适用于暑湿泄泻、眩晕、水肿、吐血、鼻衄、崩漏、便血、产后血晕等症。西医用于中暑、高血压、急性肾小球肾炎、胃溃疡等病症的辅助治疗。

银菊山楂饮

原料 银花、菊花、山楂各500克，精制蜜5000克。

制作 ❶ 银花、菊花择选干净，用水淘洗后放在洁净的锅内，山楂择选后洗净，一同放在锅里，注入水（约3000毫升），用小火烧沸约半小时即可起锅，滤出煎液待用。❷ 所需蜂蜜倒入干净的锅内，用小火加热保持微沸，炼至色微黄，黏手成丝即成。❸ 炼制过的蜂蜜缓缓倒入熬成的汁内，搅拌均匀，待蜂蜜全部溶化后，用2层纱布过滤去渣，冷却后即成。

功效 银花、菊花同用能解暑热、清头目，配山楂消饮食、通血脉又增酸味，入蜂蜜加营养、补中气又合甜酸。用于伤暑身热、烦渴、眩晕、火毒目赤、咽痛、疮疖等症。可作高血压、高脂血症、冠心病、痢疾、化脓性感染患者之饮料，更是夏季优良的清凉饮料。

参芪鲤鱼

原料 黄芪12克，党参8克，鲤鱼600克，香菇13朵，熟笋丝半杯，葱、蒜头、老姜、高汤、酱油、白糖、米酒、食盐、茨粉各适量。

制作 ❶ 药材稍冲洗后，加水3杯以大火煮开，改小火煮至汤汁剩约1杯时，去渣，药汤备用。❷ 鲤鱼洗净，在肉厚处每隔3厘米划一斜刀，炸前再于鱼身上抹一层薄茨粉；香菇洗净泡软，去蒂切丝；蒜头切片；葱洗净切丝，泡水3分钟，捞起沥干。❸锅热入油烧至七分热，入鱼以大火炸至两面皆酥脆，即捞起沥油。❹另锅入油2大匙烧热，入姜、蒜爆香，续入香菇、笋丝炒香，再入鱼、药汤及调味料，以大火煮开，改小火煮至鱼两面稍软，将鱼盛起，余汁勾芡后淋于鱼上，最后放上葱丝即可。

功 效

健脾益气，利水消肿。适用于脚气、消化障碍、咳嗽、呼吸不畅等症。

麦冬玫瑰羹

原料 麦冬、冰糖各20克，玫瑰花5朵，藕粉30克，鸡蛋1枚。

制作 ❶麦冬用清水浸泡1夜，拍破，除去内梗；鲜玫瑰花撕下花瓣，用水洗去泥土，用清水浸泡后，沥干水分；冰糖打碎成屑。用清水150毫升煮冰糖15分钟，将鸡蛋清放入冰糖汁内，用勺将其打调均匀；用150毫升清水将藕粉调匀。❷锅置大火上，再把调好的藕粉煮熟。将麦冬、玫瑰花放入锅内，加水150毫升，煮25分钟与藕粉合并，加入冰糖汁液即成。

功 效

养阴润肺，清心除烦，益胃生津。主治肺燥干咳、咯血、肺痿、肺痈、虚劳烦热、热病伤津、便秘等症。临床常用于肺气肿、支气管扩张、感染后期、便秘、肺结核、肝硬化、更年期综合征等症的辅助治疗。

薏苡仁绿豆粥

原料 绿豆、薏苡仁各30克，藿香5克，粳米100克。

制作 薏苡仁、绿豆、粳米淘洗干净，加清水共煮为稀粥。另将藿香单煎，取少许药汁，粥熟后加入调匀，稍煮片刻即可。

功 效

清暑化湿。适用于暑湿证、暑湿困阻中焦，症见发热烦渴、汗出溺短、身重如裹、胃脘痞满、脉洪数等。

专家叮嘱 温热服食，每日1~2次。寒湿困脾者不宜食用。

桑葚酒

原料 桑葚200克，白酒500毫升。

制作 将桑葚洗净，放入瓶中，倒入白酒，浸泡半月即可。

功效

清热润肺，滋阴养血。适用于肺阴不足之干咳燥咳、劳嗽咯血，胃阴不足之口干、口渴，及心烦失眠、阴虚有热、身热夜甚，及温热病热入营血之身热口干，后期津液大伤所致之夜热早凉，虚热无汗，舌红脉数之症。还可用于治疗慢性病阴虚发热，及血热妄行，吐血、衄血、尿血、便血等。

菜胆拌党参

原料 菜胆500克，大米60克，党参20克，红海椒、胡萝卜各15克，鸡精、味精各2克，料酒10毫升，芝麻油30毫升，食盐3克，葱10克，生姜5克。

制作 ❶ 党参去杂质，润透，用大米清炒，炒黄；菜胆去老叶；红海椒洗净，切丝；胡萝卜去皮，切成五星形；生姜切片，葱切段。❷ 锅置大火上烧沸，下入菜胆煮3分钟，捞出沥干水分，放入拌盆内，加入食盐、味精、鸡精、生姜、葱、芝麻油、料酒拌匀，放置30分钟。然后除去调料，只用菜胆，在菜胆头开小口，放入红海椒，再将党参、胡萝卜放在菜胆上即可食用。

功效

补中益气，生津。适用于脾胃虚弱、气血两亏、体倦无力、食少、口渴、久泻、脱肛等症。西医用于胃肠功能紊乱、贫血、消化功能不良、习惯性腹泻、脏器下垂等病症的辅助治疗。

天冬炒田螺

原料 天冬20克，味精、鸡精各2克，田螺肉400克，胡萝卜30克，白糖15克，料酒、酱油各10毫升，生姜5克，胡椒粉3克，葱10克，食用油50毫升，食盐、蜂蜜、食醋各适量。

制作 ❶ 天冬用清水浸泡1夜，切片，用蜂蜜浸泡2小时；田螺肉洗净，加少许食醋抓匀，然后用清水冲洗干净；胡萝卜去皮，洗净，切薄片；葱切段，生姜切片。❷ 炒锅置大火上烧热，加入食用油，烧六成热时，下入生姜、葱爆香，随即下入田螺肉、料酒、天冬、胡萝卜、食盐、白糖、酱油、鸡精、胡椒粉、味精，炒熟即成。

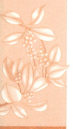

✿ 功 效

滋阴清热，润肺生津。适用于阴虚发热、咳嗽吐血、肺痨、消渴、便秘、咽喉肿痛等症。

清肺止渴凉茶

原料 竹叶、鲜枇杷叶、芦根各25克，白糖、食盐各适量。

制作 竹叶、枇杷叶（刷净茸毛）、芦根洗净切碎，放入砂锅中，加水1500毫升，煎沸10分钟，去渣取汁，趁热加入白糖、食盐，搅匀。

✿ 功 效

清热生津，利小便。适用于心烦口渴、暑热、小便短赤等症。本茶清肺止渴，是夏季常用清凉饮料。

专家叮嘱 晾凉后代茶饮用。

第三节 秋季养生药膳

天冬烧乳鸽

原料 天冬20克，葱10克，乳鸽1只，胡萝卜30克，味精、鸡精各2克，番茄汁20毫升，料酒、酱油各10毫升，食盐、胡椒粉各3克，生姜5克，白糖15克，食用油35毫升，蜂蜜适量。

制作 ❶ 天冬用清水浸泡1夜，切薄片，用蜂蜜浸泡2小时；胡萝卜去皮，洗净，切块；乳鸽用清水溺死，去毛、内脏及爪，切块；生姜切片，葱切段。❷ 炒锅置大火上烧热，加入食用油，烧六成热时，下入生姜、葱爆香，随即下入乳鸽、料酒，炒变色，加入天冬、胡萝卜、白糖、酱油及清汤少许，烧熟，加入食盐、味精、鸡精、胡椒粉、番茄汁即成。

✿ 功 效

滋阴清热，润肺生津。适用于阴虚发热、咳嗽咯血、肺结核、消渴便秘、咽喉肿痛等症。

菊花玄麦饮

原料 菊花10克，玄参、麦冬各15克，蜂蜜30克，桔梗3克。

制作 ❶ 菊花、玄参、麦冬、

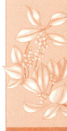

109

桔梗共煎水取药汁。❷ 将药汁滗出，放入蜂蜜，搅匀，即可饮用。

功效

疏风润燥。适用于秋天感受燥热邪、恶心发热、咽干喉痛、口渴干咳等症。

专家叮嘱 不分次数，频频代茶饮。

玉露糕

原料 天花粉、葛根、桔梗各10克，绿豆粉500克，白糖250克。

制作 天花粉、葛根、桔梗切片，烘干研细末，与绿豆粉、白糖和匀，加清水调湿，用大火蒸30分钟。

功效

清热生津，润肺止咳。适用于肺燥干咳、痰少及胃热口渴喜饮等症。

专家叮嘱 取糕，切成重约25克的块。酌量食用。

黄精猪肘煲

原料 黄精25克，食盐4克，猪肘肉500克，味精、鸡精各2克，料酒10毫升，生姜5克，竹荪20克，葱10克，菜胆、胡萝卜各50克，胡椒粉3克。

制作 ❶ 黄精洗净，切薄片，用温水浸泡4小时；猪肘肉洗净，去毛；生姜切片，葱切段；胡萝卜去皮，切块；竹荪用温水发好，切小段；菜胆洗干净。❷ 猪肘肉、黄精、生姜、葱、料酒、胡萝卜同放炖锅内，加入清水约2800毫升，置大火上烧沸，再用小火煲45分钟，加入食盐、鸡精、胡椒粉、菜胆、竹荪，煮熟加入味精即成。

功效

补中益气，滋阴润肺，强筋健骨。适用于体虚乏力、心悸气短、肺燥干咳等症。也用于肺气肿、糖尿病、肺结核、心功能不全、肾功能不全、肾病综合征、肾小球肾炎等的辅助治疗。

蜜饯白果

原料 白果1000克，白糖500克。

制作 ❶ 鲜白果砸去硬壳，用清水淘洗干净，用沸水稍焯，捞出后撕去外膜，抠去心，漂洗后再放入锅内，置中火上煮沸后约40分钟，再捞出沥净水分待用。❷ 将白果仁放在方盘内晾凉，撒入白糖和匀，装入洁净的小坛内，封口，蜜渍24小时后，即成。

功效

白果有补脾、定喘、收敛之功，用白糖制成蜜饯，不仅可添甜味、利食用，还能止咳嗽、增营养。用于脾虚湿盛之腹泻、带下、痰多咳喘，以及小便频数、失禁、遗尿等症，确有一定疗效。本方可供慢性气管炎、肺气肿、遗尿症患者食用，但不宜多食。

生姜地黄粥

原料 生地黄汁约50毫升（或干地黄60克），粳米100克，生姜2片。

制作 ❶ 取新鲜生地黄适量，洗净后切段，每次榨取生地黄汁约50毫升，或用干地黄60克煎取药汁。❷ 粳米加水煮，煮沸后加入地黄汁和生姜，煮成稀粥。

功效

清热生津，凉血止血。适用于热病后期、阴液耗伤、低热不退、劳热骨蒸，或高热心烦、口干作渴、口鼻出血等症。

专家叮嘱 空腹食，不宜长期食用。

三冬火腿

原料 天门冬、麦门冬各10克，冬瓜500克，火腿50克，高汤4杯，老姜、米酒、食盐各适量。

制作 ❶ 药材稍冲洗后，加水3杯以大火煮开，改小火煮至汤汁剩约1杯时，去渣，药汤备用。❷ 火腿洗净切0.5厘米的厚片，入锅蒸数分钟；冬瓜洗净，去皮、子，切1厘米的厚片。❸ 锅内入高汤、冬瓜、调料及药汤，以大火煮开，改小火煮至熟透（约15分钟），入火腿再煮开即可。

功效

清凉止渴。有生津清热、消暑益气之功效。

菊花烩鱼翅

原料 鲜菊花50克，鱼翅300克，料酒10毫升，鸡汤300毫升，鸡精、味精各2克，生姜5克，白糖15克，葱10克，胡椒粉、食盐各3克，食用油35毫升。

制作 ❶ 鲜菊花撕成瓣状，用水泡漂2小时，沥干水分；鱼翅用温水发好，再用鸡汤蒸发2小时；生姜切片，葱切段。❷锅置大火上烧热，加入食用油，烧至六成热时，下入生姜、葱爆香，除去生姜、葱，下入鱼翅、料酒、白糖，再加入鸡汤烩熟，放入食盐、鸡精、胡椒粉，炒匀，再放入鲜菊花、味精即成。

功效

疏风，清热，明目，解毒。适用于头痛、眩晕、目赤、心胸烦热、疗疮肿毒等症。

润肺银耳汤

原料 水发银耳400克，荸荠100克，杏仁10克，桂圆肉30克，姜、葱、食盐、白糖、花生油、玫瑰露酒、味精各适量。

制作 ❶荸荠削皮，洗净，切碎放入砂锅中，加水煮2小时取汁备用；杏仁去皮，入开水锅煮10分钟，再入清水中漂去苦味，放碗中加清水100毫升；桂圆肉洗净，与杏仁一起入笼蒸50分钟取出，备用。❷将银耳入沸水煮片刻捞出；炒锅置中火上，加花生油少许，放葱、姜、食盐和水，把银耳放入煮3分钟捞出，放在蒸锅内，加荸荠汁、食盐、玫瑰露酒、白糖入笼蒸50分钟，然后再放入杏仁、桂圆蒸15分钟，加味精即成。

功效

滋阴润肺，养血润肠。适用于老年支气管炎、咳嗽、痰中带血、大便秘结等病症。

专家叮嘱 佐餐食用。

麦冬蒸南瓜条

原料 麦冬20克，南瓜500克，料酒10毫升，鸡精、味精各2克，生姜5克，食盐3克，鸡油25克，葱10克。

制作 ❶麦冬去内梗洗净；南瓜去皮，切条；生姜切片，葱切段。❷南瓜条放入盆内，加入料酒，生姜、葱、食盐、味精、鸡精、鸡油、麦冬拌匀，入味30分钟。❸麦冬、南瓜放入蒸盘内，入蒸笼内大火蒸25分钟即成。

功效

养阴润肺，清心除烦，益胃生津。适用于肺燥干咳、吐血、咯血、肺结核、虚劳烦热、热病伤津、便秘等症。

当归大枣炒肉丝

原料 当归头、白糖各15克，食盐3克，大枣6枚，味精、鸡精各

2克，猪里脊肉400克，料酒10毫升，芡粉20克，生姜5克，葱10克，食用油50毫升。

制作 ❶ 当归头润透，切片；大枣洗净，切片，去核；猪肉切丝，再放入沸水锅氽一下，除去血水，用芡粉、白糖、味精、鸡精抓匀；生姜切片，葱切段。❷ 将炒锅置大火上烧热，加入食用油，烧六成热时，下入生姜、葱爆香，随即下入肉丝、料酒、当归片、大枣，炒熟，加入食盐、鸡精、味精即成。

功效

补血和血，调经止痛，润燥滑肠。适用于月经不调、经闭腹痛、癥瘕结聚、崩漏、血虚头痛、眩晕、痿痹、肠燥便秘、赤痢后重、痈疽疮疡、跌打损伤等症。

天冬茯苓羹

原料 天冬20克，冰糖、蜂蜜各30克，茯苓50克，鸡蛋清1个。

制作 ❶ 天冬用清水浸泡1夜，切薄片，放入蜂蜜内浸泡2小时；将茯苓去黑皮，切小块，烘干，碾成细粉。❷ 冰糖捣碎成屑，放入锅内，加水约500毫升，置大火上烧沸，再用小火煮25分钟，加入鸡蛋清。❸ 茯苓粉用清水搅匀，放入天冬片，置中火上烧沸，再用小火煮8分钟，加入冰糖溶液搅匀即成。

功效

滋阴清热，润肺生津，渗湿利水，益脾和胃，宁心安神。适用于阴虚发热、咳嗽吐血、肺结核、消渴、咽喉肿痛、肺燥干咳、胃肠燥热、尿不利、水肿胀满、呕吐、泄泻、遗精、淋浊、惊悸、健忘等症。

枸杞麦冬烧鲳鱼

原料 枸杞子、麦冬各20克，味精、鸡精各2克，鲳鱼400克，大蒜、葱各10克，料酒10毫升，生姜5克，胡椒粉、食盐各3克，食用油50毫升，蜂蜜、桂皮各适量。

制作 ❶ 枸杞子、麦冬洗净，去杂质，麦冬去内梗，用蜂蜜浸泡；鲳鱼去鳃、内脏及鳞，用桂皮水泡一下；生姜切片，葱切段，大蒜去皮，切厚片。❷ 炒锅置大火上烧热，加入食用油，烧六成热时，下入生姜、葱爆香，加入清水约1800毫升，烧沸，下入鲳鱼、料酒、食盐、鸡精、麦冬、枸杞子、大蒜、胡椒粉，煮熟加

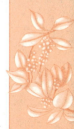

入味精即成。

❀ 功 效

滋阴补肾，清心除烦，益胃生津，润肤益颜。适用于肝肾亏损、腰膝酸软、头晕、目眩、目昏多泪、虚劳咳嗽、消渴、遗精等症。

沙参玉竹粥

原料 沙参、玉竹各15克（鲜品用30克），粳米100克，冰糖少许。

制作 先将新鲜沙参、玉竹洗净，去掉根须，切碎煎取浓汁后去渣（或用干沙参、玉竹煎汤去渣），入粳米，加水适量煮为稀粥，粥成后放入冰糖，稍煮1~2沸即可。

❀ 功 效

滋阴润肺，生津止渴。适用于糖尿病、高热病后的烦渴、口干舌燥、阴虚低热不退，并可用于各类心脏病、心功能不全的辅助食疗。

专家叮嘱 每日2次，5~7日为1个疗程。

第四节 冬季养生药膳

五味首乌蜜

原料 北五味子、制首乌各250克，蜂蜜500毫升，冰糖适量。

制作 ❶ 北五味子、制首乌快速洗净，倒入大瓦罐内，加冷水浸泡1小时。用小火煎半小时至1小时，约剩药液1大碗时，滤出头汁。再加冷水2大碗，煎汁，约剩药液大半碗时，滤出、弃渣。❷ 将头汁、二汁、冰糖、蜂蜜倒入砂锅内，用小火烧开后开盖再烧15分钟，离火，冷却，装瓶。

❀ 功 效

补脑补血，强壮神经，益肝肾，乌须发，利血脉。适用于头晕目眩、耳鸣耳聋、须发早白等。

专家叮嘱 随意饮服。

枸杞叶豆腐汤

原料 枸杞叶150克，豆腐300

克，食用油 50 毫升，姜、葱、食盐各适量。

制作 将枸杞叶洗净；豆腐洗净切块。把色拉油放入锅内烧至七成热时放入葱，加入适量水，烧开后，放入豆腐、枸杞叶、姜、食盐煮开 5 分钟后，停火即成。

功效

清热解毒，补脑。适用于眼睛红痛、记忆力低下、头昏头痛等。

专家叮嘱 佐餐食。

八宝鸡

原料 母鸡 1 只（约 1750 克），香菇、干贝、姜末各 10 克，薏苡仁、芡实、百合各 15 克，糯米 60 克，莲子 30 克，熟火腿 18 克，食盐 3 克，胡椒粉 0.6 克，熟猪油 1000 毫升，芝麻油 30 毫升，料酒 10 毫升，糖醋生菜 150 克，椒盐调料 2 碟。

制作 ❶ 将鸡去毛、内脏，整鸡出骨，洗净。用料酒、食盐、姜末将鸡身内外抹匀，腌渍约 30 分钟。糯米、薏苡仁、百合、莲子（去心）、芡实分别泡胀、洗净，盛入碗内，上笼蒸熟。火腿、香菇均切成与薏苡仁同样大小的颗粒。❷ 将以上几种辅料盛入盆内，加猪油 60 毫升、食盐 1.5 克、胡椒粉拌匀，装入鸡腹内，鸡颈开口处和肛门均用竹签封严，盛入盆内，上笼蒸 2 小时至九成烂，取出，沥干水，晾冷。用细竹签在鸡胸部、鸡腿部戳几个气眼。❸ 将铁锅置大火上，下猪油烧至六成热，放入鸡炸至呈淡黄色，捞出，抽出竹签，在鸡脯上均匀地用刀划成 1 寸长的斜方刀口，盛入盘内，将芝麻油烧热，淋在鸡脯刀口处，与糖醋生菜、椒盐调料一同上桌。

功效

养心补肾，润肺健脾。适用于脾虚湿困、遗精、阳痿、遗尿等病症。

八宝豆腐

原料 豆腐、桂花、蘑菇、香草、花生仁、瓜子仁、胡桃仁、芝麻油、酱油、葱、食盐各适量。

制作 将豆腐油煎；蘑菇摘洗净；将花生仁、瓜子仁、胡桃仁入油中炸透备用；把豆腐倒入砂锅内，加蘑菇、香草、三仁，调入酱油、食盐、葱花煮沸，最后撒上桂花，浇上芝麻油。

功效

开胃，助消化。老年人及消化功能不良者应常食。

专家叮嘱 佐膳食用。

炖狗肉

原料 狗肉150克，熟附片6克，煨姜片100克，蒜头、花生油、调料各适量。

制作 先以蒜头及花生油炝锅，放入狗肉块微炒，待皮色转黄时，加水适量，用大火烧开后，放入熟附片及煨姜片，改用小火炖至狗肉熟烂，调味即可。

功效

温中祛寒。用于冻疮。

专家叮嘱 熟附片祛寒止痛，逐风寒湿邪；煨姜辛热，温中祛寒散风；狗肉咸温，有温补作用。

枸杞子粥

原料 枸杞子20克，粳米100克，白糖适量。

制作 将枸杞子与粳米放入砂锅内，加水用大火烧至沸腾，改小火，待米开花、汤稠时，加白糖调味，停火闷5分钟即成。

功效

滋补肝肾，益精明目。适用于糖尿病以及肝肾阴虚所致的头晕目眩、视力减退、腰膝酸软、阳痿、遗精等。

专家叮嘱 早、晚温热饮用，可长期服用。枸杞子味甘性平，入肝、肾，能壮腰膝、强筋骨，明目养血。研究发现它具有明显的降压、降血糖作用，并能抗衰老。对高血压、糖尿病、性功能减退有防治作用。

良姜香附蛋糕

原料 高良姜、香附子各6克，鸡蛋5枚，花生油130毫升，葱花50克，淀粉15克，食盐、味精各适量。

制作 ❶ 将高良姜、香附烘干研末，鸡蛋打入大碗内用竹筷搅匀，加中药末及葱花、淀粉、食盐、味精，加清水少许，搅匀。❷ 炒锅置火上，放花生油烧至六成热时，移至小火上，舀出油约30毫升，将蛋浆倒入锅内，再将舀出的油倒在蛋浆中间，盖好锅盖烘10分钟，用竹签捅入鸡蛋糕反面再烘烙2分钟，用刀划成三角形入盘。

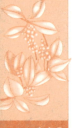

❀ **功 效**

温胃理气，散寒止痛。适宜于脘腹冷痛、呕吐泻泄、脘腹胀闷等。

专家叮嘱 随意服食。

枸杞麦冬粥

原料 枸杞子、花生米各30克，麦冬10克，粳米50克，白糖适量。

制作 先将枸杞子、麦冬水煎取汁去渣，然后放入洗净的花生米、粳米煮粥，粥熟后调入白糖，稍煮即可。

❀ **功 效**

滋补肝肾。适用于肝肾不足所致的头晕眼花、视物不清、耳鸣耳聋、消渴等。健康人食用能增强体质，防病延年。

专家叮嘱 每日早、晚餐服，7～10日为1个疗程，隔3～5日再服。本品滋补腻胃，故脾虚痰湿盛者忌用。

茉莉花氽鸡片

原料 生鸡脯肉120克，茉莉花24朵，鸡蛋2枚，料酒、食盐、味精、胡椒粉、水淀粉、鸡清汤各适量。

制作 ❶ 将鸡蛋去黄留清；鸡脯肉剔去筋洗净，切成薄片，放入凉水内泡一下，捞起用干布压净水分。把食盐及水淀粉、鸡蛋清调匀，拌入鸡片；茉莉花择去蒂后洗净。❷ 然后把水烧开，锅离火，把鸡片理平逐片下锅，再上火略氽，捞出。再烧开鸡清汤，用食盐、味精、胡椒粉、料酒调好味。盛热汤再把鸡片烫一下，捞入汤碗内。放入茉莉花，注入调好的鸡清汤即成。

❀ **功 效**

补虚健胃，补血调经，提神醒脑。对于贫血、疲倦乏力者尤为适用。健康人食之能防病强身。

专家叮嘱 佐餐食。

龙眼粥

原料 龙眼肉、冰糖各20克，大米150克。

制作 把龙眼肉洗净除去杂质；大米洗净，放入锅内，加水适量。将锅置大火上烧沸，小火熬50分钟，加入冰糖汁即成。

❀ **功 效**

健脑益智，养心补血。适用于气血亏虚、头晕目花、记忆力减退、智力低下等。

专家叮嘱 每日早、晚食用。

温胃粥

原料 黄芪10克，糯米100克，大枣10枚，鲜羊肉200克，食盐、味精、胡椒粉、陈皮粉、姜末各适量。

制作 ❶先将羊肉洗净，加入陈皮粉、姜末煮熟切成细丝；大枣洗净去核切碎，粳米洗净，黄芪洗净切碎。❷然后置锅加适量水及黄芪、大枣，用大火煮沸后再加入糯米，并改小火煨至米熟软时，加入羊肉丝、食盐、胡椒粉、味精即成。

❀ 功 效
具温阳补气、健脾、和五脏之效。适于脾胃虚弱、畏寒、四肢怯冷并胃痛时发作者食用。

专家叮嘱 每日分3次服。

沙参炖鸡面

原料 面粉1250克，鸡蛋1枚，肥鸡1只，鲜猪蹄750克，白胡椒15克，生姜、葱白各50克，沙参250克，酱油125毫升，味精2.5克，食盐25克，苏打粉17.5克。

制作 ❶面粉加清水750毫升，将鸡蛋打入面中，加入苏打粉拌匀揉好，用手工擀切成大韭菜叶状的面条。❷鸡宰杀后去毛及内脏作另用；猪蹄洗净去残毛。姜块、白胡椒、葱白用纱布包好；锅内放水1250毫升，将整鸡、猪蹄、姜、葱及胡椒包放入；烧开后，撇去浮沫，用中火炖煮2小时，待鸡和猪蹄熟到离骨时捞出，滤出的头汤放在微火上煨熬。鸡肉、猪蹄剥下，全部去骨；锅内放清水1500毫升，加入鸡骨，猪蹄骨和姜、葱及胡椒包再熬二道汤，待用。❸将熟鸡肉、猪蹄肉用刀切成1.5厘米见方的肉丁，沙参洗净刮皮，折成1.5厘米长的短节，一并放入头汤中，先用旺火烧开后，移到微火上煨炖待用。碗内先放酱油、食盐、二汤；面条入沸水锅内煮熟，每碗按100克的分量放入碗中；再将鸡肉、沙参连汤舀在面上，放味精，撒葱花。

❀ 功 效
除寒热，补中益肺气。适用于脾胃心腹痛等。

专家叮嘱 佐餐食。

第四章

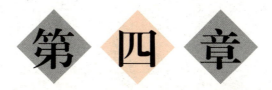
美容保健药膳

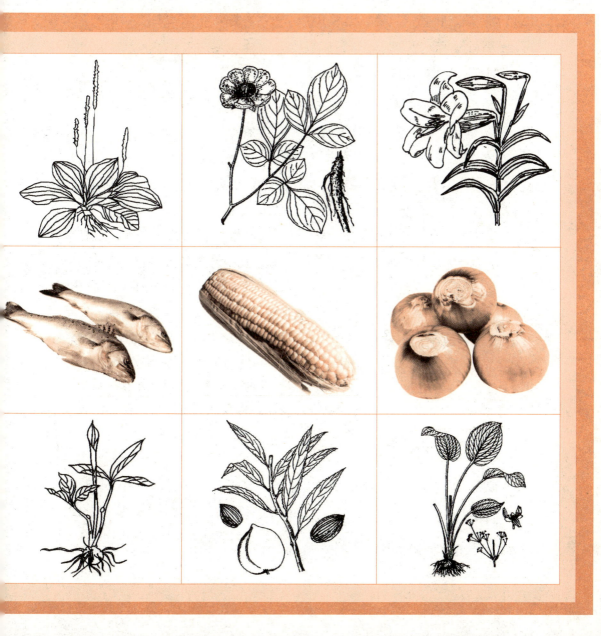

第一节　美发护发药膳

首乌核桃粥

原料　何首乌 30~60 克，核桃仁 15 克，黑芝麻 15~30 克，黑米 100 克，冰糖适量。

制作　先将何首乌入砂锅煎取浓汁，去渣取汁，与黑米、黑芝麻、核桃仁（均洗净）同煮成粥。待粥将熟时，加入冰糖，再煮 1~2 沸即成。

功效　益肝肾，抗衰老，乌须发。适用于肝肾不足所致的须发早白、脱发，以及老年性高血脂、动脉硬化等症。

专家叮嘱　供早、晚餐服食。大便泄泻者忌服。服粥期间，忌吃葱、蒜、萝卜、羊肉。

芝麻粥

原料　黑芝麻 30 克，粳米 100 克。

制作　先将黑芝麻晒干后炒熟研碎，再与粳米同煮作粥。

功效　补肝，润五脏。适用于身体虚弱、头发早白、大便干燥、头晕目眩、贫血等。

专家叮嘱　可随意服食。

当归羊肝

原料　当归、葱各 10 克，羊肝 100 克，生姜、蒜蓉各 5 克，料酒、酱油各 20 毫升，食盐 3 克，芝麻油 3 毫升，味精 2 克。

制作　❶ 将当归洗净，用温水浸软，切成片后装入纱布袋内；葱切段；生姜切片。羊肝洗净放入砂锅内，加适量清水，放入药袋、葱段、生姜片、料酒、食盐，用大火烧开，撇去浮沫，改用小火煮至羊肝熟透，捞出。❷ 酱油、味精、蒜蓉、芝麻油调成汁备用。将煮熟的羊肝切成薄片，装入盘中，淋上调好的料汁即成。

功效　益肝养肝，明目增视，润泽头发。西医用于须发早白、远视、近视、白内障、青光眼的辅助治疗

专家叮嘱 湿盛中满、大便泄泻者忌用当归；高血脂、高胆固醇者不宜多食羊肝。

首乌牛肉汤

原料 制何首乌、桂圆肉各30克，牛肉250克，黑豆150克，大枣10枚，熟竹笋50克，食盐4克，味精2克，猪油适量。

制作 将黑豆浸1夜，用水煮开，水沸后把水倒去，再加2000毫升清水；牛肉洗净，切成小块；竹笋切细，与牛肉一起放进煲内与黑豆同煮，水滚时去除泡沫，再加入洗净的何首乌、桂圆肉和去核大枣同煮熟，加猪油、味精、食盐调味即成。

功效 补血乌发。用于贫血、须发早白的辅助治疗。

专家叮嘱 湿盛中满或有停饮、痰、火者慎食。孕妇、小儿不宜多食。牛肉不宜与猪肉、白酒、韭菜、小蒜、生姜同食，否则易致牙龈炎。

芝麻银耳羹

原料 白芝麻30克，银耳、冰糖各20克。

制作 将白芝麻去杂质，炒香；银耳用温水发透，去蒂头，撕成瓣状；冰糖打碎成屑。将冰糖、银耳、白芝麻同放炖锅内，加入清水，置大火上烧沸，再用小火炖至银耳熟烂即成。

功效 滋补气血，乌须发，美容颜。适合于气血两虚、早生白发、面色苍白者食用。

专家叮嘱 不宜食用变质的银耳，否则易中毒；不宜饮用隔夜的银耳汤；不宜与四环素、铁剂同食；糖尿病患者不宜加冰糖。

乌发素什锦

原料 桑寄生、黑木耳各10克，枸杞子、莲子各15克，豆腐500克，葱、姜、食盐、白糖等调料各适量。

制作 将豆腐切成1寸长、4分厚的块，在锅内用少量油煎成两面杏黄色时出锅；枸杞子、莲子、黑木耳泡发，洗净；桑寄生放入高汤中煮30分钟，捞出药渣，汤待用；葱、姜切丝，爆锅，放枸杞子、黑木耳煸炒几下，再放桑寄生汤、调料、豆腐、莲子，小火

第四章 美容保健药膳

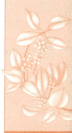

121

烧5分钟，勾汁，淋明油即可。

🏵 **功效** 滋补肝肾，生发乌发。

专家叮嘱 每日1次，可连服。

豆干海带炒蒜苗

原料 青蒜苗120克，豆腐干、海带各100克，食盐、味精、生油各适量。

制作 青蒜苗去根、老叶，洗净沥干水，切段；水发海带煮熟切丝备用；豆腐干切片备用。在锅中放油烧热，放入青蒜苗煸炒呈翠绿色时，放入海带丝、豆腐干、食盐，继续煸炒，加味精调味即可出锅。

🏵 **功效** 豆腐干具有益气宽中、和胃健脾作用；海带有软化血管、降低血脂作用，是生发、乌发、护发的理想食品；青蒜苗具有杀菌、消炎、生发作用。常食可美容、护发、生发。

专家叮嘱 佐餐食。

乌发晨粥

原料 黑米50克，黑豆25克，黑芝麻粉15克，大枣10枚，红糖适量。

制作 先将黑米、黑豆、大枣洗净，放入2000毫升水中同煮，以烂为度，再加黑芝麻粉同煮1~2分钟即可。服时加红糖适量。

🏵 **功效** 黑米、黑芝麻、黑豆、大枣均为天然绿色食品，均含有自然界的植物体与阳光作用而形成的色素，直接、间接地调节体内代谢，使头发直接变黑。同时含有丰富的维生素E、亚油酸、维生素B_1、维生素B_2、维生素P以及钾、钙、镁、锌、铜、磷、锰、硒等元素，可营养毛囊细胞，促进毛发生长，使头发乌黑亮泽。

专家叮嘱 秋、冬季节早晚餐服食最宜。

萝卜枸杞玉米粥

原料 萝卜250克，枸杞子20克，玉米粉10克。

制作 将原料洗净后，玉米粉加入少许水调成糊，萝卜切成细块，加水500~800毫升。旺火烧开后加入枸杞子、玉米糊，边下边搅，再煮沸后改用小火煨至玉米糊熟软即可。

❀ 功 效

补肾，养血，明目，并有消食利气、宽中止渴作用。其中萝卜又名莱菔，富含胡萝卜素，生捣汁服，有治糖尿病的功效；患偏头痛者用汁滴鼻（滴在痛的对侧）也有效验，常食萝卜粥可健身、保护眼睛。

专家叮嘱 每日服2次，早、晚各1次。

首乌黑豆酒

原料 制首乌90克，生地黄、天门冬、麦门冬各45克，枸杞子、牛膝、女贞子、当归各30克，黑豆60克，白酒2500毫升。

制作 将上药捣碎后，装入细纱袋扎紧口，放入容器中，倒入白酒，密封浸泡15天以上，弃去药渣过滤即成。

❀ 功 效

补肝益肾，生发乌发。适用于青年脱发、白发。肾气足则发得养，脱发自生，白发变黑。

专家叮嘱 每日2~3次，每次饮服15~30毫升。

何首乌大枣粥

原料 制何首乌粉25克，大枣10枚，冰糖15克，粳米100克。

制作 将粳米淘洗干净，大枣洗净，一同入锅，加适量清水，用大火烧开后转用小火熬煮粥，待粥半熟时加入何首乌粉，边煮边搅拌，至米熟粥稠加入冰糖调味即成。

❀ 功 效

补益肝肾，养血驻颜。用于美容保健、贫血、须发早白的辅助治疗。

专家叮嘱 不宜与黄瓜、萝卜、维生素K、动物肝脏同食。脾虚泄泻者慎用。

猪皮芝麻冻

原料 猪皮300克，黑芝麻30克，料酒、酱油各30毫升，食盐3克，芝麻油5毫升，食醋3毫升。

制作 将猪皮洗净，放入开水锅煮沸10分钟，然后用镊子拔尽猪毛，再用清水冲洗干净，切成小块，放入砂锅中，加入适量清水，用大火煮沸后转用小火熬化，加入黑芝麻、料酒、酱油、食盐，然后将制好的猪皮装入容器中，吃时切成块，淋上芝麻油和食醋即成。

✤ 功 效

滋阴养血，乌发养颜。西医用于须发早白、皮肤干燥症、贫血等病症的辅助调养。

专家叮嘱 可作为健康保健菜肴。腹泻、精气不固、阳痿、白带者不宜食用。

第二节 润肤美容药膳

大枣鸡蛋汤

原料 鸡蛋2枚，大枣60克，红糖适量。

制作 大枣入锅内，加水600毫升，小火煮沸1小时。将鸡蛋打入，勿搅拌，片刻加红糖即可。

✤ 功 效

补血润肤，益容驻颜。适用于气血虚之面色无华、皮肤粗糙、形体消瘦。

专家叮嘱 随意常食之。

胡麻健美方

原料 芝麻3000克，白蜜或枣膏适量。

制作 芝麻淘净甑蒸，上汽后取出晒干，淘去沫，再蒸，反复9次，以汤脱去皮，炒香为末，白蜜或枣膏为丸如弹子大。

✤ 功 效

美容，轻身，乌发。适用于面容枯槁、身重体胖、头发早白等未老先衰的症状。

专家叮嘱 每次温酒1匙化下1丸，每日3次。

银耳樱桃粥

原料 水发银耳、粳米各50克，罐头樱桃30克，桂花糖、冰糖各适量。

制作 先将粳米煮粥，粥熟后，

入冰糖溶化，加入银耳，煮10分钟，再入樱桃、桂花糖，煮沸后即成。

❀ 功 效

补气养血，嫩皮肤，美容颜。适用于气血虚之颜面苍老、皮肤粗糙干皱。常食可使人肌肉丰满、皮肤嫩白光润、容颜焕发、唇似樱桃。

专家叮嘱 随意服食。

香菇豆腐

原料 嫩豆腐200克，香菇丁50克，胡萝卜丁10克，芝麻油10毫升，高汤、胡椒粉、食盐、白糖、味精、淀粉各适量。

制作 ❶将豆腐用水煮5分钟，捞起，切去老硬的边后用匙压碎，倒掉渗出的水。加食盐、白糖、味精、芝麻油拌匀。取中碗1个，碗底涂好芝麻油，倒入拌好的豆腐泥，压修成碗形，放进蒸锅中，用大火蒸15分钟。❷将香菇丁、胡萝卜丁用食盐、高汤、湿淀粉煮成芡汁。将蒸好的豆腐扣在深盘中，浇入煮好的芡汁，淋上芝麻油即可。

❀ 功 效

滋润皮肤，健美身体。

专家叮嘱 佐餐食。

枸杞龙眼美肤膏

原料 宁夏枸杞子3000克，龙眼肉2500克。

制作 将上2味药倒入砂锅，加水适量，小火煎煮，煎至枸杞、龙眼肉无味时，去渣，再熬成膏，瓷罐收贮。

❀ 功 效

补气养血，润肤驻颜。

专家叮嘱 每日1次，每次30克，空腹服。

猪皮烧花生米

原料 新鲜猪皮200克，生花生米250克，食盐、味精、葱花、姜末各适量。

制作 将花生米去杂质后洗净待用；将猪皮去毛洗净，下沸水锅中焯一段时间捞出洗净，切成丁。将猪皮、花生米、食盐、姜末和清水一起下锅煮沸后，改用小火烧至肉皮熟烂，花生米醇香嫩细时，撒上葱花、味精即可食用。

功效

猪皮中含有丰富的胶原蛋白，是使皮肤光洁、细嫩、富有弹性的重要物质。花生米中含有丰富的营养物质，有延缓衰老和维持神经系统正常功能的作用。常食此菜肴能有效地滋润皮肤，使皮肤洁白而富有弹性。

专家叮嘱 佐餐食。

莲藕驻颜方

原料 莲花7克，莲藕8克，莲子9克。

制作 将上3味阴干，为末，过筛，混匀，装瓶封存。

功效

驻颜轻身，葆青春。适用于肥胖而容颜将衰败者。

专家叮嘱 早、晚空腹服1克，酒或温开水送服。

马齿苋拌豆芽

原料 鲜马齿苋、黄豆芽各150克，白糖6克，醋、味精各2克，酱油3毫升，芝麻油15毫升。

制作 将马齿苋摘去老叶，洗净滤水；黄豆芽去须根洗净。分别将马齿苋、黄豆芽入沸水氽焯，捞出滤干水分，将白糖、酱油、醋、味精、芝麻油配成味汁；将马齿苋与黄豆芽混合均匀，浇味汁即成。

功效

健脾利湿，护肤丽颜。马齿苋味酸性寒，清热解毒，活血祛瘀，利水化湿；黄豆芽健脾化湿，清润皮肤，除面部肿疱；芝麻油芳香化浊，能滋脾益气，润颜，延缓衰老。此菜为健脾化湿、清热解毒、护肤丽颜之佳品。

专家叮嘱 佐餐食，每日1次。

红颜汤

原料 大白菜心250克，大枣8枚，牛奶100毫升，鸡蛋1枚，米酒、食盐、葱花各适量。

制作 将大白菜心洗净切5厘米长的段，沸水氽过捞出；大枣加清水2碗，煮半小时至1小时，加入牛奶、食盐、米酒、葱花，待滚沸后入白菜心，再滚沸打入鸡蛋，迅速搅散成蛋花即可。

功效

补血养颜,洁肤润肤。适用于容颜憔悴、肌肤粗糙。

专家叮嘱 可做早、晚餐服食。

樱桃美容散

原料 蜜樱桃300克,鲜山药1500克,胡桃肉500克,蜂蜜400毫升。

制作 将鲜山药洗净蒸熟去皮,烘干研成粉末。胡桃肉炒香捣碎。樱桃切成碎块。蜂蜜加适量开水,小火溶化后加山药粉、胡桃肉炒出香味,加樱桃炒匀,入缸密封即成。

功效

健脾益气,润肤驻颜。樱桃味甘,性温,有健脾胃、补中益气之功。《名医别录》载:"主调中,益脾气,令人好颜色,美色。"山药有补脾胃、养颜的功效。胡桃肉调胃口,通经脉,润肌肤,华发质。诸味共奏驻颜延寿之功。

专家叮嘱 早晨空腹服50克,用沸水冲饮。如冲入少许黄酒、果酒或果汁效果更好。

美颜抗皱膏

原料 人参80克,桃仁200克,白芷100克,蜂蜜300克。

制作 将上3味药加水500毫升,连煎3次,每次取汁200毫升,再将3次汁液合在一起,浓缩为300~400毫升,入蜂蜜煮沸,停火,冷却收瓶。

功效

益气活血,养颜抗皱。适用于身体早衰、面部过早出现皱纹等。

专家叮嘱 每日早、晚各服2匙。

樱桃香菇

原料 水发香菇80克,鲜樱桃50克,莴笋100克,料酒、味精、食盐、酱油、白糖、姜汁、湿淀粉、食用油、芝麻油各适量。

制作 ❶ 将水发香菇洗净,切成薄片;莴笋洗净,去皮,切成薄片;鲜樱桃摘洗干净待用。❷ 炒锅放食用油烧热,放入香菇煸炒,加入姜汁、料酒、酱油、白糖、食盐和水500毫升煮沸后,再改小火煨炖10分钟。然后将莴笋片入锅,加入味精,用湿淀粉勾芡,最后放入樱桃,淋上

第四章 美容保健药膳

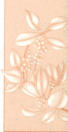

芝麻油，出锅装盘即可。

功效

香菇益气开胃，含有丰富的维生素B_1、维生素B_2、维生素E，还含有能提高机体免疫功能的香菇多糖。樱桃为"调中，益脾气，令人好颜色，美志"的佳果。莴笋中含有丰富的维生素C、维生素E，可滋润皮肤，促进皮肤白嫩细腻。经常食用能使皮肤白嫩光洁。

专家叮嘱　佐餐食。

木瓜鲜奶

原料　木瓜360克，鲜牛奶、白糖、碎冰块各适量。

制作　选取新鲜熟透木瓜，去皮、核，切成大块状，备用。将木瓜块、鲜牛奶、白糖及适量碎冰一起放入果汁机中，打碎成浓汁，即可饮用。

功效

润肤养颜。

专家叮嘱　脾胃虚寒者禁用。

人参黄芪粥

原料　人参、白糖各4克，黄芪18克，糯米70克，白术8克。

制作　将人参、黄芪、白术去净灰渣，加工成薄片，用清水煎成浓汁，取出药汁后，再加水煎开后取汁。早、晚分别取汁煮糯米粥，加白糖趁热吃。

功效

补正气，抗衰老，美容颜。人参大补元气；黄芪有美白皮肤作用。皮肤黄白、失润少华者可常食用。

专家叮嘱　每日2次。服此粥时忌同时吃萝卜和茶叶，儿童不宜服。

面皱食疗方

原料　鲜猪皮60克，白蜂蜜30毫升，米粉15克。

制作　先将鲜猪皮去净毛，放入砂锅中，小火煨成浓汁，再下白蜜、米粉熬成汤膏即成。

功效

滋润皮肤，光泽须发，减少皱纹，防治皮肤衰老。用于面部皱纹、头发枯焦、皮肤粗糙。

专家叮嘱　每次吃1匙，约10克，每日3～4次，空腹时吃为佳。肥胖患者不宜。

枸杞炖牛肉

原料 枸杞子 30 克,牛肉 500 克,胡萝卜 2 个,马铃薯 3 个,葱头 4 个,鲜豌豆 10 克,番茄汁 10 毫升,食盐、味精、淀粉、胡椒粉、面粉各适量,食用油 50 毫升。

制作 ❶ 将牛肉洗净,切小块,拌少量淀粉及胡椒粉;胡萝卜洗净切滚刀块;葱头切片;豌豆洗净;马铃薯去皮切滚刀块。在锅内放食用油,将牛肉下锅煸至变色,加入 2 个葱头片、番茄汁和枸杞子,加水浸过牛肉约 3 厘米,用大火煮沸,改用小火炖约 2 小时。❷ 在牛肉将炖软时,放入马铃薯、胡萝卜、鲜豌豆及余下的葱头。待牛肉、马铃薯等炖至微软时,放食盐入味炖烂,并将 2 小匙面粉放在汤里,使汤呈黏状,加入味精即可起锅。

功效 益精气,美颜色,泽肌肤。

专家叮嘱 佐餐适量食用。

金针菜炖猪蹄

原料 金针菜 30 克,猪蹄 1 只,料酒、食盐、味精、姜片、葱段各适量。

制作 将金针菜放入清水中泡发,去老梗,洗净备用;猪蹄拔毛洗净,剁成四块,下沸水锅中焯去血水。锅中放清水、猪蹄、料酒、食盐、葱、姜烧沸,再改用小火炖至肉熟,放入金针菜炖至肉熟烂入味,加入食盐、味精即可出锅。

功效 金针菜具有滋润皮肤、增强皮肤韧性和弹性、保护表皮与真皮细胞等功能,可使皮肤润滑柔嫩、皱纹减少、色斑减退、须发乌亮,并含有丰富的微量元素,具有健脑、益智、抗疲劳作用。猪蹄中含有丰富的生物大分子——胶原蛋白,常食能使皮肤贮水功能低下的细胞得以改善,使皮肤的皱纹减少,可使皮肤洁白、嫩滑、富有弹性。

专家叮嘱 食猪蹄,喝汤。

润肌美容糕

原料 芝麻、生花生仁、黄芪、核桃仁、黄豆、红糖各 100 克,炒二米粉 500 克,熟猪油 200 毫升。

制作 ❶ 将芝麻、生花生仁、

第四章 美容保健药膳

核桃仁、黄豆分别去净灰渣,炒酥,磨成粉末。黄芪去净灰渣,切成薄片,烘干,研成细粉末。❷将芝麻、花生、黄芪、黄豆、核桃仁与炒二米粉拌和均匀待用。红糖加开水溶化。入熟猪油,加粉末混和均匀,倒入方木箱内压平,划成小块。

❀ 功 效

润肌肤,美容颜。适用于肌肤萎黄、颜面多皱等。

专家叮嘱 每日2次,每次1块,用沸水冲服。

第三节 丰体美胸药膳

胡桃保健方

原料 胡桃适量。

制作 将胡桃去壳取肉。

❀ 功 效

滑腻肌肉,黑泽须发,通润血脉,肥身健体。长期食用,可使须发滋黑、肌肉细腻光润、身体丰满。

专家叮嘱 宜渐渐食之,细嚼慢咽,不可急吞,日服1颗,每5日加1颗,至20颗止,周而复始,久服效果更佳。

蜜汁羊肉

原料 羊肉1000克,蜜糖、干地黄、归身、川断各200克,怀牛膝100克,北芪50克。

制作 将羊肉去皮,清除肥肉及筋膜,放入以上各药,加水同煲约10小时,取浓汁,去渣,再入蜜糖,熬成麦芽糖样即可。

❀ 功 效

适用于妇女胸部平坦、乳房凹平。发育不良男子,长服也可健胸。

专家叮嘱 每日2次,每次15~20克。

藕酿肉

原料 莲藕500克,猪肉(或牛肉、鸡肉)泥250克,香菇、米酒、食盐、酱油、葱、糖、姜汁、太白粉各适量。

制作 将香菇切成碎末，加入肉泥、姜汁、食盐、酱油、葱、糖、米酒及太白粉拌匀；藕洗净，切开藕节处，留下藕节为盖；将拌好的肉馅用筷子塞入藕孔内，盖上藕节，用牙签串牢，入锅中煮至熟烂，切厚片装盘。

✿ 功效

健脾胃，丰肌肉。适用于体弱形瘦者。

专家叮嘱 佐餐食。

板栗烧牛肉

原料 鲜牛肉750克，板栗300克，葱段、姜片、食盐、料酒各适量。

制作 牛肉入沸水氽透，切块；板栗煮熟去壳、皮，与牛肉分别下油锅炸一下，加水适量，加料酒、葱段、姜片、食盐，烧至牛肉熟烂即可。

✿ 功效

补脾肾，强筋骨。适用于形体消瘦者。

专家叮嘱 佐餐食。

人参煮羊肉

原料 人参40克，枸杞子120克，肉苁蓉2克，羊肉350克，羊肚1具，葱白2~3根，豆豉适量。

制作 将以上前3味药碾碎，用水1800毫升浸药，经2宿再煎，去滓取汁600毫升。葱白切细，和羊肉、豆豉一起，于药汁中和匀，放入羊肚内，将羊肚放入锅内煮熟。

✿ 功效

温补气血。适用于脾肾阳虚之体虚羸瘦。

专家叮嘱 细切食，食之至饱。

黄精鳝片

原料 大鳝鱼肉600克，炙黄精、生姜各10克，莴笋150克，料酒、湿淀粉各30克，食盐5克，白糖6克，味精2克，胡椒粉3克，芝麻油10毫升，食用油75毫升，肉汤适量。

制作 黄精用温水洗净，剁成细蓉；鳝鱼肉洗净，片成薄片；生姜洗净，剁成姜末；莴笋剥去皮，切片；将炙黄精、食盐、味精、胡椒粉、白糖、料酒、湿淀粉、肉汤调成汁。净锅置火上，放食用油烧至七成熟，下鳝鱼片爆炒，快速滑散，随即下姜末、莴笋片炒几下，倒入调好的汁勾芡，淋上芝麻油装盘。

❀ **功效**

补虚损，强筋骨，可使皮肤光滑、肌肉丰满。

专家叮嘱 佐餐食用。

补脾健乳粥

原料 干荔枝15枚（去壳），莲子肉、淮山药各90克，猪瘦肉250克，大米100克，食盐、味精各适量。

制作 将猪瘦肉洗净，切小丁，与干荔枝、莲子、淮山药和米加水适量，同煮粥，粥熟后加食盐、味精调味即可。

❀ **功效**

健脾益胃，丰乳长肉。常食能促进乳房发育。

专家叮嘱 每周2剂，每剂2次服。

陈皮乌鸡汤

原料 白术、山药、茯苓各15克，陈皮、紫河车粉各7.5克，乌鸡半只，油、食盐、姜各适量。

制作 将白术、山药、茯苓、陈皮、乌鸡、油、食盐一起放砂锅内煲汤，约90分钟，调味后倒出汤，将紫河车粉放入汤内饮用。

❀ **功效**

常食能使人皮肤富有弹性、皱纹减少、乳房丰满、曲线优美。

专家叮嘱 饮汤，食乌鸡肉。

第四节　减肥健美药膳

醋拌黄瓜

原料 嫩黄瓜5条，醋20毫升，食盐、白糖、味精、芝麻油各适量。

制作 黄瓜洗净去瓤，切长条，腌20分钟，控去水分，用食盐、味精、醋、芝麻油和少量白糖拌匀。

❀ **功效**

清热利水，减肥。适用于单纯性肥胖。

专家叮嘱 当凉菜食。

竹笋烧鸡条

原料 鲜竹笋500克,熟鸡肉250克,大葱2根,姜10克,料酒10毫升,白糖2克,食盐4克,味精1克,熟猪油40毫升,鸡汤适量。

制作 将鲜竹笋剥去外壳,洗净,入开水中汆煮10分钟,漂入清水中1小时,粗的对剖,切成4厘米长的条;熟鸡肉切成4厘米长、2厘米宽的条;姜、葱洗净,姜拍破,葱切段。净锅置中火上,放熟猪油烧至五成热时,放入笋条煸炒,加鸡汤兑成鲜汤,放入鸡肉条烧开,烹入料酒,放入食盐及姜、葱,烧至竹笋熟时拣出,下白糖、味精调味即成。

功效 清热益气,消脂减肥。竹笋有清热消痰、利膈爽胃、消渴益气的作用,为低脂肪、多纤维食物,能促进胃肠蠕动,助消化,是理想的减肥珍馐。适宜身体肥胖、水肿者食用。

专家叮嘱 佐餐食,可常食。

翠皮香蕉

原料 香蕉、西瓜皮各500克,山楂25克,玉米须、白糖各50克。

制作 香蕉去皮,切厚片放碗中,上笼蒸30分钟;西瓜皮洗净切小块,同玉米须、山楂同煎煮20分钟,取汁100毫升,再煮1次,共收取汁200毫升,用纱布过滤,与香蕉原汁倒入锅中,加白糖收汁,浇入香蕉碗中。

功效 解暑消脂,利尿减肥。适用于肥胖症。

专家叮嘱 做果品或点心食用。

芦笋扒冬瓜

原料 芦笋250克,冬瓜300克,葱末、姜丝、食盐、味精、淀粉、芝麻油各适量。

制作 将罐头芦笋放在盘内;冬瓜削皮,洗净,切长条块,入沸水中烫透,凉水浸泡沥水,与芦笋、食盐、葱、姜一起煨烧30分钟,放入味精,湿淀粉勾芡,淋入芝麻油即可。

功效 清热利水,滋补健身,减肥。适用于肥胖症。

专家叮嘱 佐餐食。

轻身粥

原料 粳米50克，人参粉1克，黄芪片、姜各12克，茯苓片、山茱萸各4克。

制作 将粳米洗净，放锅中，加适量清水；黄芪片、茯苓片、山茱萸、姜洗净，放入纱布袋内，与粳米同放一锅中，先用大火烧开，再用小火慢慢熬至粥熟，加入人参粉稍煮片刻，拣出药袋即成。

功效 健脾益气，强身祛湿，减肥健美。本方中用黄芪、人参补气；茯苓、山茱萸健脾利湿。上述药合用，能益气、健脾和胃、利水消肿。其中山茱萸能抑制食欲，故常服能轻身减肥健身。

专家叮嘱 空腹服，每日1次。

荷叶山楂茶

原料 鲜荷叶65克，山楂、薏苡仁、决明子各15克，橘皮7克，泽泻12克。

制作 将荷叶晒干，与其他5味一起研碎，倒入热水瓶里，开水冲泡。

功效 理气渗湿，降脂减肥。适用于单纯性肥胖症。

专家叮嘱 每日1剂，连服30日。

三鲜冬瓜

原料 冬瓜500克，熟火腿30克，冬笋、蘑菇各25克，葱花5克，食盐3克，味精、胡椒粉各0.5克，鸡汤250毫升，湿淀粉10克，芝麻油5毫升，熟猪油15毫升。

制作 将冬瓜切成4.5厘米长、3.3厘米宽、0.7厘米厚的片，再放入沸水锅内焯至刚熟时即捞起；熟火腿、冬笋、蘑菇切成1.6厘米见方的薄片。将炒锅置中火上，下猪油烧至三成热，放入冬瓜、火腿、冬笋、蘑菇片炒一下，再加入鸡汤、食盐、胡椒粉、味精煮沸至软熟入味，然后用湿淀粉勾芡，再加葱花，淋上芝麻油，推匀起锅即成。

功效 消脂解腻，减肥强肌。适用于营养性肥胖症。

专家叮嘱 佐餐食。

山楂黑米粥

原料 山楂、茯苓各10克，黑米100克，白糖适量。

制作 将山楂洗净，润透，切片；茯苓洗后，润透，切粒；黑米淘洗干净。将黑米放入锅中，加入清水适量，置大火上烧沸，撇去浮沫，放入山楂、茯苓，改小火煲至米熟粥稠，放入白糖即可食用。

功效 利水消食，消肿减肥。适宜肥胖者食用。

专家叮嘱 不适合孕妇食用，因为山楂可以刺激子宫收缩，有诱发流产的可能。山楂具有降血脂的作用，血脂过低的人多食山楂会影响健康。

山楂蜜汁黄瓜

原料 山楂干50克，嫩黄瓜5条，蜂蜜、白糖各适量。

制作 山楂干洗净后用纱布包好，加清水200毫升熬取浓汁80毫升；黄瓜削去两头，洗净切条，开水烫一下；山楂液与白糖熬化，加蜂蜜收汁，倒入黄瓜条拌匀。

功效 利水，减肥。适用于肥胖症。

专家叮嘱 可单食或佐餐，可常食。

枸杞拌芹菜

原料 枸杞子20克，芹菜300克，料酒15毫升，生姜、葱各5克，食盐3克，味精2克，醋15毫升。

制作 将芹菜去叶留梗，用开水煮熟，捞起沥干水分，切3厘米长的段；枸杞子去果柄和杂质，洗净，用开水泡30分钟，沥干水分；生姜切片；葱切花。将芹菜、枸杞子、姜片、葱花、食盐、味精、料酒、醋，同放入盘子内，拌匀即可食用。

功效 降血压，减肥。适宜高血压、肥胖者食用。

专家叮嘱 不宜与黄瓜、蚬、蛤、毛蚶、蟹同食。

减肥轻身方

原料 黑、白牵牛子各10～30克，草决明、泽泻、白术各10克，山楂、制首乌各20克。

制作 将上述药浸于水中，水漫过药面约2厘米，浸1小时后火煎至沸，约20分钟后倒出药汁，加开水1小杯，煎沸15分钟，再倒出药汁，将2次药汁混合，贮瓶备用。

功效

泄水培元，去滞化痰，降脂减肥。方中牵牛子有泻下逐水、去积杀虫的功效，"久服令人清瘦"，为一味减肥良药；草决明既可清热泻火，又可润肠通便，降脂减肥；泽泻渗水利湿；白术补气健脾，燥湿利水；山楂消食化积；制首乌补益精血、润肠通便。诸药合用，减肥疗效甚佳。

专家叮嘱 每剂分2次空腹服，连服10剂。本方可引起腹泻，若泻下次数较多者，应减量或停服。

荷叶肉

原料 荷叶8张，猪肉500克，米粉100克，甜酱30克，白糖、酱油、姜末、蒜末、料酒、鲜汤等各适量。

制作 将猪肉切成小方块，荷叶洗净切小片，肉块与调料腌渍半小时后加入米粉、鲜汤拌匀，然后用荷叶将肉包好，细线扎住，逐片放碗内，入笼蒸1小时即可。

功效

升清散郁，清暑利湿。最适宜于老年肥胖者夏季食用。

专家叮嘱 佐餐食。

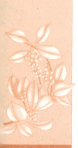

第五章

常见疾病调理药膳

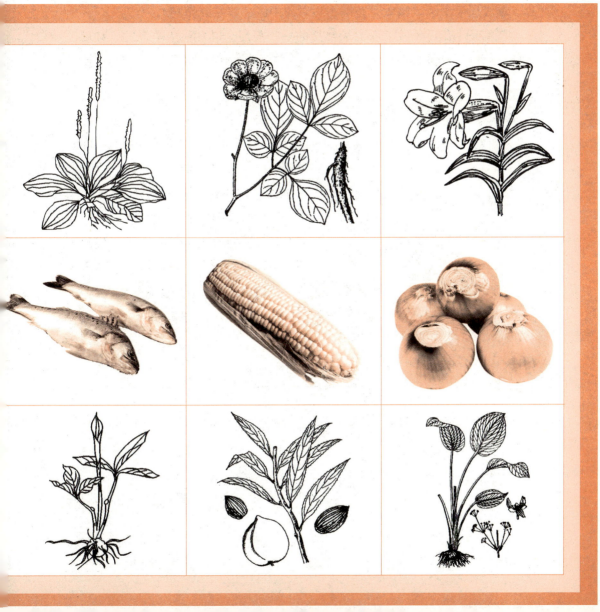

第一节 儿科疾病

咳喘是指急慢性支气管炎、气管炎和喘息性支气管炎、支气管哮喘的统称。前者属于中医"咳嗽"范畴,后者属中医"哮喘"范畴。

咳喘是小儿呼吸道疾病中最常见的一种病症,以春秋两季多发,常反复发作。每因气候骤变、寒温失调、接触异物、内伤饮食而发。

黑豆鳗鱼

原料 鳗鱼1条,黑豆50克,葱、姜、酒、食盐各适量。

制作 鳗鱼去鳃,剖腹去内脏,洗净切成数段,加入作料炖熟即成。

功效

补虚益肾,活血通络。适用于小儿肾气未盛而致的咳嗽、腰膝无力等病症。西医用于小儿久咳不愈、支气管炎、哮喘、营养不良等病的辅助治疗。

川贝梨

原料 川贝母1~2克,雪梨1个,冰糖3~5克。

制作 ❶ 先取川贝母5~10克研成极细粉末,备用。❷ 取雪梨1个,削去外皮后,切下一块,然后小心挖出梨核。❸ 每次取川贝母粉1~2克,碎冰糖3~5克,放入梨心内。❹ 把削下的一块梨片,覆盖在原来位置上,用小竹签或火柴棒(去掉火柴头)2~3根,插在梨上封口固定。❺ 最后把梨放在小碗内,注意切口朝上隔水放入小锅内,加水适量,把梨炖熟即可。

功效

化痰止咳。适用于小儿多种原因所致的咳嗽。

专家叮嘱 每日晚上吃1个,把梨、川贝、冰糖全部吃下,连用3~5日。

清肺粥

原料 桑白皮、地骨皮各30克,

炙甘草3克，粳米50克。

制作 ❶ 先将桑白皮、地骨皮、炙甘草三者一同放入砂锅内，加水适量，煎汤取汁，去渣。❷ 把粳米淘洗后，放入搪瓷锅内，加水适量，煮成稀粥。❸ 待煮沸后加入上述药汤，继续加热，煮成稀薄粥即可。

功效

清肺热，止喘咳。适用于小儿急性支气管炎及大叶性肺炎、咳嗽、气喘、吐黄色脓性痰者。

专家叮嘱 以上为1日量，煮成稀薄粥后，分作2次服食，连用3～5日。

果仁瓜子饮

原料 白果6枚，冬瓜子30克，杏仁10克，冰糖适量。

制作 白果、冬瓜子、杏仁以水煮熟后，去渣，加入冰糖调匀饮用。

功效

清肺，化痰，平喘。适用于肺热咳嗽、喉中痰鸣、发热汗出等。

专家叮嘱 1日3次，每次1小杯。

萝卜丝瓜汤

原料 萝卜汁12克，生姜、薄荷各3克，丝瓜1条。

制作 生姜、丝瓜洗净，切碎，加清水适量，煮沸，加入萝卜汁、薄荷，略沸即可服用。

功效

凉血，止咳，宣散风寒。用于急性喉炎、声音嘶哑、感冒早期的辅助治疗。

糖渍橘皮

原料 鲜橘皮、白糖各100～150克。

制作 ❶ 收取新鲜优质的橘子皮100～150克，洗净后切成丝状。❷ 把橘皮丝同白糖50～75克，一并放入铝锅内，加水浸没，然后加热煎煮。❸ 等到煮沸后，改用小火煮至余液将干时，将橘皮盛出，放在搪瓷盘内，晾凉。❹ 最后再撒上白糖50～75克，拌匀即可。❺ 如无鲜橘皮，也可取干橘皮用温水泡软后，同上法制作成糖渍橘皮。

功效

开胃理气，止咳化痰。适用于小儿气管炎咳嗽多痰，或厌食、消化不良、腹胀嗳气。

专家叮嘱 可在饭前或饭后随意嚼食3～5克，连吃2～3天。

第五章 常见疾病调理药膳

生姜核桃杏仁汤

原料 核桃仁25克，杏仁、生姜各10克，蜂蜜适量。

制作 生姜洗净切片，核桃仁和杏仁捣碎，一起放入锅内，加水1碗，以大火煮沸后加蜂蜜，再改小火焖10分钟即可。

功效 补肾润肺，止咳定喘。可辅治久患哮喘、体质虚弱、气短喘促等症。

专家叮嘱 饮服。每日1剂，分2次服完，连服数月。

款冬花糖茶

原料 款冬花10克，冰糖15克。

制作 ❶ 款冬花与冰糖一同放入茶壶内，用滚开水冲泡15分钟后即可饮用。❷ 或把款冬花放入搪瓷杯内，加水煮沸后，再放入冰糖，待冰糖溶化后即可。

功效 润肺，化痰，止咳。适用于小儿急性气管炎、支气管哮喘、咳嗽少痰，或干咳无痰，或咳嗽喘息。

专家叮嘱 以上为1日量，分2~3次，每次温热饮用1杯，连服5~7日。

疳积

疳积是小儿常见的一组比较复杂的证候群。它可包括现代医学中的消化不良、营养不良、某些维生素缺乏症、肠寄生虫症等多种疾病。

中医学认为，疳积即积滞和疳证。积滞也叫食滞和食积，指饮食失节，停滞不化，造成脾运化失常；疳证是积滞日久，耗伤正气，虚象毕露。故积滞是病的早期，是疳证的前奏，以实为主；疳证是病的后期，是积滞发展的结果，以虚为主。

鸡金藕头饼

原料 鸡内金24克，藕头40克，砂仁、豆蔻各20克，白面粉1000克，白糖300克。

制作 ❶ 把鸡内金、藕头、砂仁和豆蔻同研成细粉。❷ 加入面粉及白糖，一并拌和均匀后，加水适量，揉和搅拌成糊状。❸将药面糊在平锅或铁锅内,摊成大饭碗口大小的薄饼,烙熟至微黄为度,勿烧焦。

功效 健脾开胃,化积消食,增进食欲。适用于小儿疳积或平素胃口不好、身体较差的患儿。

专家叮嘱 每日嚼食鸡金藕头饼2~4张。

参芪鹌鹑汤

原料 党参、黄芪各15克,鹌鹑1只,食用油、食盐各适量。

制作 鹌鹑去毛及内脏,将党参、黄芪放入鹌鹑肚内,加水、食用油、食盐适量,隔水炖2小时,除去党参、黄芪即成。

功效 健脾益气。适用于小儿疳积、瘦弱、面色少血等症。

专家叮嘱 佐餐食,1日内食完。

小儿疳积汤

原料 猪肝100克,鲜珍珠草30克(干15克),疳积草30克(干15克),青皮、冰糖各3克。

制作 ❶猪肝洗净,切片;珍珠草、疳积草、青皮洗净后共装入布袋,口扎紧。❷将猪肝、药袋共同入锅,加水适量,旺火煮沸后再改小火煨至肝熟软,捞出药袋,加入冰糖,再稍煮片刻至冰糖溶化即成。

功效 清肝热,益脾养血,渗湿利水,消积滞。适用于气血虚疳积者食用。

专家叮嘱 食肉,饮汤,每日1次,连服7日为1个疗程。

金鸡白糖饼

原料 生鸡内金90克,白面250克,白糖适量。

制作 ❶鸡内金烘干,研成极细末。❷鸡内金末、白面、白糖混合,做成极薄小饼,烙至黄熟,如饼干样。

功效 健脾消疳积。脾虚腹胀大、面黄食少者可食用。

专家叮嘱 当饼干给小儿食之。

内金煮黄鳝

原料 黄鳝1条(约250克),

鸡内金10克。

制作 将黄鳝去肠切段，同鸡内金加水共煮。

功效 补虚损，强筋骨，健胃消积。适用于小儿疳积虚损。

专家叮嘱 每日1次，酱油调食。

丁香姜汁奶

原料 丁香2粒，姜汁20毫升，牛奶250毫升，白糖适量。

制作 将前3味放铝锅内煮沸，除去丁香，加入白糖即可。

功效 益气养血，健脾开胃。适用于小儿气血双亏型疳积，症见面色苍白、形体羸瘦、四肢不温、发稀干枯、睡眠露睛、哭声无力、腹部凹陷、精神萎靡、食欲不振、完谷不化、大便溏泻、舌质淡、脉弱无力等。

专家叮嘱 每日服1次，连服10日。

玉糯芡实粥

原料 糯米40克，芡实15克，清水400毫升，玉米粉、红糖各适量。

制作 糯米与芡实洗净，加清水用大火烧开，加入玉米粉和红糖，转用小火慢熬成粥。

功效 适用于疳证型小儿疳积，症见体弱面白、四肢不温、高热感冒、畏寒多汗。

专家叮嘱 分2~3次空腹服。

羌活鱼羹

原料 鲜羌活、鲤鱼各250克，花椒、生姜、食盐各适量。

制作 先将羌活、鲤鱼洗净，置锅内加水煮成汤，再用花椒、生姜、食盐调味即可。

功效 益气补虚，开胃进食。适用于身体虚弱、营养不良者，尤其适合于小儿疳积、食少消瘦等症者服用。

专家叮嘱 佐餐食用。

小麦粳米粥

原料 小麦30克，粳米100克，大枣5枚。

制作 小麦洗净后，用水煮熟，捞去小麦取汁。将淘洗干净的粳米、大枣加入小麦汁同煮为粥。

功 效

健脾补胃，养心神，止虚汗。用于小儿消化不良的辅助治疗。

专家叮嘱 温热服食，每日2~3次。

麦芽山楂饮

原料 炒麦芽10克，炒山楂片3克，红糖适量。

制作 取炒麦芽、炒山楂片加水1碗，共煎15分钟，取汁，加入红糖调味即可。

功 效

消食化滞，健脾开胃。用于伤食（乳）泄泻、厌食、腹胀等症。炒麦芽善消面食，除积滞；山楂解肉食油腻，行积滞。二药合用，既消食又开胃，且味酸甜美，小儿乐于饮用。

专家叮嘱 饭前、饭后饮用均可。

山药麦芽内金粥

原料 山药60克，麦芽30克，鸡内金15克，大米100克。

制作 鸡内金焙干研末；山药洗净，去皮，切小粒。大米淘洗干净，加山药、麦芽、鸡内金末，加清水适量，中火煮粥食用。

功 效

补脾养胃，生津益肺。用于小儿体弱、不思饮食、消化不良的辅助治疗。

专家叮嘱 每日1~2次。

三仁除虫汤

原料 南瓜子仁、核桃仁、花生仁各50克，冰糖适量。

制作 上述3者分别洗净，加水600毫升，用大火烧开后，加入冰糖，改用小火煮20分钟。

功 效

适用于虫积型小儿疳积，症见平素体弱、营养不良、面色萎黄、蛔虫腹痛等。

专家叮嘱 分1~2次，吃南瓜子、核桃、花生，喝汤，连服5~7日。

参芪白术炖乳鸽

原料 人参、北芪各15克，白

术9克，乳鸽1只。

制作 乳鸽宰杀后清洗干净，人参、北芪、白术布包好，同放炖盘内，加水适量，隔水炖至烂熟，饮汤吃鸽肉。

功效 本汤适用于治疗气血双亏引起的小儿疳积。

专家叮嘱 3日炖1次，连服4~5日。

鸡肚双芽粥

原料 鸡内金10克，牛肚100克，谷芽、麦芽各30克，大米50克，食盐、味精各适量。

制作 先将鸡内金、谷芽、麦芽同装纱布袋待用；将牛肚用沸水焯透，刮洗干净，切成小丁。将大米、纱布袋、牛肚丁一起放入锅内，加水，煮至烂熟，加调料服食。

功效 健脾开胃，消积导滞。适用于小儿疳积及消化不良。

专家叮嘱 空腹温热服食。

开胃鱼丸

原料 鱼肉500克，山楂糕100克，蛋清、食盐、味精、火腿丁、白菜心、香菇丁、白玉卤各适量。

制作 鱼肉剁细，加蛋清、食盐、味精调成馅；山楂糕切成丁。将鱼馅挤成丸子，每个丸子中间包上1个山楂糕丁，入水氽熟捞出，放在平盘内，浇上白玉卤，用香菇丁、白菜心、火腿丁点缀一下即成。

功效 健脾开胃，化积消食。适用于肉积满闷、饭后不适等。

厌食

小儿厌食症是指排除其他疾病而以较长时间的食欲减退或厌食为主症的一种儿科常见病。

中医学认为此症多因过食肥甘、生冷、杂物损伤脾胃，或病后中气未复，或平素脾胃虚弱化致。

根据其症状特点，分为郁结壅滞、痰湿内阻和脾胃气虚3个类型。

（1）郁结壅滞型：症见胃纳不佳、腹胀不舒、口臭吞酸、呕吐腐败食物残渣、腹痛拒按、大便秽臭或干燥。

宜选用消食导滞的食疗方剂。

（2）痰湿内阻型：症见食欲减退、面色苍白、口吐痰涎、大便溏泻、体倦力乏。

宜选用健脾燥湿的食疗方剂。

（3）脾胃气虚型：症见食欲减退、神疲乏力、面色苍白、寐时多汗、大便溏泻。

宜选用益气健脾的食疗方剂。

白萝卜炖猪排骨

原料 白萝卜500克，猪排骨250克，食盐、葱各适量。

制作 排骨剁成3厘米大小的块；白萝卜切成片。先将排骨炖至肉脱骨，再加入白萝卜、葱炖熟，撇去汤面浮油，加入食盐适量即可。

功效

消食健胃，理气化痰。用于脾失健运夹食、夹痰厌食症。白萝卜宽中下气、消食化痰；排骨补虚弱、强筋骨。与萝卜炖服，气香味鲜，是患厌食症小儿的辅助食疗菜肴。

专家叮嘱 佐餐食用。

鸡内金粥

原料 鸡内金6克，干橘皮10克，砂仁1.5克，粳米30克，白糖适量。

制作 先将鸡内金、干橘皮、砂仁共研成细末，待用。将粳米淘净，放入锅内，入上3味药末，加水搅匀，置大火上煮沸，再用小火熬熟，然后入白糖即成。

功效

消积健脾。适用于小儿饮食不节致脾胃受损、不思饮食、肚腹胀大、面黄肌瘦、大便黏滞等。

专家叮嘱 每日2~3次，空腹食用。

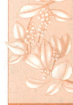

鲫鱼生姜汤

原料 鲫鱼1条，生姜30克，橘皮10克，胡椒1克，食盐、葱末各适量。

制作 鲫鱼去鳞、鳃、内脏，洗净。将生姜洗净切片，与各药用纱布包好，填入鱼肚内，加水适量，小火炖熟，加食盐、葱末、胡椒调味。

功效 健脾益胃。适用于小儿脾虚胃弱厌食。

专家叮嘱 空腹喝汤吃鱼，分2次服，每日1剂，连服数天。

参枣米饭

原料 党参15克，大枣25枚，糯米250克，白糖50克。

制作 ❶先把党参同大枣一并放入搪瓷锅内，加水适量，浸泡30分钟后，再煎沸半小时，然后捞去党参，留下大枣及汤备用。❷把糯米淘洗后，放入大瓷碗内，加水适量，放入锅内，然后隔水蒸熟。❸把糯米饭取出后，倒扣在大盘中，把大枣嵌在上面。❹最后把参枣汤放在搪瓷锅内，同时加入白糖煎熬成黏汁，再倒在枣饭上即可。

功效 补元气，健脾胃。适用于小儿脾胃气虚、疲倦无力、食欲不振、大便溏薄等。

专家叮嘱 每日早晚当作点心，空腹温热随意服食。

八仙糕

原料 芡实、山药、茯苓、白术、莲子、薏苡仁、白扁豆各150克，党参50克，糯米粉1000克，芝麻油100毫升，白糖250克。

制作 ❶选上乘芡实、山药、茯苓、白术、莲子、薏苡仁、白扁豆、党参，如数称足，晒干后共研为细粉，过筛。❷把上粉同糯米粉、白糖及芝麻油一并拌和均匀，然后加水适量，如常法揉成面团，压入木模，做成小饼块。❸把小饼块放入蒸笼内，蒸熟后晒干，备用。

功效 健脾益胃。适用于小儿脾胃虚弱所致的厌食、泄泻、消化不良、腹胀便溏、面色萎黄、形体瘦弱等。

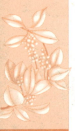

专家叮嘱 每日早、晚空腹食用，每次1~3块或用开水调服或嚼服，连服半月。

砂仁粥

原料 砂仁2克，大米50克。

制作 先把砂仁捣碎为细末，再将大米淘洗后，放入小锅内，加水适量，如常法煮粥，待粥将熟时，调入砂仁末，稍煮即可。

功效 健脾胃，助消化。适用于小儿食欲不振、消化不良者。

专家叮嘱 每日可作早晚餐温热服食。

麦芽糕

原料 麦芽120克，炒白术各30克，神曲60克，米粉150克，鲜橘皮、白糖各适量。

制作 ①把麦芽淘洗后晒干；新鲜橘皮晒干后取30克。②将麦芽、橘皮、炒白术、神曲一并放入碾槽内研为细粉状。③把米粉、白糖同药粉和匀，加入清水调和，如常法做成小糕饼约10~15块。

功效 消食和中，健脾开胃。适用于小儿不思饮食或消化不良、脘腹胀满等。

专家叮嘱 每日随意食麦芽糕2~3块，连服5~7日。

姜韭牛奶汁

原料 鲜韭菜50~150克，生姜20~30克，鲜牛奶250毫升。

制作 将鲜韭菜、生姜捣碎，绞取汁液，加入鲜牛奶中，加热煮沸即可。

功效 温中下气，和胃止呕。用于小儿脾胃虚寒、恶心呕吐、不思纳食、噎嗝反胃等症。牛奶滋养补虚、益胃润燥，与韭菜、生姜配伍，共奏温养胃气、降逆止呕之功效。

专家叮嘱 频频温服或佐餐食用。

山药鸭肫粥

原料 怀山药15克，鲜鸭肫1个，粳米50克。

制作 鲜鸭肫洗净，切成片。

粳米洗净，和鸭肫片、怀山药一起放入砂锅内加水煮沸，小火煮成粥。

功效 补益脾胃，适用于小儿厌食。

专家叮嘱 每日1次，连服5~7日。

大山楂丸

原料 山楂1000克，炒神曲、炒麦芽各150克，蔗糖600克，蜂蜜600毫升。

制作 将3药粉碎为细末，过筛，混匀。蔗糖加水270毫升，再与蜂蜜混合，小火炼至比重约为1：38时，过滤。将糖液与药粉和匀，制为大蜜丸，干燥。

功效 消食开胃。适用于饮食积滞、腹胀腹痛、四肢无力、面色不荣、呕吐臭秽者。

专家叮嘱 必要时口服，每次10~18克，每日1~3次。

麦芽山楂粥

原料 麦芽、神曲、山楂各10克，橘皮、白术各6克，粳米50克，白糖适量。

制作 先将上药入砂锅煎取浓汁，去渣，加入粳米、白糖煮粥。

功效 健脾开胃，消食和中。适用于小儿不思饮食或消化不良、乳食不消、脘腹胀满、腹痛腹泻等。

专家叮嘱 两餐间当点心服食。

参苓粥

原料 人参3克，白茯苓（去黑皮）5克，粳米50克，生姜1片，食盐少许。

制作 将人参、白茯苓、生姜水煎，去渣取汁，再将粳米放入药汁内煮作粥，临熟时加入少许食盐，搅和匀即可。

功效 健脾益气。适用于脾胃气虚、不思饮食、日渐消瘦者。

专家叮嘱 空腹食用。

香白糖

原料 香橼10克，砂仁5克，白糖200克。

制作 把香橼同砂仁一起放入

碾槽内，研成细粉末；把白糖放入铝锅中，加水适量，以小火慢慢煎熬至稠厚时，加入香橼、砂仁粉，一边搅拌调和均匀，一边继续以小火煎熬，熬到挑起糖成丝状时，离火趁热倒入已涂过熟食用油的搪瓷盘中，稍冷后按压平整，再切成小糖块即可。

功效 开胃，健脾，行气。适用于小儿食欲不振或食后腹胀等。

专家叮嘱 每日2~3次，每次1~2块，当糖果食用。

扁豆薏米粥

原料 扁豆20克，怀山药15克，薏苡仁10克。

制作 将扁豆、怀山药、薏苡仁等洗净后一起放入砂锅，加水煮沸，小火煮成粥。

功效 和中健脾，消暑化湿。适用于小儿厌食。

专家叮嘱 每日服1次，连服5~7日。

腹泻

小儿腹泻主要指婴幼儿腹泻，常见的有两种，一是消化不良，多由于饮食不当，喂养不合理，暴饮暴食或食高蛋白、高脂肪、粗糙不易消化的食物，食物过多、过杂，或生冷食物吃得过多等，致使胃肠功能紊乱而发生腹泻；二是胃肠道感染所致，如食物、喂奶用具被细菌或病毒污染引起胃肠道炎症，从而导致腹泻。饮食疗法主要治疗消化不良所引起的腹泻。

芡实糕

原料 鲜芡实1000克，大米粉250克，白糖适量。

制作 ❶选用新鲜芡实1000克，放入锅内加水煮熟后，去壳晾干，研粉。如无鲜品，可用干芡实500克，研粉。❷把芡实粉同大米粉、白糖一起加水拌和均匀，揉成面团，然后如常法做成芡实糕，蒸熟即可。

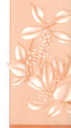

本草纲目——养生药膳速查全书

功效 补脾，益肾，固涩。适用于小儿慢性脾虚腹泻、肾虚遗尿。

专家叮嘱 每日早晚当点心，温热食用2～3块，连用5～7日。

乌梅汤

原料 乌梅10个，红糖适量。

制作 乌梅加水500毫升煎汤，酌加红糖，以之代茶。

功效 本汤适用于治疗小儿久泻久痢、气虚阴伤、烦渴口干等症。

专家叮嘱 每天服数次。连服7～10日。

栗子膏

原料 栗子7～10枚，白糖适量。

制作 栗子去壳，捣烂，加水适量煮成糊膏，再加白糖调味即成。

功效 养胃健脾，补肾气。适用于小儿体弱、消化不良、腹泻等。

专家叮嘱 每日分2次服用。

胡椒糖

原料 白胡椒2克，葡萄糖粉18克。

制作 把白胡椒研为极细粉末，同葡萄糖粉一并拌和均匀即可。

功效 温中止泻。适用于小儿消化不良性腹泻。

专家叮嘱 1岁以下小儿每次0.3～0.5克；3岁以下每次0.5～1.5克，一般不超过2克。每日3次，连服2～3天为1个疗程。

莲实粥

原料 莲子、芡实各5～20粒，糯米200克。

制作 莲子、芡实煮烂，以纱布过滤去渣，加入糯米煮成稀粥。

功效 补脾养胃。适用于小儿腹泻恢复时期。

大枣木香汤

原料 大枣20枚，木香6克。

制作 大枣去核，置锅中。加

适量水，用小火先煮1小时，加入木香后再煮片刻，去渣即成。

> ❀ **功　效**
>
> 健脾和胃，燥湿止泻。适用于小儿腹泻。

专家叮嘱 温服。每日2次。

糯米固肠汤

原料 糯米30克，山药15克，胡椒粉、白糖各适量。

制作 将糯米略炒与山药一起下锅，加适量水，置火上煮粥，待熟后加胡椒粉及白糖调味即可。

> ❀ **功　效**
>
> 健脾暖胃，温中止泻。适用于小儿脾胃虚寒泄泻。

专家叮嘱 饮服。每日2次。

鸡肝药米饼

原料 鸡肝1枚，山药20克，炒薏苡仁100克，桔梗10克，米醋适量。

制作 山药、炒薏苡仁、桔梗研成细末。把新鲜鸡肝洗净，用竹刀切片，拌上3药研成的细末，调匀，加醋适量。将药碗置米饭锅内蒸，待米饭熟时，取鸡肝即可。

> ❀ **功　效**
>
> 健脾益胃，利湿止泻。适用于治疗脾虚型小儿腹泻。

专家叮嘱 每天1剂，分早、晚2次服完。

萝卜酸梅汤

原料 白萝卜250克，酸梅2枚。

制作 白萝卜洗净，切成薄片，和酸梅一起放入砂锅，加水3碗，煮沸，小火煮至1碗水，加调料即可。喝汤。

> ❀ **功　效**
>
> 宽中，行气，化积。适用于消化不良的小儿腹泻。

芡实山药糊

原料 芡实、山药、糯米粉、白糖各500克。

制作 先把芡实、山药一同晒干后，碾为细粉，与糯米粉及白糖一并拌和均匀，备用。用时取混合粉适量，加入冷水调成稀糊状，然后加热烧熟即成芡实山药糊。

功效

健脾止泻。用于小儿脾虚久泻、消化不良、大便溏薄、体虚羸弱者。

专家叮嘱 每日早、晚温热空腹食用，每次用混合粉50～100克，连用7～10日为1个疗程。

山药固肠粥

原料 山药15克，糯米50克，白糖、胡椒末各适量。

制作 先将糯米略炒，与山药共煮粥，粥将熟时，加胡椒末、白糖稍煮即可。

功效

健脾暖胃，温中止泻。适用于小儿脾胃虚寒泄泻。

专家叮嘱 两餐之间服食，不宜空腹食用。

人参扁豆粥

原料 白扁豆5克，人参2克，粳米50克。

制作 先煮扁豆，将熟时入米同煮成粥，同时单煎人参取汁，粥熟时将人参汁兑入，调匀即可。

功效

健脾止泄，益精补肺。适用于久泻不止、脾胃虚弱或小儿吐泻交作。

专家叮嘱 每日2次，空腹服用。

山药莲肉粥

原料 山药15克，莲肉、麦芽各5克，大米30克，白糖适量。

制作 麦芽煎汁，备用。山药、莲肉、大米洗净后同煮为粥，兑入麦芽汁、白糖，稍煮即可。

功效

健脾祛湿，和胃止泻。适用于小儿胃肠功能紊乱、泄泻症。

专家叮嘱 每日2～3次，温服。

糯米车前叶粥

原料 鲜车前叶10克，糯米50克。

制作 车前叶洗净，切碎，煮汁后去渣，然后加入糯米煮成粥。

功效

清热利尿。适用于小儿急性腹泻及小便不通等症。

专家叮嘱 每日2~3次，6~7日为1个疗程。

车前米仁茶

原料 炒车前子、炒米仁各9克，红茶0.5~1克，白糖或葡萄糖少许。

制作 一法：前3味共研细末，以白开水调服。二法：前3味加水1汤碗，煎至半碗汁，去渣滤汁，加入少许葡萄糖或白糖调味即可。也可将3味研末，以沸水冲泡15分钟，加入少许葡萄糖或白糖即成。

功效 健脾化湿，止泻。适用于小儿泄泻、水泻。

专家叮嘱 粉剂：每日2次，每次用上末3克，用白开水调服，3岁以下儿童用量减半。汤剂：每日1剂，不拘时温服，3岁以下者酌减。

鸡蛋黄油

原料 鸡蛋黄3枚。

制作 取鸡蛋黄放铁勺或铝勺中，加热熬出蛋黄油即可。

功效 解热毒，补阴血。适用于婴儿腹泻、消化不良、百日咳。

专家叮嘱 每次服2~5毫升，每日早、晚各1次，4~5日为1个疗程。

流涎

流涎症俗称流口水，我国医学称为"滞颐"。流口水不是一种病，而是婴儿常见的一种现象。多见于溃疡性口内炎、汞中毒或出牙，另外婴幼儿精神幼稚者或患有帕金森氏症者唾液常流向外方，此并非唾液分泌过多，实因闭口不全所致。阵发性多涎可能为癫痫阵发的另一种表现。流口水虽非一种病症，但长期多量唾液外流，会诱发局部湿疹，给患儿增添一定的痛苦，应积极采取必要的治疗措施。

白术糖

原料 生白术60克,白糖100克。

制作 先将生白术晒干后,研为细粉,过筛;再把白术粉同绵白糖和匀,加水适量,调拌成糊状,放入碗内,隔水蒸或置饭锅上蒸熟即可。

功效 健脾摄涎。适用于小儿流涎。

专家叮嘱 每日服10~15克,分作2~3次,温热时嚼服,连服7~10日。

杭菊花汁

原料 杭菊花10克,蜂蜜适量。

制作 将杭菊花煎汁,加蜂蜜适量。

功效 清热平肝,适用于小儿多涎。

专家叮嘱 每日分2次口服,连服5~7日。

大枣陈皮竹叶汤

原料 大枣5枚,陈皮、竹叶各5克。

制作 将大枣、陈皮、竹叶水煎服。

功效 健脾益气,止涎。适用于小儿流涎。

专家叮嘱 每日1剂,分2次饮服,连服3~5剂。

灯芯草粥

原料 灯芯草6克,石膏10克,山栀子3克,粳米30克。

制作 先煎石膏、山栀子、灯芯草,久煎取汁去渣,加入粳米共煮成粥。

功效 清热理脾。适用于小儿流涎、口舌生疮、烦躁不宁等。

专家叮嘱 每日2次服食。

姜糖神曲茶

原料 生姜2片,神曲半块,食糖适量。

制作 上3味同放罐内,加水稍煮即成。

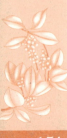

功效

健脾温中，止涎。适用于小儿流涎。

专家叮嘱 代茶随量饮。

党参白术汤

原料 党参9克，白术、五味子、芡实各5克，山药、白果、陈皮、麦冬各4克，茯苓8克，乌梅10克。

制作 每日1剂，水煎2次。

功效

清热理脾，化湿摄涎。主治小儿流涎。

专家叮嘱 分2～3次服下。

摄涎饼

原料 炒白术、益智仁各20～30克，鲜生姜、白糖各50克，面粉适量。

制作 ❶ 先把炒白术和益智仁一同放入碾槽内，研成细末；把鲜生姜洗净后捣烂绞汁；再把药末同面粉、白糖和匀，加入姜汁和清水，和匀做成小饼约15～20块。❷ 把小饼放入锅内，如常法烙熟，备用。

功效

健脾摄涎。适用于小儿口角流涎。

专家叮嘱 每日早、晚各1次，每次1块，嚼食，连用7～10日。

遗尿

遗尿俗称"尿床"，是小儿睡中小便自遗，醒后方知的一种疾病。发病多为体弱病患儿。轻者数天1次，重者一夜2～3次或更多。一般年龄超过3岁，夜寐时仍有小便自遗者，称为遗尿症。3岁以下的婴幼儿由于生理发育不健全，排便自控能力尚未成熟；或学龄儿童因白天贪玩疲劳过度、睡前多饮等原因，偶尔发生尿床，均不属病态。

根据原因，中医学认为多因肾阳不足、脾肺气虚和肝经郁热导致。

益智粥

原料 益智仁、白茯苓、大米各50克。

制作 先把益智仁和白茯苓烘干后,一并放入槽内研为细末;将大米淘净后煮成稀薄粥,待粥将熟时,每次调入药粉3~5克,稍煮即可;也可用米汤调药粉3~5克稍煮。

功效 益脾,暖肾,固气。适用于小儿遗尿,也可用于小儿流涎。

专家叮嘱 每日早、晚各1次,每次趁热服食,连用5~7日。

止遗粉

原料 怀山药、桑螵蛸各100克,鸡内金、白糖各20克。

制作 将怀山药、桑螵蛸、鸡内金均洗净,去除杂质,焙干共研成粉末,加入白糖混合,贮瓶备用。

功效 健胃,补肾,缩尿,止遗。适用于小儿尿频、尿床、遗尿症者食用。

专家叮嘱 每日早、晚各1次,每次8克。

芡桃粥

原料 芡实粉30克,核桃肉15克,大枣5枚,白糖适量。

制作 大枣去核,与核桃肉一起打碎。芡实粉用凉开水打成糊状,放入沸水中搅拌,再加入打碎的核桃肉、大枣肉,煮粥,加适量白糖食用。

功效 温肾缩尿。适用于小儿虚寒遗尿、大便清长、四肢畏寒者。

黑豆炖狗肉

原料 狗肉250克,黑豆25克,食盐3克,生姜10克,酱油20毫升,八角茴香2粒。

制作 将狗肉洗净切块,与黑豆一同放入锅中,加清水适量,大火煮沸,加食盐、生姜、酱油、八角茴香,改用小火炖至肉熟烂。

功效 补肾阳,止遗尿。用于小儿遗尿症的辅助治疗。

桑螵蛸粥

原料 桑螵蛸5个,山萸肉、

菟丝子、覆盆子、益智仁各5克，糯米50克，白糖少许。

制作 将上药共煎取汁去渣，再加入糯米煮粥，然后调入白糖少许，稍煮片刻，待粥稠即可。

功效 补肾助阳，固精缩尿。适用于小儿遗尿、尿频。对成人遗精也有效。

专家叮嘱 每日早晚餐温热服。

槐花小肚

原料 猪小肚（猪膀胱）1个，槐花15克，车前子25克。

制作 猪小肚洗净切成条，槐花、车前子放入纱布袋中，与猪小肚条一起放入砂锅，加水煮沸，改小火炖1小时，去药袋加调料即成。喝汤吃小肚。

功效 清热利尿。适用于小儿遗尿、梦中遗尿等。

龙芡猪脬汤

原料 龙眼肉、芡实各30克，山药、莲肉各15克，猪脬1个，姜丝、食盐各适量。

制作 前4味洗净沥干；猪脬用食盐内外搓洗净，切成小块。上述原料同放于砂锅中，注入清水用大火烧开，加入姜丝和食盐，转用小火炖至猪脬酥烂。

功效 适用于脾肺气虚型小儿遗尿。

专家叮嘱 分1~2次趁热食渣喝汤。

玉竹茶

原料 玉竹50克。

制作 将上药洗净，水煎。

功效 补阴益肾。适用于小儿遗尿。乃因体质虚弱、肾气不固、小便多，故夜晚遗尿。

专家叮嘱 代茶饮用。

降龙八宝粥

原料 芡实、乌梅、益智仁、覆盆子、山药、鸡内金、白茯苓、麦芽糖各30克，粳米适量。

制作 芡实、乌梅、益智仁、覆盆子、山药、鸡内金、白茯苓烘干，放入碾槽内研粉，调均匀备用；粳米淘洗干净加水煮成粥。盛1小碗刚熟的粥，放入药粉4~6克，加麦芽糖适量，搅拌均匀趁热服用。

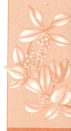

❀ 功 效

固精缩尿。适用于各种小儿遗尿症。

专家叮嘱 每日早、晚各1小碗，连食1周。

加味鸡肠散

原料 鸡肠子1具，肉桂6克，龙骨、茯苓、牡蛎各10克，桑螵蛸30克。

制作 鸡肠洗净，烧存性，或焙干研成细末；将其余中药烘干，共研成细末，与鸡肠末混合均匀即可。

❀ 功 效

温下元，固小便。适用于较大儿童的遗尿症。

专家叮嘱 每次服6克，早、晚各1次，白开水冲服。

猪小肚白果粥

原料 猪小肚（猪膀胱）1只，白果15克，粳米50克，白糖适量。

制作 先将猪小肚切开清洗干净，把白果放入猪小肚内，放入锅中，与淘净的粳米慢火久煮成粥，加白糖调味。

❀ 功 效

固肾气，止遗尿。适用于小儿遗尿。

专家叮嘱 每日早、晚服，食粥吃白果，连服3~5日。

白果羊肉粥

原料 白果10克，羊肾1个，羊肉、粳米各50克，葱白3克。

制作 羊肾洗净，去臊腺脂膜，切成细丁；葱白洗净切成细节；羊肉洗净；白果、粳米淘净。上料一同放入锅内，加水适量熬粥，待肉熟米烂成粥时即成。

❀ 功 效

补肾止遗。适用于小儿遗尿。

专家叮嘱 吃羊肾、羊肉、白果，喝粥，每日2次，温热食。

水陆二味粥

原料 芡实米50克，金樱子20克，白糖适量。

制作 先将金樱子煮汁100毫升，加入芡实米煮粥，放入白糖调味。

| 功　效 | 专家叮嘱　每日2次，温服。 |

固肾缩尿。适用于小儿肾虚遗尿。

小儿癫痫包括全身性发作、部分性癫痫、精神运动型癫痫、植物神经性发作等类型。是由于大脑神经细胞突然、暂时、反复发生异常放电引起功能紊乱的综合证候群。一般有意识障碍和肌肉抽搐。常突然扑倒、不省人事、口吐涎沫、四肢抽搐或作猪、羊叫等。

该病在中医学中属"痫证""癫痫"范畴，俗称"羊角风"。

山药青黛粉

原料　山药2克，青黛0.3克，硼砂1克。

制作　将山药、青黛、硼砂共研细粉末，拌匀，每次服1～3克，每日3次。

功　效　清热解毒，凉血，定惊。适用于小儿癫痫的辅助治疗。

专家叮嘱　半年不犯病者每日服2次；1年不犯病者每日服1次。

枸杞蒸羊脑

原料　羊脑1具，枸杞30克，姜丝、黄酒、食盐、味精、芝麻油各适量。

制作　羊脑挑去筋膜血丝，洗净切成两半；枸杞洗净沥干，同羊脑一起放入大瓷碗中，加入姜丝、黄酒、食盐和300毫升清水，盖好，隔水蒸熟，下味精，淋芝麻油，拌匀调味。

功　效　适用于癫痫、血虚头痛、眩晕。

专家叮嘱　分1～2次趁热服。

白及鸡心血

原料　雄鸡心9只，白及30克，黄酒60毫升。

制作　选9只雄鸡宰杀后取心，挤压出心血放入碗内，备用；将白及研为细末，倾入鸡血碗内，同捣如泥，服时用黄酒冲服。

功效　解毒安神定痫。适用于羊角风患者。

专家叮嘱　分2次服用，分2天服完，服药时间不拘，但须在未发作时服用。

红茶明矾丸

原料　红茶、明矾各500克，糯米100克。

制作　先将糯米加水少许煎煮，待米开花后取用其汁，备用；红茶及明矾捣碎，研为细末，用糯米汁调匀，捏成丸如黄豆大。

功效　凉肝胆，除烦躁。可治癫痫。

专家叮嘱　发病前服49粒，用浓茶水送下。

猪蹄猪心汤

原料　猪蹄2个，猪心1个，鲜地榆30克，作料适量。

制作　将猪蹄、猪心、鲜地榆洗净入锅，加水适量，大火煮沸15分钟，改小火炖至肉烂汤浓，拣去地榆，加作料调味即可。

功效　凉血止血，镇静补心。可辅治小儿癫痫。

专家叮嘱　吃肉，饮汤。每日1次。每剂分3日吃完，连吃3~5剂。

虫草炖猪脑

原料　猪脑1具，虫草3克，姜丝、食盐、味精、芝麻油各适量。

制作　猪脑除净筋膜，洗净，放入砂锅内，加入姜丝、虫草和200毫升清水，小火炖熟，下食盐、味精，淋芝麻油调味。

功效　适用于癫痫。

专家叮嘱　分2次空腹服。

橄榄膏

原料　鲜橄榄500克。

制作　将鲜橄榄去核，捣碎，放入砂锅内，加水煮沸，改小火煮5小时，去渣，再以小火熬至膏状即成。

功效　清热凉肝，止惊镇静。适用于癫痫。

专家叮嘱 早、晚各服 1 汤匙，温开水冲服。

羊脑枸杞

原料 羊脑 1 个，枸杞子 30 克。

制作 羊脑洗净和枸杞子一起放入砂锅内，加水煮沸，改小火炖煮 1 小时，加调料即成。

功效 补肾益精，养血祛风。适用于癫痫。

专家叮嘱 分次食用。

佝偻病

佝偻病是婴幼儿时期常见的一种慢性营养缺乏症。主要是由于体内缺乏维生素 D，导致钙磷代谢失调，钙盐不能沉着于骨所引起的。

其症状为多汗、夜惊、烦躁、尿黄，体征可见面色萎黄、发稀枕秃、前囟增大、乒乓头。它属于中医学"五迟""五软""鸡胸""龟背""解颅"等范畴。认为是脾肾二脏不足：肾为先天之本，肾主骨，骨生髓；脾为后天造化之源，主运化，主肌腠。骨质不坚，肌肉松软而为病。

宜选用补肾益脾的药膳方剂。

核桃栗子羹

原料 核桃肉 500 克，栗子 50 克，白糖适量。

制作 先将栗子炒熟去壳，将熟栗子与核桃肉一同捣烂如泥，再加白糖拌匀即成。

功效 补肾强身壮骨。适用于佝偻病。

专家叮嘱 不拘时服，宜常食。

香菇蒸排骨

原料 香菇 20 克，猪排骨 250 克，大枣 5 枚，枸杞 10 克，姜丝、食盐、味精、芝麻油各适量。

制作 香菇切片，猪排骨切块，大枣去核，与枸杞同放于大瓷碗中，加入姜丝、食盐，上锅隔水蒸至酥烂，下味精，淋芝麻油调味。

功效 适用于小儿发育不良型佝偻病。

专家叮嘱 分1~2次趁热服。

狗脊骨杞菜汤

原料 狗脊骨500克，枸杞菜150克，食盐、味精各适量。

制作 狗脊骨洗净，切块，放于砂锅中，加清水800毫升，大火烧开撇去浮沫，用小火炖至骨酥汁浓，将洗净的枸杞菜放入，烧开，下食盐、味精，调味。

功效 适用于小儿佝偻病。

专家叮嘱 分2次趁热食菜喝汤。

双甲丸

原料 蛤壳、炮山甲片、炮鳖甲片各30克，蜂蜜适量。

制作 蛤壳、炮山甲片、炮鳖甲片研成细末，炼蜜为小丸。

功效 补钙利骨。适用于小儿佝偻病。

专家叮嘱 以米汤送服。1岁小儿1克，3岁小儿2克，6岁小儿5克，每日2次。

蛋壳粉粥

原料 鸡蛋壳30克，大米50克，麦芽、谷芽各10克，白糖适量。

制作 将鸡蛋壳洗净，研成极细粉末；大米、谷芽、麦芽淘洗净入锅，加水适量，先用大火煮沸，后用小火煮粥将熟时，放入蛋壳粉、白糖，再煮3~5分钟即可。

功效 补五脏，壮骨力。适用于小儿佝偻病、婴儿手足搐搦症，症见肌肉松弛、神疲消瘦、头颅骨软、囟门迟闭而大、汗多易惊等。

专家叮嘱 每日分2~3次服。

龙骨荷包蛋

原料 生龙骨60克，鸡蛋3枚。

制作 生龙骨久煎取汁，打入鸡蛋，做成荷包蛋。第二次再将生龙骨30克，与第一次用过的生龙骨同煎，取药汁煮荷包蛋。

功效 滋阴敛汗，壮骨安神。适用于佝偻病，症见多汗易惊、夜寐不宁、神疲消瘦、手足心热或低热、咽痛等。

专家叮嘱 每日1剂。吃蛋饮汤。

人参核桃饮

原料 人参3克,核桃仁3个。

制作 将人参切片;每个核桃仁掰成两块,放入锅内,加水适量。将锅置大火上烧沸后用小火熬煮1小时即成。

功效 补肾益气。适用于佝偻病,症见面色少华、多汗易惊、夜寐不宁、烦躁多啼、肌肉松弛、食欲不振等。

专家叮嘱 当茶饮,每日1剂。

牛乳大枣糊

原料 牛乳250毫升,大枣10枚,山药100克,蜂蜜20毫升。

制作 将大枣去核;山药研细末;将牛乳、大枣煮沸,下山药末同煮成糊,兑入蜂蜜。

功效 健脾益气,养心安神。适用于佝偻病,症见肌肉松弛、囟门闭合不全、发稀枕秃、夜眠不安、易惊、多汗无力、少食等。

专家叮嘱 分1~2次服食。

小儿暑热

小儿暑热是小儿在夏季的一种特有的发热性疾病,以半岁至2周岁幼儿为多见,亦有见于青少年者。

其发病原因是婴幼儿不能适应夏季炎热气候,气温调节中枢不健全,加之气温高,汗腺分泌减少,致使体温平衡失调所致。

中医学称为"暑热病",认为是由于幼儿脏腑娇嫩,机体调节未臻完善,兼之先天禀赋不足或病后虚弱,不能耐受夏季酷暑的熏蒸,暑邪乘虚侵袭而发病。

本病以持续发热(热型不定)为主症,体温常在37~40℃之间,大多下午偏高、口渴、多饮多尿、尿清长、少汗或无汗,故作"天干地漏"。

有的还可见皮肤干燥,高热时有惊厥或嗜睡,食欲减退,烦躁不安,身体消瘦等症状。到秋凉后，一过白露，体温就随之逐渐下降。

宜选用清暑益气、养阴生津的药膳方剂。

荷叶粥

原料 新鲜荷叶1张，粳米100克，白糖适量。

制作 荷叶洗净煎汤，去渣后用荷叶汤同粳米煮粥，粥熟后加白糖，调匀即成。

功效

解暑热，散瘀，降血压，降血脂。适用于夏季感受暑热、头昏脑涨、胸闷烦渴、小便短赤，还可用于高血压病、高脂血症、肥胖症。

专家叮嘱 供早、晚餐温热服，或作点心服食。

莲子山药粥

原料 莲子15克，山药30克，太子参10克，粳米50克，白糖适量。

制作 太子参水煎去渣，再放入洗净的莲子、山药、粳米煮为稀粥，加糖调食。

功效

益气养阴，健脾补肺。适用于小儿夏季暑热之不思饮食等。

专家叮嘱 每日1剂，2次分服，连服5~7日。

藿佩粥

原料 佩兰、藿香各15克（鲜品30克），粳米100克。

制作 将藿香、佩兰洗净煎煮取汁；洗净的粳米煮粥，待粥将熟时，加入藿佩汁再煮1~2沸即可。

功效

解暑祛湿，开胃止呕。适用于夏季感受暑热、发寒热、头脑昏痛、胸脘痞闷、呕吐泄泻、精神不振、食欲减退等症。

专家叮嘱 供夏季中餐或晚餐服食。

加减竹叶粥

原料 鲜竹叶30克，淡竹茹、山楂肉各10克，广陈皮5克，粳米100克，白糖适量。

制作 鲜竹叶、山楂肉、广陈皮洗净，同淡竹茹共煎取汁，去渣，再入粳米煮成稀粥，最后调入白糖。

功效

清泄少阳。主治伏暑，症见寒热似疟、口渴心烦、脘痞、身热午后较重、苔黄腻、脉弦数。

专家叮嘱 温热服食，每日2次。

竹沥粥

原料 竹沥100克，粳米50克。

制作 用粳米煮粥，待粥将熟时，兑入竹沥汁，稍煮1~2沸即可。

功效

清热，化痰，开窍。适用于中暑、高热烦渴、喉间痰鸣、肺热咳嗽、气喘胸闷，以及老年肺炎和慢性支气管炎咳吐脓痰等。

专家叮嘱 供早、晚餐或上、下午作点心服食。

淮山太子参粥

原料 淮山30克，太子参10克，莲子15克，粳米50克，白糖适量。

制作 上述材料加水煮粥，加入白糖调匀即可。

功效

清暑益气。对发热、口渴引饮、干燥灼热、精神烦躁有疗效。

专家叮嘱 每天食2次。

石膏薏苡仁粥

原料 生石膏30克，生薏苡仁45克，砂仁5克，粳米100克，白糖适量。

制作 石膏加水煎汁去渣，然后放入洗净的薏苡仁、粳米同煮为稀粥，后入砂仁。粥熟可调入少量白糖。

功效

清气化湿。适用于暑湿困阻中焦，症见高热、烦渴、汗多溺短、身重如裹、胃脘痞满、脉洪大。

专家叮嘱 每日2次服食。

小儿暑热茶

原料 香薷、六一散各3克，青茶1.5克，扁豆衣、西瓜翠皮各5克。

制作 前3味研成粗末，与后2味共用沸水冲泡10分钟；或上5味加水500毫升煎沸5~10分钟即可。

功效

清暑解热，生津益气。适用于小儿夏季热。

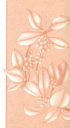

专家叮嘱 每日1剂，不拘时频饮。

青蒿绿豆粥

原料 青蒿5克，西瓜翠衣60克，鲜荷叶10克，绿豆30克，赤茯苓12克。

制作 将青蒿（或用鲜品绞汁）、西瓜翠衣、赤茯苓共煎取汁去渣。将绿豆淘净后，与荷叶同煮为粥。待粥成时，将上3味药汁兑入，稍煮即成。

功效

清暑泄热。主治伏暑，症见寒热似疟、口渴心烦、脘痞、身热午后较重、苔黄腻、脉弦数。

专家叮嘱 随意服用。

百日咳

百日咳又名"顿咳"，是小儿时期常见的一种急性呼吸道传染病，由百日咳嗜血杆菌所引起。四季都可发生，冬春季尤多。以5岁以下小儿为多见，年龄愈小，病情愈重。若无并发症，预后一般良好。发病最初两三周传染性最强，主要通过咳嗽时飞沫传染。临床主要表现为初期喷嚏、流涕，或微热，2~3日后咳嗽渐剧。继而发展为阵发性痉咳，日轻夜重，咳后有特殊的吸气性吼声，即鸡鸣样回声；同时伴有涕泪俱作，弯腰曲背，胸腹疼痛，头额汗出，舌系带溃疡，眼睑水肿等症状。实验室检查可查到百日咳杆菌。

人参百合粥

原料 人参3克，百合15克，粳米30克。

制作 先煎人参与百合，后下粳米同煮为粥。

功效

补气养阴。适用于百日咳恢复期，症见咳嗽次数和咳嗽时间逐渐变短、咳声无力、痰稀而少、气短声低、唇色淡白等。

专家叮嘱 连服3日，每日1~2次。

胡萝卜大枣汤

原料 胡萝卜120克（切碎），大枣12枚（去核）。

制作 胡萝卜、大枣加水600毫升，煮至200毫升。随意食渣喝汤。

功效 养阴润肺，利气止咳。适用于百日咳恢复期。

枇杷叶粥

原料 枇杷叶10~15克，粳米100克，冰糖适量。

制作 枇杷叶用纱布包好放入砂锅内，加水200毫升，煎至100毫升，去渣入粳米、冰糖，再加水600毫升，煮成稀薄粥。

功效 清肺化痰，止咳降逆。适用于百日咳痉咳期，症见痰多、呕吐。

专家叮嘱 每日早、晚温热服之。

百部粥

原料 百部10克，大米30克，蜂蜜适量。

制作 先煎百部，取汁去渣，入大米同煮成粥，蜂蜜调味即可。

功效 止咳化痰。适用于百日咳，有特效。

专家叮嘱 每日2次，温热服。食前调入蜂蜜。

五味汤

原料 梨、藕、荸荠各100克，生姜50克，紫苏25克。

制作 先将梨、藕、荸荠、生姜切碎，捣烂绞汁，再将药渣和紫苏加适量水共煎10分钟后取汁，然后将2汁合并煎沸。滤净装入保温瓶内待服。

功效 宣肺止咳，养阴润肺。适用于百日咳。

专家叮嘱 2~6岁每日1剂，分4~6次服，以半饱时服为宜，2岁以下酌减。

罗汉果柿饼茶

原料 罗汉果1个，柿饼4个。

制作 罗汉果、柿饼洗净切碎，加水煎汤。

功效

清热润肺，化痰止咳。适用于百日咳痉咳期。

专家叮嘱 代茶饮用，每日1剂，连服1周。

川贝冰糖米汤饮

原料 米汤500毫升，川贝母15克，冰糖50克。

制作 将米汤、川贝母、冰糖隔水炖15分钟即成。

功效

润肺，祛痰，止咳。适用于百日咳。

专家叮嘱 每日早、晚各1次。5岁以下儿童酌减用量。

麻黄蒸梨

原料 麻黄5克，梨1个。

制作 先把麻黄捣为粗末；将梨洗净后，剖开，挖去梨核；把麻黄放入梨心内，再将梨子合严，插上小竹签，然后放入碗内，隔水蒸熟后即可。

功效

止咳。适用于小儿百日咳的初期和痉咳期病人，也可用于小儿支气管炎咳嗽。

专家叮嘱 每日2次，每次1个，去麻黄吃梨服汁，连用3~5日。

第二节 呼吸系统疾病

感冒

普通感冒与流行性感冒，中医学称为伤风感冒与时行感冒，为四季常见病、多发病，尤以春冬两季为多见。其一般症状多表现为头痛、鼻塞、恶寒、流涕、发热、全身酸痛等。普通感冒常由细菌或病毒引起，流行性感冒则主要由病毒感染所致，并可传染他人，造成流行。感冒为一种自限性疾病，一般情况下，只要患者适当休息，并注意不再受风着凉，经过1周左右，大多可自行缓解症状或不药自愈。但流行性感冒患者如因治疗和休息不当，则可出现并发症，一般为肺炎。

中医认为，感冒多为风邪侵袭所致。但风邪一般并不单独致病，而常与寒、热、湿、暑相杂致病，故又分为风寒感冒、风热感冒及暑湿感冒。

姜枣粥

原料 生姜10克，大枣10枚，粳米100克。

制作 粳米淘洗干净，加水煮熟，再加入生姜、大枣，小火煮约10分钟，即可食用。

功效 止咳平喘。用于哮喘，对胸闷不适、气急、痰多质稀色白者、流行性感冒、上呼吸道感染有辅助治疗作用。

专家叮嘱 每日1剂，分1~2次食。

五神汤

原料 荆芥、苏叶、茶叶各6克，生姜2克，冰糖25克。

制作 ❶生姜洗净，切成薄片，同荆芥、苏叶、茶叶一起放入干净的锅内，加入清水约500毫升，置火上烧沸约5分钟，滗出汁，再加清水煎1次，2次取汁约500毫升，用双层纱布过滤取得清亮药液装在盅内。❷锅中掺清水约50毫升，烧沸后下入冰糖溶化，趁热过滤，再把糖汁兑入药液内。

功效 疏风散寒，发汗解热。用于外感风寒、恶寒发热、头痛、鼻塞、流清水鼻涕、痰少清稀、呕吐、咳嗽等症，有较好疗效。

专家叮嘱 温热3次服完。饮后覆被而卧，取微汗出，即可退热。剩下的药液，煮热当茶饮。

青蒿粥

原料 青蒿干品30克，粳米50克，白糖适量。

制作 青蒿干品加适量水，先煮药汁，去渣，取青蒿汁煮粳米粥即可。

第五章 常见疾病调理药膳

功 效

清热退烧，除瘴杀疰。适用于表证、里证的外感发热，对阴虚发热、恶性疟疾的发热等，都有较好的退热效果。

专家叮嘱 佐餐食用。

薄荷粥

原料 干薄荷15克（鲜品30克），粳米100克，冰糖适量。

制作 先将薄荷煎汤（不宜久煎，一般煮2~3分钟），去渣取汁。粳米洗净煮粥，待粥将熟时，加入适量冰糖及薄荷汤，再煮1~2沸即可。

功 效

疏散风热，清利咽喉。适用于风热感冒、头痛目赤、咽喉肿痛。并可作为夏季防暑解热饮料。

专家叮嘱 稍凉后服，每日1~2次。

姜糖紫苏饮

原料 生姜、紫苏叶各10克，红糖适量。

制作 生姜洗净，切成细丝。紫苏叶洗净沥干，同生姜丝一起放入大茶杯中，加入红糖，冲滚开水250毫升，温浸10分钟，搅匀。

功 效

适用于风寒感冒、恶心、呕吐、胃痛、腹胀等。

专家叮嘱 分1~2次趁热服。

蔓荆子酒

原料 蔓荆子200克，白酒500毫升。

制作 蔓荆子制为粗末，浸入白酒内，密封7日，去渣即成。

功 效

疏散风热，清利头目痛。适用于外感风热所致的感冒、头昏头痛、偏头痛、目发暗或多泪症。

专家叮嘱 每次服10~15毫升，每日3次。

荆芥薄荷粥

原料 荆芥、淡豆豉各10克，薄荷6克，粳米60克。

制作 ❶荆芥、薄荷、淡豆豉洗净，先用清水煮淡豆豉30分钟，下入荆芥、薄荷煎煮5分钟，取汁，去渣。❷ 粳米淘洗干净，入锅煮粥，待粥将成时，加入药汁，稍煮即可。

功效

发汗解表，清利咽喉。用于伤风感冒、发热恶寒、头昏头痛、咽痒咽痛等上呼吸道感染、咽喉炎、流行性感冒等症的辅助治疗。

专家叮嘱 趁热食用。

葛根粳米粥

原料 葛根、桑枝各30克，粳米60克。

制作 桑枝、葛根洗净，用清水煎煮，取汁，去渣，以药汁下粳米煮粥。

功效

解表退热，生津止渴。用于外感风寒、发热、口渴、腰背酸痛等症。西医用于上呼吸道感染、流行性感冒、四肢麻木等症的辅助治疗。

专家叮嘱 趁热食用。

桑叶薄荷饮

原料 桑叶、菊花各6克，薄荷3克，苦竹叶15克，白糖适量。

制作 桑叶、菊花、薄荷、苦竹叶加水适量，煮沸，将药液滗入茶杯内。加适量白糖。

功效

疏风清热，解表退热。适用于外感风热表证、感冒风热等。

专家叮嘱 当茶频频饮服。

银菊二花粥

原料 金银花、杭菊花各10克，粳米100克，白糖适量。

制作 金银花、杭菊花洗净焙干，共研末。粳米加水100毫升熬成粥。下银花、菊花末及白糖，调匀。

功效

适用于风热感冒、头痛目赤、咽喉肿痛、冠心病、高血压、小儿热疖。

专家叮嘱 分2次服。

银翘解毒粥

原料 金银花、连翘、淡豆豉、竹叶、荆芥各10克，芦根15克，牛蒡子、甘草各6克，粳米100克。

制作 上述8味药洗净煎汁，去渣；再煮洗净的粳米成粥，待粥将

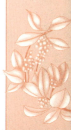

熟时，加入上药汁，煎1~2沸即可。

功效

辛凉解表，清热解毒。适用于温病初起、发热微恶风寒、头痛、无汗，或汗而不多、口渴、咳嗽咽痛、舌尖红、舌苔薄黄、脉浮数。

专家叮嘱

分2次，早、晚温热服。

核桃姜糖饮

原料 核桃仁、生姜（捣碎）各15克，红糖20克。

制作 核桃仁、生姜末与红糖一起，加水300毫升，用小火煮至250毫升。

功效

适用于感冒头痛、发热、恶寒、无汗等。

专家叮嘱

趁热食核桃仁喝汤。

白菜姜葱汤

原料 白菜120克，生姜、葱白各10克。

制作 白菜连根茎洗净，切碎，与生姜、葱白一同加水煎煮后，去渣即成。

功效

适用于感冒初起或预防感冒。

专家叮嘱

日饮2次，连服2~3天。

桑菊连翘酒

原料 桑叶、菊花、连翘各30克，薄荷、杏仁、甘草各10克，芦根35克，桔梗20克，糯米酒1000毫升。

制作 将上药共研细末，浸入糯米酒内，密封贮存，5日后过滤即可饮服。

功效

清热解毒。适用于风热感冒之发热不重、微恶风寒、咳嗽鼻塞、口微渴等。

专家叮嘱

每次服15毫升，早、晚各1次。

生姜草鱼汤

原料 草鱼片150克，生姜片25克，米酒100毫升，食盐适量。

制作 锅放火上，加水半碗煮沸后，放入草鱼片、姜片及米酒共炖约30分钟，加食盐调味，趁热食用，食鱼肉饮汤。

> **功　效**
>
> 解表散寒，疏风通窍。适用于风寒型感冒。

`专家叮嘱` 每日2次，服后卧床盖被取微汗。

银花饮

`原料` 银花20克，山楂10克，蜂蜜250毫升。

`制作` 银花、山楂放入砂锅内，加水适量，置急火上烧沸，5分钟后取药液1次，再加水煎熬1次取汁，将2次药液合并，放入蜂蜜，搅拌均匀即成。

> **功　效**
>
> 辛凉解表，清热解毒。适用于感冒。

`专家叮嘱` 每日3次，或随时饮用。

哮喘

支气管哮喘，俗称哮喘，是一种严重威胁人身健康的慢性疾病。本病可发于任何年龄，但以12岁以前开始发病者居多，发病季节以秋冬二季最多，春季次之，夏季最少。

临床典型的支气管哮喘，发作前有先兆，症状如打喷嚏、流涕、咳嗽、胸闷等，如不及时处理，可出现哮喘，甚者端坐呼吸、干咳或咳白色泡沫样痰，甚至出现发绀。双肺可闻及散在或弥漫性的以呼气期为主的哮鸣音。哮喘急性严重发作后，如经一般药物治疗而仍不能缓解并持续发作在24小时以上者，则称为哮喘持续状态。

引发支气管哮喘的原因很复杂，一般认为，本病大多是在遗传的基础上受到体内外某些因素，如过敏、感染、劳累过度以及精神因素所致。

中医学认为，哮和喘，虽同是呼吸急促的疾病，但所不同者，哮以呼吸急促、喉间有哮鸣音为特征；而喘则以呼吸急促困难，甚至张口抬肩都会引起呼吸困难为特征。临床所见，哮必兼喘，而喘则未必兼哮。

牛肺汤

原料 川贝母12克，鲜芦根20克，牛肺150克，食盐3克，料酒10毫升，鸡精、味精各2克。

制作 ❶牛肺洗净，焯去血水，切块；贝母和芦根洗净。❷牛肺、贝母、芦根、料酒、鸡精加水同煎煮，待熟烂后，加食盐、味精即可，食肺饮汤。

功效 止咳，平喘，化痰。用于哮喘伴有气急面红、胸闷热、口干、痰黄而稠、咳痰困难、肺气肿、慢性支气管炎、肺结核等症的辅助治疗。

专家叮嘱 每日1剂，连续食用5~7日。

竹黄酒

原料 竹黄30克，烧酒500毫升。

制作 竹黄加入烧酒中浸泡，加盖密封，每日摇晃1次，5日后饮用。

功效 化痰散寒。适用于支气管哮喘、慢性支气管炎、咳嗽痰多、中风昏迷、惊厥抽搐、胃脘疼痛等。

专家叮嘱 每日2次，每次10毫升，口服。

平喘茶

原料 麻黄3克，黄柏4.5克，白果仁15个（打碎），茶叶1撮（6克），白糖30克。

制作 前4味加水适量，共煎取汁，加白糖即可。

功效 宣肺肃降，平喘止咳。适用于哮喘（过敏性支气管喘息）等。

专家叮嘱 每日1剂，分2次饮服。在病发呼吸困难时饮用。

苏子降气粥

原料 前胡、制半夏、当归、生姜、苏子各10克，陈皮3克，厚朴6克，炙甘草4克，肉桂1.5克，粳米50~100克，红糖适量。

制作 上述药煎煮，去渣取汁，加粳米、红糖煮至米开粥稠即成。

功效 降气平喘，温化痰湿。适用于支气管炎及支气管哮喘而致痰涎壅盛、咳喘气短、胸膈满闷等。

专家叮嘱 每日早、晚温热服，5日为1个疗程。

陈醋煮乌鸡

原料 乌鸡1只，陈醋1500毫升，食盐、味精、芝麻油各适量。

制作 乌鸡去毛及内脏，洗净切块，放入砂锅，加陈醋小火炖煮，至鸡烂熟加调料即成，吃鸡肉。

功效 定喘止咳。适用于支气管哮喘、咳嗽。

木耳枣米粥

原料 木耳5克，粳米100克，大枣50克，冰糖适量。

制作 先将木耳用温水泡发、洗净，粳米、大枣洗净；然后将木耳、米、枣一同入锅，加水适量，旺火煮沸后改小火煨至木耳、粳米熟软，加入冰糖，继稍煮片刻即成。

功效 补肾润肺，治虚损，止咳平喘。适于肺肾两虚型哮喘患者服用。

专家叮嘱 每日分早、晚2次食完，连服10日为1个疗程。

砂锅杏仁豆腐

原料 优质豆腐120克，杏仁15克，麻黄3克，食盐、味精、芝麻油各适量。

制作 先将杏仁、麻黄洗净，共装入纱布袋，用线将口扎紧；然后将豆腐切成3厘米见方块，和药袋一起放入砂锅，加适量水，先用旺火烧开，后改用小火，共煮1小时，最后捞出药袋，后加入食盐、味精、芝麻油调味即成。

功效 润肺滑肠，发汗定喘。适于肾阳虚哮喘病人服用，受凉发作者食用，疗效更为显著。

专家叮嘱 食豆腐、喝汤，1日分2次食用。连服3日为1个疗程。

姜味润肺蜜糖

原料 芝麻250克，生姜、冰糖各60克，蜂蜜60毫升。

制作 ① 冰糖置凉开水中溶化；芝麻洗净控干水分；生姜洗净后捣烂，用纱布过滤取汁；将芝麻与姜汁混合搅拌均匀后静置片刻。② 芝麻从姜汁中取出入锅炒熟，离火放凉后加

第五章 常见疾病调理药膳

入冰糖水、蜂蜜,充分混合,拌匀后装瓶备用。

功效 强心润肺,平喘止咳。适于肾虚型哮喘病人服用。

专家叮嘱 每日早、晚各1汤匙,温开水冲服。连服7日为1个疗程。

萝卜子杏仁汤

原料 萝卜子、杏仁各20克。

制作 萝卜子炒熟,同时去掉杏仁的皮尖。用1碗半水,煎成半碗服。

功效 益气化痰,定喘。主治哮喘痰多气促。

专家叮嘱 每日服2次。

冰糖蒸鸭梨

原料 鸭梨5个(约250克),冰糖50克。

制作 将鸭梨洗净去核、蒂后切块,放入碗中,并加入冰糖、水,隔水入锅蒸至梨熟软即成。

功效 清心润肺,化痰定喘,止咳。适于肺虚型哮喘病人服用。

专家叮嘱 分早、晚2次服完,连服5天为1个疗程。

甲鱼贝母汤

原料 甲鱼1只,贝母10克,食盐、料酒、葱、姜、味精各少许。

制作 甲鱼放滚开水内烫杀后,剖腹去除肠杂,贝母放入甲鱼腹内,随后用食盐、料酒、葱、姜、味精码味之后将甲鱼放入炖盅并加水,置锅隔水炖2小时左右,直至肉熟软即成。

功效 滋阴补肺,益肾健胃,平喘止咳。适于肺虚型哮喘患者服用。

专家叮嘱 食肉饮汤,每日分2次食完,每隔5天服1剂。

加味补虚正气粥

原料 炙黄芪、怀山药各30克,人参3克,半夏10克,粳米100克,白糖适量。

制作 黄芪、人参切成薄片,

用冷水浸泡半小时，与半夏同入砂锅煎沸，后改用小火煎成汁，取汁后再加冷水，如上法煎取2汁，将2次药汁合并，分2次与粳米、山药同煮为粥；粥熟后，入白糖少许。

✿ 功效

培土生金，化痰平喘。适用于平素痰多、喉间有哮鸣、面色黧黑、食少脘痞、倦怠无力、便溏、四肢浮肿、苔白滑腻、脉缓无力等。

专家叮嘱 每日早、晚各1次，温热服。

百果蜜糕

原料 糯米粉1500克，白糖600克，核桃仁、松子仁、瓜子仁各25克，蜜枣5枚。

制作 ❶ 蜜枣去核，同核桃仁一起切成碎粒，加糯米粉、白糖、松子仁、瓜子仁和冷水300毫升，搅拌均匀。❷ 笼内垫上纱布，再放上糕粉，在沸水锅上用旺火蒸10分钟左右；待蒸汽冒出，糕粉由白色转成玉色，糕已蒸熟；取出糕，倒在台板上，用干净的湿布盖住，并趁热用双手揉和至光滑无粒，再搓成宽约6厘米、高10厘米的条子；冷却后，切成1厘米厚的薄片即成。

✿ 功效

补脾和胃，止咳定喘。适用于哮喘、支气管炎、肺结核等症。

专家叮嘱 当点心随意食用。

加味参苓粥

原料 人参5克（或党参20克），茯苓15克，胡桃肉10克，蛤蚧末6克，生姜片5克，粳米100克。

制作 先将人参（或党参）、茯苓、蛤蚧末煎汁，生姜后下，去渣；人参可连用3次；将胡桃肉研烂，与药汁、粳米共煮为稀粥；亦可将药汁与胡桃肉分2份，早、晚分别与粳米煮粥。

✿ 功效

益气定喘。适用于虚喘，症见喘促气短、咳声低弱、语言无力、面色苍白、自汗畏风、舌质淡红、苔白、脉弱。

专家叮嘱 每日2次，温热食。

海螵蛸糖粉

原料 海螵蛸（也称乌贼鱼、墨鱼）500克，红糖1000克。

制作 将海螵蛸洗净，焙干，研成细末，加入红糖混匀即可，贮瓶备用。

功效

固肾，平喘，止咳，止血。适于肾虚型哮喘病人服用。同时海螵蛸还有促使胃肠消化道溃疡愈合和调经作用。患胃溃疡、十二指肠溃疡和月经过多者服用也有很好的治疗效果。

专家叮嘱 每日3次，每次15克，温开水送服。儿童也可用，量酌减。连服10日为1个疗程。

久喘桃肉茶

原料 胡桃肉30克，雨前茶15克，炼蜜5茶匙。

制作 原法：将前2味研为末，拌匀，和炼蜜为丸，弹子大；现法：胡桃肉、雨前茶加水共煎，沸10～15分钟后，取汁加入炼蜜，即可；或上2味研末，加炼蜜以沸水冲泡也可。

功效

润肺平喘，止咳。适用于久喘、口干等症。

专家叮嘱 丸剂：每日2丸，时时噙化；茶剂：每日1剂，不拘时温服。

紫苏粳米粥

原料 紫苏叶15克，粳米50克。

制作 先将洗净的粳米煮成稀粥，粥成后加入紫苏叶，稍煮即可。

功效

开宣肺气，发表散寒，镇喘去痰。适用于寒喘，症见喘促气短、喉中痰鸣、痰液稀白、恶寒无汗、头痛身酸、舌苔薄白。

专家叮嘱 每日2次，温热服。

支气管炎

支气管炎分为急性与慢性两种，属于中医学"咳嗽"范畴。急性支气管炎多属于外感咳嗽，慢性支气管炎多属于内伤咳嗽。

急性支气管炎是由于细菌和病毒感染、物理或化学因素以及过敏反应等因素所引起的支气管黏膜的急性炎症，是一种常见的呼吸系统疾病。一年四季均可发病，但以春冬气候多变的季节较为多见。小儿和老年体弱者较易患发本病，如果反复发作，迁延不愈，可以转为慢性。中医学将急性支气管炎分为风寒、风热、燥热3种类型。

慢性支气管炎多由急性支气管炎未能及时治疗转变而成，临床以咳嗽、咳痰、喘息为主要症状。早期症状轻微，多在冬季发作，晚期症状加重，可长年存在。随着病情的进展，可并发肺气肿、肺源性心脏病。本病是一种常见多发病，机体抵抗力降低、感染、过敏、理化刺激（如吸烟、粉尘、寒冷等），常是本病的诱发因素。中医学认为，若饮食不节，脾失健运，生湿聚痰，上犯于肺；或郁怒伤肝，情志不和，气郁化火，肺受干扰，皆可导致本病的发生。

桑菊酒

原料 桑叶、菊花、杏仁、连翘各30克，薄荷、甘草各10克，桔梗20克，芦根35克，米酒1000毫升。

制作 上药捣碎，用米酒浸于瓶中，封口，5天后去渣取汁，备用。

功效 疏散风热，宣肺止咳。适用于外感风热证或风温初起、感冒、流行性感冒、急性气管炎、慢性气管炎急性发作而以咳嗽、身热为主的病症，如发热、微恶风寒、头痛咽痛、咳嗽咳痰、痰稠色黄、舌红苔薄黄、脉浮数。

专家叮嘱 早、晚各1次，每次15毫升。

白果鸡丁

原料 白果10克，鸡肉200克，酱油、淀粉、葱、姜、青椒各适量。

制作 鸡肉洗净切成丁，同酱油、淀粉拌腌后放在熟油锅中炒熟；白果切丁以小火用油炸成金黄色，加葱、姜丝、青椒等爆锅后，放入炒好的鸡丁，一起翻炒即成。

功效 补气养血，平喘止咳。适用于慢性支气管炎。

专家叮嘱 佐餐食用。

芥菜姜汤

原料 鲜芥菜80克,生姜10克。

制作 将芥菜洗净切碎,生姜切片,加清水4碗,小火炖煮至2碗,加调料即成。

功效 宣肺止咳,疏风散寒。适用于风寒性咳嗽、慢性支气管炎。

五味子泡鸡蛋

原料 鸡蛋14枚,五味子250克。

制作 五味子洗净,放入瓦煲内,小火煎煮,取药汁后浸泡鸡蛋,7天后取出,放入锅内煮沸10分钟。

功效 收敛固涩,益气生津。用于支气管炎、梦遗滑精、体虚久咳等症的辅助治疗。

专家叮嘱 每日早、晚各吃1个。

蜜枣甘草汤

原料 蜜枣8枚,生甘草6克。

制作 蜜枣、生甘草加清水2碗,煎至1碗,去渣即成。

功效 补中益气,润肺止咳。适用于慢性支气管炎咳嗽、咽干喉痛、肺结核咳嗽等症。

专家叮嘱 饮服,每日2次。

四仁粥

原料 白果仁、甜杏仁各100克,胡桃仁、花生仁各200克,鸡蛋若干。

制作 上述4味药共研成末,每次取20克,加鸡蛋1个煮1小碗。

功效 止咳平喘。适用于中老年慢性支气管炎。

专家叮嘱 清晨空腹食,连用半年。

芪术猪肺汤

原料 黄芪30克,炒白术15克,猪肺500克,食用油10毫升,姜10克,酱油、葱段、花椒、胡椒粉、大蒜、食盐、味精各适量。

制作 ❶猪肺放在沸水中去掉血水,切成小块。生姜切片,与猪肺同入炒锅。❷倒食用油、食盐等煸

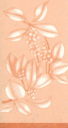

炒，加水炖，加黄芪、白术（纱布袋）。快熟时放入调料，炖熟即可。

功效

益气健脾，补肺止咳。对咳嗽、食少便溏、肺脾气虚有疗效。

专家叮嘱 隔2日服1剂，连服5剂。

柚子肉炖鸡

原料 柚子1个（最好隔年越冬者），雄鸡1只（约500克）。

制作 雄鸡去毛和内脏，洗净；柚子去皮留肉塞入鸡肚内，加清水适量隔水炖熟。

功效

此方有健胃下气、化痰止咳的功效。民间常用它治疗慢性支气管炎、支气管哮喘、老年慢性咳嗽、痰多气喘等。

专家叮嘱 饮汤吃鸡，每周1次，连服3次。

苏叶陈皮酒

原料 陈皮15克，苏叶20克，黄酒200毫升。

制作 将陈皮制为粗末，与苏叶一同浸入黄酒内，密闭3日即成。

功效

健脾理气，燥湿化痰，止咳。适用于支气管炎之咳嗽、气急、痰多色白等。

专家叮嘱 每次服1小杯，每日3次。

橘姜蜜膏

原料 橘红60克，生姜30克，蜂蜜250毫升。

制作 ❶ 橘红、生姜2味用水煎煮，15分钟取煎液1次，加水再煎，共取3次。❷ 合并煎液，以小火煎熬浓缩，至黏稠时，调入蜂蜜，煮沸即离火，稍凉后，装瓶备用。

功效

橘红下气消痰、散寒止咳；生姜温肺；蜂蜜镇咳化痰；合用共奏散寒温肺、化痰止咳之功，对于急性支气管炎有良好作用。治风寒咳嗽。

专家叮嘱 每日服3次，每次3汤匙。

清气化痰茶

原料 百合、细茶各30克，荆芥穗15克，海螵蛸3克，蜂蜜适量。

第五章 常见疾病调理药膳

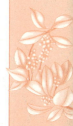

181

制作 将上述4味研细末，拌匀，用蜜为丸，如芡实子大小。

功效 清肺化痰，止咳。适用于咳嗽气急、痰多，或久咳不止、咳痰不爽等。

专家叮嘱 每日服2～3次，每次噙服1丸。另法：上述4味为末，和匀，每用取末3克，以沸水冲泡10分钟，调入蜂蜜，徐徐饮服。

莱菔子粥

原料 炒莱菔子末15克，粳米100克。

制作 先将粳米淘洗干净，然后放入砂锅，加适量水，兑入炒莱菔子末，共煮成粥。

功效 化痰平喘，行气消食。适用于痰浊阻肺的咳嗽、气喘、痰多、胸闷等症。还可用于食积腹胀。

专家叮嘱 早、晚温热服。

蜜饯百合雪梨

原料 干百合100克，雪梨1个，蜂蜜150毫升。

制作 将干百合洗净，放入大瓷碗内；雪梨去皮、核，切片同放碗内，加入蜂蜜，上笼蒸1小时，趁热调均匀，晾凉后，装入瓶内即成。

功效 润肺止咳，清心安神。适用于慢性支气管炎以及秋天肺燥或热邪伤及肺胃之阴所致咳嗽等。

专家叮嘱 每日早、晚各服10克。

姜汁牛肺糯米饭

原料 牛肺150克，生姜汁10毫升，糯米适量。

制作 将牛肺与糯米一起加水适量，用小火煮饭，饭熟后加入生姜汁拌匀，调味即可。

功效 适用于老人久咳不愈、慢性支气管炎等。

枇杷叶生姜粥

原料 炙枇杷叶5克，生姜15克，大米、食用油、食盐各适量。

制作 生姜洗净，切片；炙枇杷叶洗净；大米淘洗干净。将上述原料按常法煮粥，粥好后加食用油、食盐调味即可。

功效

此粥具有健胃降气、祛痰止咳的功效，可治慢性支气管炎之咳嗽、痰多，胃气上逆之呕吐、食欲不振等。

莲子百合煲瘦肉

原料 莲子、百合各30克，猪瘦肉250克。

制作 瘦肉洗净切块与莲子、百合一起放入砂锅，加水，小火炖煮至肉烂熟，加调料即可食用。

功效

清热，润肺，生津。适用于慢性支气管炎。

川贝雪梨羹

原料 雪梨1个，川贝6克，冰糖适量。

制作 先将雪梨洗净，切碎，加川贝和冰糖炖水。

功效

润肺，止咳，化痰。适用于慢性气管炎、支气管扩张、痰咳喘。

专家叮嘱 饮服，每日2次。最好是早饭前和晚上临睡前服用。

山药扁豆糕

原料 大枣20克，甜杏仁、鲜白扁豆各40克，大米300克，山药60克，广陈皮30克，冰糖适量。

制作 把所有配料混合，捣烂，拌匀，做成生糕。用大火蒸20分钟即可。

功效

补肺止咳。对老年慢性支气管炎有显著疗效。

专家叮嘱 每天吃100克，分3次吃完，连服5日。

肺炎

肺炎是肺实质的急性炎症，为临床最常见的感染性疾病。肺炎病原体中以细菌为多见，也见于病毒、真菌、寄生虫等，以肺炎球菌肺炎为常见。临床以高热、寒战、咳嗽、血痰和胸痛为特征，起病急骤。部分病例有呼吸困难、发绀或消化道症状。治疗一般需卧床休息，加强全身支持疗法。选用敏感的抗菌药物治疗。

肺炎临床表现各异，可分属于中医之"咳嗽""肺痈""发热""咯血"等范畴。临床常见风热犯肺、痰热郁肺、肺阴亏虚等证型。

双参麦冬酒

原料 西洋参30克，沙参、麦冬各20克，黄酒800毫升。

制作 将西洋参、沙参碎成小段，麦冬捣碎，装入小坛内，然后再倒入黄酒，置炉上用小火煮至沸，取下待冷，加盖封固，置阴凉干燥处；每日摇晃1～2次，经7天后开封，加凉开水200毫升拌匀，再用细纱布过滤后即成。

功效 补气养阴，清热生津，润肺。适用于热病气阴两伤、烦倦口渴、津液不足、口干舌燥、肺虚燥咳等症。

专家叮嘱 每日早、晚各1次，每次用温水送服10～20毫升。

沙参百合鸭汤

原料 北沙参50克，百合30克，肥鸭肉200克，葱、姜、食盐各适量。

制作 沙参、百合切片；肥鸭肉切小块，加水适量，放入葱、姜等调料，加食盐少许，加水适量共煮汤，至鸭肉熟即可。

功效 滋阴清热，润肺止咳。适用于阴虚火旺所致的咳嗽、咳痰不爽、痰中带血等症。亦可作为肺结核阴虚证候明显的患者平素食疗之品。

专家叮嘱 食肉，饮汤。每日1次或隔日1次。

百合猪肉汤

原料 鲜百合50克，猪瘦肉120克，姜丝、葱末、食盐、味精、芝麻油各适量。

制作 ❶百合洗净，撕成小片；猪瘦肉洗净，切丝，备用。❷锅内加水适量，放入猪肉丝、姜丝、葱末，大火烧沸，改用小火煮3～5分钟，加入百合片，再煮数沸，撇去浮沫，调入食盐、味精、芝麻油即可。

功效

百合有养阴润肺、清心安神等功效，可治疗阴虚潮热、劳嗽咯血、干咳无痰、虚烦惊悸、心神不宁、失眠等症；猪肉有滋补肾阴、滋养肝血、润泽皮肤等功效。二者合食，可养阴清热、润肺止咳，又能强健体质，利于病体康复。本汤适于治疗肺炎之潮热、咳嗽等。

专家叮嘱 每日1剂。连服15~20日。

萝卜杏仁煮牛肺

原料 萝卜500克，苦杏仁15克，牛肺250克，姜汁、料酒各适量。

制作 ❶萝卜切块，杏仁去皮尖。❷牛肺用开水烫过，再以姜汁、料酒旺火炒透。❸瓦锅内加水适量，放入牛肺、萝卜、杏仁，煮熟即成。

功效

补肺清肺，降气除痰。适用于肺虚体弱、慢性支气管炎。尤宜冬、春季节食用。

专家叮嘱 吃肺，饮汤。每周2~3次。

玉参焖鸭

原料 玉竹、沙参各50克，老鸭1只，葱、生姜、味精、食盐各适量。

制作 将老鸭宰杀后，除去毛和内脏，洗净，放砂锅（或瓷器）内；再将沙参、玉竹放入，加水适量，先用大火烧沸，再用小火焖煮1小时以上，使鸭肉熟烂，放入调料。

功效

补肺滋阴。适用于肺阴虚的咳喘、糖尿病和胃阴虚的慢性胃炎以及津亏肠燥引起的大便秘结等症。

专家叮嘱 饮汤，吃鸭肉。

银耳冰糖羹

原料 银耳10克，冰糖20克。

制作 ❶银耳去蒂，拣净杂质，用冷开水浸泡至胀大变软。❷将银耳、冰糖放砂锅中，加水适量，用小火炖煮90分钟，至银耳松烂、汤汁稠时即成。

功效

滋阴润燥，化痰止咳。适用于肺阴不足所致的干咳少痰不易咳出、痰中带血等。

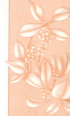

专家叮嘱 做宵夜食用，每晚1次。

海参银耳汤

原料 水发海参25克，银耳20克，料酒、食盐、味精各适量。

制作 ❶ 将发好的海参切成小片；银耳用温水泡好，撕成小块，洗净，与海参同置开水中烫透，控干水备用。❷ 将锅中加水适量（如有清汤更好），加入料酒、味精、食盐调味，再加入海参、银耳，用小火炖煨10分钟左右即成。

功效 滋阴润肺。适用于体弱虚热口渴、干咳、喘息等症。

专家叮嘱 佐餐食用。

玉竹猪瘦肉汤

原料 玉竹15克，猪瘦肉100克，食盐、味精各适量。

制作 玉竹、猪瘦肉加清水4碗，煎至2碗，用食盐、味精调味即成。

功效 养阴润肺，止咳。适用于热病伤阴之咽干咳嗽、心烦口渴、秋冬肺燥干咳、肺结核干咳等症。

专家叮嘱 饮汤，食肉。每日2次。

第三节 外科疾病

风湿性关节炎

风湿性关节炎是一种常见疾病，以关节疼痛（以双膝关节和双肘关节为主）、酸楚、麻木、重着、活动障碍等为主要临床症状，常因气候变化、寒冷刺激、劳累过度等而发作。发作时患部疼痛剧烈，有灼热感或自觉烧灼而扪之不热。本病迁延日久，可致关节变形甚至弯腰驼背，渐至足不能行，手不能抬，日常生活不能自理，严重者危及心脏，可引起风湿性心脏瓣膜病，应引起高度重视。本病的发病原因尚未明确，但一般认为，可能与甲型溶血性链球菌感染后引起机体的变态反应有关。

中医学认为，风湿性关节炎是由于机体内在正气虚、阳气不足、卫气不能固表以及外在风、寒、湿三邪相杂作用于人体，侵犯关节所致。临床症状为肢体关节、肌肉、筋骨发生疼痛、酸麻、沉重、屈伸不利，受凉及阴雨天加重，甚至关节红肿、发热等。

核桃酪

原料 核桃仁150克，大米60克，大枣45克，白糖240克。

制作 核桃仁用开水稍泡片刻，剥去外皮，用刀切碎，同淘净的大米用500毫升清水泡上。大枣洗净，上蒸笼蒸熟，取出去掉皮核，也和核桃仁泡在一起。将以上3味磨成细浆，用纱布过滤去渣。锅洗净上火，注入清水500毫升，把核桃浆倒入锅内搅动，在即将烧开时加入白糖，待煮熟后即成。

功效 活血止瘀。适用于风湿性关节炎。

专家叮嘱 早晚作点心食用。

川乌粥

原料 生川乌头3克，姜汁2毫升，粳米50克，蜂蜜适量。

制作 将川乌头碾细粉末备用。粳米淘洗干净，加清水适量，大火煮沸，加入川乌头粉末，改用小火慢煎2小时，加入生姜汁及蜂蜜，搅拌均匀，煮10分钟即可食用。

功效 祛风湿，利关节，温经止痛。适用于风寒湿痹、四肢及腰膝疼痛，或四肢不遂、痛重难举。

独活乌豆汤

原料 独活12克，乌豆60克，米酒适量。

制作 乌豆泡软，与独活同置砂锅中，加水2000毫升，小火煎煮至500毫升，去渣取汁，兑入米酒。

功效 祛风除湿，通络止痛。适用于风湿性关节炎、腰膝疼痛等。

专家叮嘱 每日分2次温服。

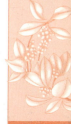

苦丁茶

原料 枸骨叶（苦丁叶）、茶叶各500克，面粉适量。

制作 上2味药晒干，共研粗末，和匀，加入适量面粉糊作黏合剂，用模具压制成方块状，每块重约4克，烘干即可，瓷罐密贮备用。又法：将枸骨叶与茶叶各等份，共研粗末，用滤泡纸袋分装，每袋4克。

功效 祛风活血，舒筋止痛，养阴清热，生津止渴。适用于风湿痹痛、跌打损伤、肺虚咳嗽、咽干等。

专家叮嘱 每日2次，每次1块或1袋，以沸水冲泡10分钟，温服。

桑枝酒

原料 桑枝、黑大豆、薏苡仁、十大功劳、金银花、五加皮、木瓜、黄柏、蚕沙、松仁各30克，白酒3000毫升。

制作 将上药捣碎，装入细纱布袋里，扎紧口，放入小坛内，倒入白酒，密封浸泡10天以上，弃去药袋即可服用。

功效 祛风除湿，清热通络。适用于湿热痹痛，症见肢体关节麻痛、痛处焮红灼热、肿胀疼痛剧烈、筋脉剧痛、筋脉拘急，兼有口渴、心烦、舌红苔黄、脉滑等症。

专家叮嘱 每日3次，每次饮服30～50毫升。

山楂菊花茶

原料 生山楂片20克，菊花3克，草决明15克。

制作 生山楂片、菊花、草决明同入保温瓶，沸水泡半小时。

功效 活血祛瘀，祛风通痹。适用于风湿性关节炎、关节疼痛经久不愈、痛处固定，且感心悸、胸闷不舒、头目眩晕、唇甲青紫、舌淡红有瘀点、苔腻、脉虚弱无力等。

专家叮嘱 频频当茶饮用，连服1个月。

生地加皮酒

原料 生地、牛蒡根、黑豆、

大麻仁各60克，薏苡仁、牛膝各50克，羚羊角屑、海桐皮各20克，防风、独活、五加皮各30克，肉桂10克，酒2000毫升。

制作 牛蒡根、肉桂分别去皮，黑豆炒熟，然后将上药共捣细碎，用布袋包好，置于净器中，用酒2000毫升浸泡，密封，7日后即成。

功效 祛风湿，清热止痛，舒筋。适用于关节疼痛、筋脉拘紧、关节不利、步履艰难等。

专家叮嘱 每于饭前随量饮服。

雪莲炖鸡汤

原料 雪莲30克，母鸡1只，葱、姜、食盐各适量。

制作 雪莲用纱布袋装好；鸡去毛、去内脏，切成寸块，与药包一同放入砂锅，加水煮沸，去浮沫，加入葱、姜、食盐，小火炖至鸡烂熟即成，食肉喝汤。

功效 补气血，活经络，调经止血。适用于风湿性关节炎、月经不调等。

姜汁川乌粥

原料 制川乌头3~5克，粳米50克，姜汁、蜂蜜各适量。

制作 川乌头捣碎，碾为极细粉末。先煮粳米粥，煮沸后加入川乌末改为小火慢煎，待熟后加入生姜汁及蜂蜜，搅匀，稍煮1~2沸即可。

功效 祛散寒湿，通利关节，温经止痛。适用于风寒湿痹、关节风痛、四肢及腰膝酸疼、风湿性关节炎等。

专家叮嘱 每日分作2次趁热服用。

千年健酒

原料 千年健10克，白酒500毫升。

制作 将上药加工捣碎，浸入白酒中，加盖封固，置阴凉处，每日摇动1次，7天后过滤澄清即成。

功效 祛风湿，壮筋骨。适用于风湿痹痛、筋骨无力等症。此酒最宜老人饮之。

专家叮嘱 每日2次，每次15~20毫升。

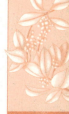

牛膝酒

原料 怀牛膝、秦艽、天门冬各37.5克,独活45克,肉桂、五加皮各30克,细辛、石楠叶、薏苡仁、附子、巴戟天、杜仲各15克,白酒5000毫升。

制作 将上药加工成粗末,装入绢布袋里,与白酒同置入容器中,密封浸泡7~14天即成。

功效 祛风湿,壮腰膝。适用于关节疼痛遇寒加重,兼见肢节屈伸挛急、麻木不仁、步履无力等。

专家叮嘱 每日3次,每次饮服15~30毫升。

威灵仙酒

原料 威灵仙200克,黄酒600毫升。

制作 制威灵仙捣碎,置于酒中浸泡,加盖密封,置阴凉处,经常摇动,25~30天后开封过滤即成。

功效 祛风湿,通经络,止痛消炎。适用于慢性风湿性关节炎等症。

专家叮嘱 每日2次,每次饮服15毫升。

薏米防风茶

原料 薏苡仁30克,防风10克。

制作 将上2药入水同煎,去渣,取汁。

功效 祛风除湿,通经宣痹。适用于风湿侵及经络而引起的肢节沉重作痛,甚至微肿发热。

专家叮嘱 代茶饮用,或每日1~2次,连饮1周。

木瓜牛膝酒

原料 木瓜35克,牛膝25克,白酒600毫升。

制作 木瓜、牛膝同放入白酒中,加盖密封,浸泡15天后即可饮用。

功效 舒筋活络,祛风除湿。适用于关节僵硬、活动不便、身骨酸痛等。

专家叮嘱 每日2次,每次饮服10~15毫升。

骨折

骨折是一种常见病、多发病。因骨折的类型、部位、程度不同,其临床表现各有不同。较大的复杂性骨折,可引起全身的不同表现;单纯性骨折,可表现为局部的疼痛、肿胀、功能障碍,骨折的错位,可致局部畸形、骨擦音、异常活动等特征。经 X 线正、侧、斜或特殊位拍片,可予以诊断。

桃仁续断粥

原料 乳香 15 克,续断、桃仁、苏木各 10 克,粳米 100 克。

制作 桃仁、乳香、续断、苏木放入砂锅,加清水适量,大火煮沸,改小火煎取药汁。将粳米淘洗干净,加药汁,加清水适量,中火煮粥。

功效 补肝肾,舒筋活络,消肿生肌,止血止痛。用于骨折早期的辅助治疗。

专家叮嘱 每日 2 次分食。

三七当归鸽子汤

原料 三七、当归各 10 克,鸽子 1 只。

制作 鸽子宰杀,去毛及内脏,与三七、当归同放锅内,加水适量煮至鸽肉熟烂。

功效 活血化瘀,消肿止痛。适用于骨折早期(伤后 1~2 周),症见骨折部位肿胀、疼痛明显,皮肤呈青紫瘀斑。

专家叮嘱 吃肉喝汤,每日 1 剂,连用 7~10 日。

骨碎补酒

原料 骨碎补 60 克,黄酒 500 毫升。

制作 骨碎补浸入黄酒中,密封贮存,7 日后即成。

功效 补骨,治折伤。适用于骨折、跌打损伤等。药渣晒干,研末外敷患处,可接骨续断。

专家叮嘱 每次服30毫升，每日2次。

枳壳没药粥

原料 枳壳、没药、乌药各10克，当归、赤芍、乳香、木通各15克，羊肉200克，食盐4克。

制作 将枳壳、没药、乌药、当归、赤芍、乳香、木通水煎取药汁。羊肉切块，加药汁、食盐，中火炖至肉熟烂即可。

功效 理气宽中，行滞消胀，活血止痛。用于骨折早期的辅助治疗。

专家叮嘱 每日分2次食用。

骨碎补五加皮粥

原料 骨碎补、土鳖虫、五加皮各10克，赤芍15克，粳米100克，食盐3克。

制作 ❶ 将骨碎补、五加皮、赤芍、土鳖虫洗净，放入砂锅，加清水适量，大火煮沸，改小火煎取浓药汁。❷ 将粳米淘洗干净，加药汁，加清水适量，中火煮粥。米熟粥成加食盐调味即可。

功效 补肝肾，强骨，续伤止痛，破瘀血。适用于骨折中期的辅助治疗。

月季花汤

原料 开败的月季花3～5朵，冰糖30克。

制作 月季花洗净，加水2杯，小火煎至1杯，加冰糖。

功效 活血化瘀。适用于骨折初期的患者服用。

专家叮嘱 候温顿服。每天1～2次，连服3～4周。

红花赤芍桃仁粥

原料 红花15克，赤芍10克，桃仁20克，粳米100克。

制作 桃仁浸泡发透去皮；将红花、赤芍水煎，去渣取汁，入桃仁、粳米煮粥服食。

功效 活血化瘀，消肿止痛。适用于骨折早期，症见骨折部位肿胀、疼痛明显，皮肤呈青紫瘀斑。

专家叮嘱 每日1剂，连用5~7日。

当归川断排骨汤

原料 当归10克，补骨脂15克，川断12克，新鲜猪排骨或牛排骨250克。

制作 排骨剁块，与3味中药同放锅中加水适量，煮至肉熟烂。

功效 活血化瘀，消肿止痛。适用于骨折中期，症见骨伤部位肿胀逐渐消失、疼痛明显减轻、瘀血肿块尚未完全散尽、骨伤尚未愈合。

专家叮嘱 吃肉喝汤，每天1次，可连用1~2周。

枸杞生姜排骨汤

原料 猪排骨1000克，枸杞子、生姜片各20克，小茴香、花椒各3克，八角茴香5克，食盐10克。

制作 猪排骨剁块，与生姜片、枸杞子及其他调料同放锅内，加水适量，炖至排骨熟烂，加食盐调味。

功效 补气血，续筋骨。适用于骨折中期的食疗。

专家叮嘱 分数次食排骨并饮汤，连服数月。

当归猪胫汤

原料 当归20克，猪胫骨（粗者）500克，食盐适量。

制作 当归切片，猪胫骨砸成小块，连同附着的少许筋肉，一起放入锅内，加水适量，置火上煮汤，水沸1小时（高压锅15分钟）后，加食盐调味即成。

功效 补阴血，益肝肾，强筋骨，壮腰脊。适用于骨折恢复期病人的营养食疗。

专家叮嘱 取汤温服。每日1次或隔日1次，可连用1~2个月。

参芪羊肉羹

原料 党参、黄芪、当归各25克，枸杞子10克，羊肉500克，葱、姜、食盐、料酒、味精各适量。

制作 羊肉洗净，放铁锅内，另将当归、黄芪、党参装入纱布袋中，扎口，放入锅中，葱、姜、食盐、料酒、枸杞子也加入锅内，再加适量水，用大火煮沸，改用小火慢炖，至羊肉炖熟，用味精调味即成，去药包服食。

❀ **功　效**

适用于骨折后期，症见骨折初步接续，但犹未坚固，患肢功能有一定障碍，体弱无力，肌肉瘦弱。

专家叮嘱 佐餐，日服2次，连服15日。

黑米莲肉杞子粥

原料 黑米100克，大枣10枚，湘莲肉20粒，枸杞子、芡实各15克。

制作 黑米、大枣、湘莲肉、枸杞子分别洗净，同置锅中，加清水1000毫升，急火煮开3分钟，改小火煮30分钟，成粥。

❀ **功　效**

益气养血，健脾开胃。适用于骨折后期兼脾胃不佳者。

专家叮嘱 趁热分次食用，连服2日。

桂红当归酒

原料 肉桂60克，当归、红花各30克，50%的酒精400毫升。

制作 上药共制粗末，浸入酒精内，密封，每日摇1次，7日后即成。

❀ **功　效**

活血化瘀，消肿止痛。适用于闭合性骨折、闭合性创伤。

专家叮嘱 每日7~10次蘸取酒液涂搽患处。

威灵仙木瓜粥

原料 威灵仙、木瓜、天花粉、骨碎补、白芍、续断各10克，粳米100克，食盐3克。

制作 ❶ 将威灵仙、木瓜、天花粉、骨碎补、白芍、续断洗净放入砂锅，加清水适量，大火煮沸，改小火煎取浓药汁。❷ 将粳米淘洗干净，加药汁，加清水适量，中火煮粥。米熟粥成加盐调味即可。

❀ **功　效**

通络止痛，平肝舒筋，消肿排脓。用于骨折后期的辅助治疗。

鸡肉三七汤

原料 鸡肉300克，三七3克，黄酒、姜片、食盐各适量。

制作 鸡肉切块；三七用干净纱布包好，备用。砂锅内加水适量，放入鸡肉、三七袋、黄酒、姜片,大火烧沸,改用小火煮约1小时,拣出三七袋,调入食盐即可。

❀ 功效

鸡肉有温中益气、补精填髓、强腰健骨等功效;三七有止血止瘀、消肿止痛等功效。合而为汤,可强筋健骨、化瘀止痛。本汤适用于治疗骨折、跌打损伤等。

专家叮嘱 每日1剂,连服7~10日。

壮筋补血酒

原料 当归、枸杞子各45克,三七、杜仲、熟地黄、虎骨、木瓜、五加皮各30克,续断23克,沉香7.5克,黄芪22克,白人参、何首乌、羌活、独活各15克,西红花4.5克,冰糖250克,高粱酒2500毫升。

制作 将上药捣碎,与高粱酒同置入容器中,密封浸泡15日以上,加入冰糖溶化后即可服用。

❀ 功效

养血舒筋,补肾壮骨,祛风利湿。适用于骨折、脱位整复后筋骨虚弱无力者。

专家叮嘱 中午、晚上各1次,每次饮服30毫升。

跌·打·损·伤

跌打损伤是指由无意的碰、磕、挤、压、擦、砸或锐器伤害所造成的皮肤肌肉损伤,对于伤势严重者,如内外出血,或疑有骨折者,应及时止血,包扎固定,并迅速送往医院救治。同时,患者还可以根据自己的伤情选用下述药膳。

桃仁粥

原料 桃仁10克,粳米50克。

制作 桃仁捣烂如泥,加水研汁去渣,以汁煮粳米为粥。

❀ 功效

祛瘀止痛,活血通经。用于跌打损伤、瘀血肿痛、胸胁刺痛。

专家叮嘱 空腹温食,每日2次。

续筋接骨酒

原料 透骨草、大黄、当归、白芍、土狗、红花各10克，丹皮5克，生地15克，土虱30克，自然铜末3克，白酒350毫升。

制作 土狗碾碎；再将上药中除自然铜末外，共制为粗末，以白酒350毫升煎至175毫升，取汁，候温备用。

功效 接骨续筋，止痛。适用于跌伤。

专家叮嘱 将药酒分成3份，每日用1份药酒送服铜末1克。

少林八仙酒

原料 丁香30克，当归、川芎、红花各90克，三七15克，凤仙花、苏木各45克，乌梢蛇1条，白酒1700毫升。

制作 上药切碎，与白酒同置入容器中，密封浸泡60日以上，浸泡期间宜常振摇。

功效 活血祛瘀，通络止痛。适用于跌打损伤、瘀血疼痛、红肿不消。

专家叮嘱 早、晚各服1次，每次饮服15毫升。

跌打药方酒

原料 三七、红花、生地黄、川芎、当归身、乌药、落得打、乳香、五加皮、防风、川牛膝、干姜、牡丹皮、肉桂、延胡索、姜黄、海桐皮各15克，白酒2500毫升。

制作 上药适当粉碎，盛于绢袋，与白酒置入容器中封固，隔水加热，煮1.5小时，取出放凉，再浸泡数日即可饮用。

功效 行气活血，消肿止痛。适用于跌打损伤、气滞血瘀、筋骨疼痛、活动受限等症。

专家叮嘱 每日2次，适量饮用。

破血散瘀酒

原料 羌活、防风、肉桂各3克，苏木5克，连翘、当归尾、柴胡各6克，水蛭9克（炒烟尽），麝香少许，白酒1000毫升。

制作 上药（除水蛭、麝香2味）用200毫升水煎至100毫升，去渣，兑入白酒中，再把水蛭、麝香研如泥，调入酒内搅匀即可饮用。

功效 破血散瘀，理气止痛。适用于跌打损伤、瘀血疼痛。

专家叮嘱 每日早、晚各1次，每次空腹饮15~30毫升。

化瘀止痛酒

原料 生地黄汁250毫升，丹皮、肉桂、桃仁各30克，白酒500毫升。

制作 肉桂去粗皮，桃仁去皮、尖后炒。将丹皮、肉桂、桃仁共捣为细末，并与生地黄汁、白酒同煎数十沸，候温，去渣备用。

功效 通经化瘀，止痛。适用于伤损瘀血等症。

专家叮嘱 每日3次，每次饮服适量。

舒筋定痛酒

原料 制乳香、制没药各15克，当归、血竭、红花、延胡索各10克，白酒1000毫升。

制作 乳香、没药均炮制后入药。上药粉碎成粗末，纱布袋装，扎口，白酒浸泡。7日后取出药袋，压榨取液。将榨得的药液与药酒混合，静置，过滤即得。

功效 舒筋活血，散瘀止痛。适用于跌打损伤、血瘀肿痛。

专家叮嘱 每日2~3次，每次30毫升，宜饭后服；外用，涂擦患处。

红花酒

原料 红花30克，白酒500毫升。

制作 红花浸泡于白酒中，7日后服用。

功效 活血通经，消肿止痛。适用于各种瘀阻疼痛。

专家叮嘱 每日2~3次，每次服20~30毫升。

消肿止血酒

原料 延胡索、刘寄奴、骨碎补各80克，白酒1350毫升。

制作 将上药共制粗末，浸入

白酒内，密封，每日摇荡1次，15日后即成。

功效 消肿定痛，止血续筋。适用于跌打损伤、瘀血肿痛。

专家叮嘱 每服15毫升，每日2次。

桃仁生地酒

原料 桃仁30克，生地黄汁、白酒各500毫升。

制作 桃仁去皮、尖，捣烂如泥，备用。生地黄汁、白酒共入砂锅内，煮沸后下入桃仁泥，再煮沸2~3分钟，滤取酒液即成。

功效 疏通脉络，活血祛瘀。适用于跌打损伤筋脉。

专家叮嘱 每次服20~30毫升，每日数次，不拘时，温服。

疖、痈疮肿

疖又称疖肿，是皮肤浅表的急性化脓性疾病，多发生于夏秋季节，正常人的毛囊及皮脂腺内通常都有细菌存在，在机体抵抗力降低及不注意个人卫生的情况下，这些细菌便会致病，造成毛囊及其所属皮脂腺急性化脓性感染即称疖，可扩散到皮下组织。好发于面、颈、腰下、臀部。

痈是发生于皮肤和皮下组织的化脓性炎症，是由金黄色葡萄球菌引起的多个相邻毛囊和皮脂腺的急性化脓性感染。痈为多头疖，常发生于颈项、背、腰等处，因而有颈痈、背痈、腰痈之称。

本病多见于成年人，糖尿病患者尤为易发。本病初期局部皮肤肿胀不适，表面有粟状脓头，继而脓头变多，疼痛剧烈，逐渐向外扩大，形成蜂窝，色红紫，最后中心坏死，并向深处发展，流出稠厚黄白色脓液。

如脓栓、坏死组织脱净，可逐渐愈合。常伴有发热、恶寒、头痛、乏力、食欲减退等全身症状。

蜜糖银花露

原料 蜜糖、金银花各50克。

制作 用砂锅加水煎金银花，煎至只剩2碗汁，放凉去渣。

功效

清热解毒。适用于小儿夏天长暑疖、脓疱及痱子合并感染。

专家叮嘱 加蜂蜜调服，每日1次。

芸香绿豆

原料 芸香草25克，绿豆100克，红糖适量。

制作 芸香草和绿豆加水5碗，煎成2碗，再加红糖炖片刻即成。

功效

清热解毒，消暑凉血。适用于疖疮以及咽喉痛。

专家叮嘱 1日内分2次服完。

三豆白糖羹

原料 绿豆、赤小豆、黑豆各100克，金银花、野菊花各20克，白糖适量。

制作 金银花、野菊花分别洗净，水煎2次，每次用水500毫升，煎半小时，两次混合，去渣留汁于锅中，加入"三豆"和清水200毫升，继续加热，用小火将豆煮至酥烂，下白糖，调溶。

功效

适用于疖肿热疮。

专家叮嘱 分2次食豆喝汤。

三花天葵公英饮

原料 金银花、野菊花、紫花地丁、天葵子各10克，蒲公英15克，白糖适量。

制作 将以上各味同加水煎煮，取汁入白糖调服。

功效

适用于疖肿破溃出脓期。

专家叮嘱 代茶饮，每日1剂，连用3日。

马齿苋银花饮

原料 马齿苋60克，金银花30克，白糖适量。

制作 上2味捣烂，绞取汁液30毫升，加冷开水100毫升，白糖适量

功效 清热解毒。适用于疖肿。

专家叮嘱 分2次服。

枸杞叶白糖饮

原料 鲜枸杞叶500克，白糖适量。

制作 鲜枸杞叶洗净、捣烂，取其汁液，加入白糖用滚开水冲服。

功效 清血热，消肿解毒，消结化瘀。适用于疖肿。

专家叮嘱 每日2次。

银花陈皮酒

原料 金银花、陈皮各9克，没药、乳香、天花粉、穿山甲（炙）、皂角刺（炒）、甘草、当归、赤芍、防风、浙贝母、白芷各3克，黄酒1000毫升。

制作 上药与黄酒共入砂锅内，小火煎至500毫升，滤取酒液即成。

功效 清热解毒，消肿溃坚，活血止痛。适用于疮痈肿毒初起，局部红肿热痛。

专家叮嘱 每取酒液适量饮服，以不醉为度，每日2~3次。

银翘黄芪饮

原料 金银花、连翘各30克，当归15克，黄芪20克。

制作 将上4味水煎。

功效 清热解毒，补养气血。适用于痈破溃后脓出过多、气血两虚证。

专家叮嘱 代茶饮。

米醋泡海带

原料 海带120克，米醋1000毫升，香橼皮9克。

制作 海带、香橼皮浸泡于米醋中，7天后即可服用。

功效 理气解郁。适用于单纯性甲状腺肿所致的肝郁气滞、心情不畅、胁痛腹胀，或月经前乳房、小腹胀痛等症。

专家叮嘱 每天吃海带6~9克，连服10~15日。

金银花甘草酒

原料 金银花150克，甘草30克，黄酒250毫升。

制作 金银花、甘草放入砂锅内，加水500毫升煎至250毫升，去渣，加入黄酒，煎沸即成。

功效 解毒消痈。适用于痈疽恶疮、肺痈、肠痈初起等。

专家叮嘱 每日1剂，3次分服。药渣外敷患处。

甲状腺肿大

甲状腺肿大是一种地方性流行疾病，主要由于缺碘，或甲状腺激素分泌相对不足而引起甲状腺代偿性肥大，多见于20~40岁的女性，本病起病缓慢，一般无全身症状，早期甲状腺肿大质软而光滑；晚期质硬，常有大小不等的结节，可出现压迫气管与食管的症状，中医称本病为"瘿病"，食疗当以多食含碘丰富的海品食物。

海藻郁金丹参汤

原料 海藻、丹参各15克，郁金9克，红糖适量。

制作 前3味药煎汤取汁，调入红糖即成。

功效 理气，化痰，软坚。适用于痰气郁结之甲状腺明显肿大、形成结节及胸闷气短等症。

专家叮嘱 每日1剂，连服2~4周。

海藻酒

原料 海藻500克，黄酒1000毫升。

制作 海藻去杂洗净，晒干，切碎，浸入黄酒内，密封贮存，15日后即成。

功效 消痰结，散瘿瘤。适用于缺碘性甲状腺肿大、高脂血症。

专家叮嘱 每次服15毫升，每日3次。

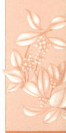

黄药子饮

原料 黄药子20克，白糖25克。

制作 将黄药子润透，切片，入锅加水300毫升，置大火上烧沸，改用小火煮25分钟，放入白糖即可。

功效 凉血，降火，解毒。适用于甲状腺肿大症。

专家叮嘱 每周1~2次。

郁金昆布饮

原料 郁金15克，昆布20克。

制作 郁金、昆布洗净，放入砂锅中，加水适量，煎汤，汤成去渣取汁。

功效 活血化痰散结。适用于治疗单纯性甲状腺肿。

专家叮嘱 每日1剂，分2次服用。

海带猪骨粳米粥

原料 粳米、海带各100克，猪骨500克，姜丝、食盐、味精、芝麻油各适量。

制作 粳米淘净加水烧开后，加入洗净的海带、敲裂的猪骨和姜丝，慢熬成粥，下食盐、味精和芝麻油调味即可。

功效 用于甲状腺肿大及高血压、动脉硬化。

专家叮嘱 分2次趁热空腹食用。

荔枝杏仁茶

原料 干荔枝50克，杏仁10克，茶叶3克，白糖适量。

制作 荔枝、杏仁、茶叶同放入砂锅中，加水适量，煎煮20分钟，去渣取汁，加入白糖，搅匀即可。

功效 理气化痰，清散痰结。用于治疗甲状腺肿大、甲状腺瘤等症。

专家叮嘱 每日1剂，当茶饮服。

芋艿丸

原料 生芋艿（芋头）1000克，海蜇、荸荠各100克。

制作 芋头晒干研粉；海蜇、荸荠煮水去渣后加入芋头粉和丸，如绿豆大。

功效

适用于痰瘀积型单纯性甲状腺肿。

专家叮嘱

每次服10克,每日2次,常服。

乳腺炎

乳腺炎以初产妇为多见,常因乳头皲裂、畸形、内陷和乳汁瘀积而诱发。致病菌主要为金黄色葡萄球菌或链球菌。如果炎症得不到及时治疗或控制,易形成乳房脓肿。中医学称之为"乳痈"。

急性乳腺炎在临床上主要表现为:畏寒、发热等全身性症状;乳腺肿胀疼痛,肿块界限不清,触痛明显。皮肤表面发红、肿胀明显时,腋下可扪及肿大淋巴结,如脓肿形成时,乳头可排出脓液。

中医学认为,本病多因情志影响,急怒忧郁,肝气不舒,以致乳汁排泌不畅,气滞血瘀,壅聚肿硬。或因产后饮食不节,过食腥荤厚味,胃肠热盛,复感毒热之邪,毒热壅阻而成痈,热盛肉腐而成脓。

肝郁、胃热是乳腺炎发病的内在根据。由于肝郁和胃热,再感受毒热外邪,毒热壅盛,瘀滞的乳汁被腐,逐渐扩散而发病。

香附粳米粥

原料 香附、红糖各30克,粳米50克。

制作 香附子煎取汁,加入粳米、红糖同煮成稀薄粥。

功效

适用于肝气郁结型乳腺炎。

专家叮嘱

温热时吃,每日1剂,连服1周。

蒲金粥

原料 蒲公英60克,紫花地丁、金银花各30克,粳米100克,白糖适量。

制作 先煎蒲公英、金银花、紫花地丁,去渣取汁,再入粳米煮作粥,加白糖调味。

功效

清热解毒。适用于急性乳腺炎、扁桃体炎、胆囊炎、眼结膜炎等。

专家叮嘱 每日2~3次，10日为1个疗程。

栝楼酒

原料 全栝楼30克，黄酒100毫升。

制作 上药捣烂，放入瓷杯中，冲入黄酒，再将瓷杯放在蒸锅中以小火蒸20分钟，去渣，即成。口服。日服2次，每次温服20毫升。

功效 清热化痰，消肿止痛。适用于乳腺炎初起、红肿热痛者。

苍耳炒鸡蛋

原料 苍耳子仁10粒，鸡蛋2枚，食用油、食盐各适量。

制作 苍耳子仁研成细末，与鸡蛋拌匀；起热锅，倒入食用油，烧至八成热时，倒入已拌好的苍耳子与鸡蛋，煎熟鸡蛋，加食盐和少量清水，煮沸即可。

功效 疏散风邪，化结消肿。适用于急性乳腺炎。

专家叮嘱 每日2次，将鸡蛋和苍耳子末全部吃完。

蒲公英虾肉汤

原料 虾肉、蒲公英各25克，白芍15克。

制作 3味共加水煎汤。

功效 适用于破溃期气血亏虚型急性乳腺炎。

专家叮嘱 食虾肉，饮汤。每日1剂，分2次食完，连用5日。

三草红糖蛋

原料 夏枯草、蒲公英各15克，益母草20克，鸡蛋2枚，红糖50克。

制作 夏枯草、蒲公英、益母草装入纱布袋内，扎口，置砂锅内，加清水适量，旺火煮沸，打入鸡蛋，加红糖，改小火煨60分钟，将汤、蛋倒入大碗中。

功效 清热解毒，化瘀消肿。适用于产褥期急性乳腺炎。

专家叮嘱 吃蛋，喝汤。每日早、晚各1次。

白果仁酒

原料 白果仁400克，白酒500毫升。

制作 白果仁研为细末，每取10克，以白酒15毫升冲服。

※ 功效
消炎，收敛。适用于乳腺炎患处溃烂。

专家叮嘱 每日服2次。同时取药末20克，以低度白酒调敷患处，每日1次。

蒲公英酒

原料 鲜蒲公英50克，黄酒30毫升。

制作 蒲公英洗净晾干，捣烂取汁，兑入黄酒调匀饮服。

※ 功效
清热解毒，消肿散结。适用于乳腺炎、乳房肿痛。

专家叮嘱 每日服1~2剂。同时可用蒲公英渣外敷患处。

忍冬藤酒

原料 忍冬藤150克，生甘草30克，白酒250毫升。

制作 先将忍冬藤捶碎，与甘草同入砂锅内，加水500毫升，慢火煎到250毫升，加入白酒，再煎沸10~15分钟，去渣取酒。

※ 功效
清热解毒，消肿止痛。适用于治疗急性乳腺炎初期、局部微红肿痛者。

专家叮嘱 分3次温饮。

痔疮

痔疮是痔静脉曲张所引发的肛门疾病。根据发病的部位，可分为内痔、外痔及混合痔3种。内痔发生于肛门齿线以上，由内痔静脉丛曲张形成，表面为黏膜，易于出血。外痔由外痔静脉丛曲张形成，发生于肛门齿线以下，表面为皮肤。混合痔发生在齿线上下，有内痔和外痔同一部位存在。

痔疮的发生多与便秘、过食辛辣刺激性食物、久泻、久坐、久蹲、腹内肿物、妊娠、前列腺肥大、肝病等因素密切相关。内痔的早期多无明显的自觉症状，以后逐渐出现便血、内痔脱出、肛门痛痒等症状，血为鲜红色，不与粪便相混。单纯性外痔可无明显感觉，有时肛门处有异物感，检查时可见肛缘处有圆形或椭圆形隆起，触处有弹性，无压痛。

中医学认为，本病多因饮食不节、过食辛辣、久泻等，造成湿热下注、气血不畅、脉络阻滞所致。治宜清热利湿，活血化瘀，凉血止血。

地瓜藤酒

原料 地瓜藤 25 克，白酒 500 毫升。

制作 地瓜藤切碎，浸入白酒内，密封，5~7日即成。

功效 清热除湿，行气活血。适用于痔疮、腹泻、黄疸、消化不良、白带增多等。

专家叮嘱 每次服 30 毫升，每日 2 次。

血三七酒

原料 血三七（红三七）100 克，白酒 1000 毫升。

制作 血三七浸入白酒内，密封，每日摇荡 1 次，7 日后即可饮用。

功效

活血通络，祛瘀止痛。适用于痔疮。

专家叮嘱 每次服 20~25 毫升，每晚睡前服 1 次。

白糖炖鱼肚

原料 鱼肚 30 克，白糖 50 克。

制作 鱼肚、白糖同放瓦锅内，加清水适量，用小火将鱼肚炖熟。

功效

清热毒，润肠通便。

专家叮嘱 日服 1 次，连服 7 日。

荞麦猪苦胆丸

原料 荞麦面 200 克，猪苦胆 1 个，蜂蜜 150 毫升。

制作 猪苦胆汁与荞麦面和匀，以能成丸为度，每丸重10克。

功 效

适用于湿热型痔疮。

专家叮嘱 每服3丸，隔日1次，连用3次，以蜂蜜为引，白开水送下。

清蒸鳝鱼羹

原料 活鳝鱼1000克，火腿、猪板油各10克，玉兰片40克，香菇25克，葱白、豌豆苗、料酒、食盐、味精、淀粉、高汤各适量。

制作 鳝鱼宰杀，去头骨及内脏，用清水洗去血污，放入沸水锅中焯一下，用清水漂洗干净，切成6厘米长段，背面剞十字花刀摆在盘中；将葱白切段，火腿、玉兰片、香菇切成片，猪板油切成小丁，都撒在鳝鱼上。加入高汤、味精、食盐、料酒，上锅蒸15分钟，将原汤滗入锅中，加高汤煮沸勾芡浇在鱼身上，撒上豌豆苗作点缀即可食用。

功 效

滋补壮阳，养血通络。用于体虚、久痢、痔疮出血、肝肾虚损、腰背痛等症。

专家叮嘱 佐餐食用。

无花果炖瘦猪肉

原料 无花果60克，猪瘦肉100克，食盐、鸡精各适量。

制作 猪瘦肉洗净切块，与无花果一起放入砂锅中，加水小火炖煮，至瘦肉烂熟，去无花果加调料即成。

功 效

健胃理肠，清热解毒。适用于痔疮。

专家叮嘱 饮汤吃肉。

槐花荆芥粉

原料 槐花、荆芥穗各适量。

制作 槐花、荆芥穗各取等份，共研细末备用。

功 效

适用于痔疮出血、肛裂出血。

专家叮嘱 每次服5克，以米汤送服，每日服3次。

凌霄槐花糯米粥

原料 凌霄花、槐花各等份，糯米50克。

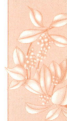

制作 将凌霄花、槐花共研细末。将糯米煮粥，粥熟后调入药末5克。

功效 适用于内痔出血、肛裂出血。

专家叮嘱 日服1~2次。

三粉糊

原料 黑芝麻粉、糯米粉、核桃粉各500克，蜂蜜250毫升。

制作 上药炒熟后用蜂蜜调匀，每天100克用沸水冲成糊状食用。

功效 补益肝肾，润肠通便。适用于内痔便秘肾虚患者。

阿胶糯米粥

原料 阿胶30克，糯米100克，红糖50克。

制作 先将糯米煮粥，捣碎阿胶、红糖，粥将熟时加入，搅匀再煮2~3分钟即可。

功效 适用于血虚型痔疮。

专家叮嘱 每日1次，3~5日为1个疗程，可间断服食。

苦参红糖鸡蛋

原料 苦参、红糖各60克，鸡蛋2枚。

制作 先用水煎苦参，去渣，取汁液加入红糖，煮鸡蛋至熟。

功效 适用于湿热型痔疮。

专家叮嘱 吃蛋喝汤，顿食，每日1剂，连用1周。

脱肛

脱肛是指肛管和直肠的黏膜层以及整个直肠壁脱落坠出，向远端移位、脱出肛外的一种疾病。中医称脱肛或直肠脱垂。脱肛发病原因与人体气血虚弱，机体的新陈代谢功能减弱，自身免疫力降低，疲劳、酒色过度等因素有关。

本病多见于老人、小孩久病体虚者和多产妇女。发病之初，患者可有肛门发痒红肿、坠胀等表现，排便后脱出的黏膜尚能够自动收缩，但随着病情的加深，患者可能出现大便脓血、脱肛不收，此时则需要用手将直肠托回肛门，甚至严重的咳嗽、打喷嚏均可引起直肠再次脱出。中医认为脱肛均为中气不足，气陷为主，治宜补益中气、固摄升提为主。

黄芪羊肉汤

原料 黄芪15克，羊肉250克，山药10克，黄酒、面粉、咸韭菜花末各适量。

制作 羊肉洗净切片；黄芪切片；山药切段。将上3味一同放砂锅内，加水、黄酒，同炖，至肉熟加面糊勾芡，吃时撒上腌咸的韭菜花末即可。

功效 益气健胃，滋阴补虚。适用于体质虚弱、中气下陷之脱肛、子宫下垂等症。

专家叮嘱 每日分2次服用。食羊肉饮汤。

带鱼益气汤

原料 带鱼1斤，黄芪24克，炒枳壳9克。

制作 带鱼宰杀切段，与黄芪、炒枳壳（纱布包扎好）同入锅中，加清水适量，水煎至肉熟，去掉药包即可。

功效 益脾补虚。本方适用于治疗气虚所致的脱肛。

专家叮嘱 饮汤食肉。

二麻猪大肠

原料 升麻10克，黑芝麻60克，猪大肠1段（约30厘米），食盐、味精各适量。

制作 猪大肠洗净，升麻和芝麻入袋，紧扎两端，加水适量煮熟，去升麻、黑芝麻，加入调料调味即可。

功效 升提中气，补益肝肾。适用于脱肛、子宫下垂。

专家叮嘱 饮汤吃猪大肠。

巴戟猪大肠

原料 巴戟天30克，猪大肠

150～200克，食盐、味精各适量。

制作 猪大肠洗净，把巴戟纳入猪大肠内，放入砂锅中，加水炖煮，至猪大肠烂熟，去巴戟加调料即成。

功效 补肾壮阳，补益下焦。适用于脱肛。

专家叮嘱 喝汤吃肉。

黄精益气酒

原料 黄精50克，白酒1000毫升。

制作 黄精洗净、切片、晾干，装入纱布袋中，封袋口，置酒坛中，加入白酒，密封浸泡1个月即可饮用。

功效 润心肺，强筋骨，补中益气。适用于体虚脱肛。

参芪清蒸羊肉

原料 熟羊肋条肉500克，水发香菇1个，玉兰片3片，党参、黄芪各15克，葱、姜、花椒、食盐、味精、胡椒面、鸡汤各适量。

制作 ❶ 水煮党参、黄芪2次，将药液浓缩至30毫升；羊肉切成6厘米长、3厘米宽的片。❷ 在碗内将玉兰片摆成尖朝外的三角形；香菇里面朝上，放于当中；羊肉整齐地码在上面，加入葱、姜、花椒、食盐、味精、胡椒面、鸡汤、参芪浓汁等，用盘扣住，大火上笼蒸30分钟取出。❸ 揭去盘子，余汁倒入锅内，添入清汤，撇去浮沫，浇在羊肉上。

功效 温中益气，健脾利湿。适用于脾胃虚弱、气血不足、身倦乏力、食少、久泻、脱肛、子宫下垂、小便频数等症。

专家叮嘱 分次佐餐。

黄芪鲫鱼汤

原料 鲫鱼250克，黄芪15克，生姜3片，食盐、味精各适量。

制作 鲫鱼去鳞及内脏，洗净切块。黄芪入砂锅中水煎2次，去渣，合汁1碗，同鲫鱼块、生姜、食盐共煮熟烂，调以味精即成。

功效 益胃健脾，补气升阳。适用于气虚所致的脱肛、子宫脱垂及胃下垂等症。

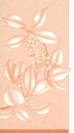

专家叮嘱 食肉，饮汤。

黄芪枳壳炖带鱼

原料 带鱼1000克，炒枳壳15克，黄芪50克，食盐、姜、葱、味精、料酒各适量。

制作 黄芪、炒枳壳洗净碎细，用白纱布包好，扎紧；将带鱼去头，除内脏，切成5指长的段，洗净，放入油锅中略煎片刻，再放入药包及葱、姜、料酒、食盐，注入清水适量，加入味精调好味即成。

功效

温养脾胃，补气生血。适用于脱肛、胃下垂、子宫下垂、久泻等中气下陷病患者食用。

专家叮嘱 佐餐食用。

皮肤瘙痒

皮肤瘙痒症是一种无原发性病变，仅有皮肤瘙痒及继发性抓痕、血痂、皮肤肥厚、苔藓样变等皮损的常见皮肤病。中医称之为痒风、风瘙痒，因部位不同又有阴痒、肛门痒等。本病可广泛发生于全身，亦可局限于肢体一部。表现为阵发性瘙痒，往往以晚间为重，难以遏止，故而致失眠或夜寐不安，白天无精打采，精神不振，根据其临床表现可分为风热、风寒、湿热、血虚等4种类型。故选择食疗药膳时应当以疏风、清热、散寒利湿、养血润肤为治疗大法，予以辨证施食。

苍耳草粥

原料 苍耳草20克，粳米100克。

制作 粳米淘净；苍耳草洗净切碎，放入锅内，加清水适量，用大火烧沸后，转用小火煮10～15分钟，去渣留汁。将粳米、苍耳草汁放入锅内，置大火上烧沸后，转用小火煮至米烂成粥即可。

功效

祛风解毒。适用于风热外侵之皮肤瘙痒。

专家叮嘱 每日1次，作早餐食用。

银耳竹叶茅根饮

原料 银耳10克,竹叶5克,白茅根30克,金银花3克,冰糖适量。

制作 将竹叶、白茅根洗净加水适量煎熬,煮沸后15分钟取液1次,反复3次,把药液合并待用;另将银耳用温水泡开,择洗干净。用药液将银耳上火烧沸后,改小火熬至银耳熟烂,加入冰糖。最后把洗净的金银花撒入银耳汤中,略煮沸即可服用。

功效 滋阴润燥,熄风止痒。适用于血热蕴肤型皮肤瘙痒。

专家叮嘱 时时饮之。

牛蒡子蝉蜕粥

原料 牛蒡子10克,蝉蜕、丹皮各15克,粳米50克。

制作 牛蒡子、蝉蜕、丹皮水煎取汁。粳米淘洗干净,加药汁,加清水适量,同煮为粥。

功效 散风除热,透疹解毒。用于皮肤瘙痒症、风疹的辅助治疗。

专家叮嘱 早晚食用。

防风生姜粥

原料 防风、生姜各15克,威灵仙10克,粳米100克。

制作 防风、生姜、威灵仙水煎取药汁。粳米淘洗干净,加药汁,加清水适量,同煮为粥。

功效 祛风除湿,解表散寒。用于皮肤瘙痒、类风湿性关节炎、风湿性关节炎的辅助治疗。

专家叮嘱 每日1剂,早、晚服用。

桃仁蝉蜕粥

原料 桃仁、赤芍、蝉蜕各15克,粳米100克。

制作 桃仁、赤芍、蝉蜕水煎取药汁。粳米淘洗干净,加药汁,加清水适量,同煮为粥。

功效 活血祛瘀,散风,透疹。用于皮肤瘙痒症的辅助治疗。

专家叮嘱 每日1剂,早晚服用。每7~15日为1个疗程。

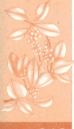

风疹瘙痒茶

原料 生黄芪10克,野菊花15克,土茯苓20克,荆芥穗7克。

制作 以上各药共研粗末,置保温瓶中,冲入适量沸水,加闷10多分钟。

功效 清热解毒,祛风利湿。适用于痒疹属风热湿毒者。如风团样瘙痒性丘疹,风团红肿消退后,可遗留丘疹剧痒,常对称分布于四肢、躯干和面部。

专家叮嘱 代茶频频饮服。每日1剂。

川芎白芷炖鱼头

原料 川芎、白芷各9克,鳙鱼头500克,葱、胡椒、姜、食盐各适量。

制作 鳙鱼头去鳃、洗净;川芎、白芷洗净。将鱼头、川芎、白芷放入砂锅内,加水适量,再放入葱、胡椒、姜,大火烧沸。再以小火炖半小时,入食盐调味。

功效 祛风散寒。适用于风寒侵表之皮肤瘙痒。

专家叮嘱 分2次于早、晚食鱼喝汤。

苦参菊花止痒茶

原料 苦参15克,野菊花12克,生地10克。

制作 将上3味共研粗末,置保暖瓶中,冲入适量沸水,盖盖闷20分钟。

功效 清热燥湿,凉血解毒。适用于痒疹属湿热夹血热证者。如痒疹红色,上肢、躯干为多,遇热加重,苔黄腻、舌质红等。

专家叮嘱 代茶频频饮服,每日1剂。

豆奶核桃芝麻饮

原料 黄豆50克,大米60克,核桃仁、白芝麻各30克,牛奶300毫升,白糖适量。

制作 黄豆浸水泡1日,视豆

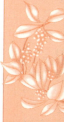

第五章 常见疾病调理药膳

213

浸胀后待研；大米用水浸1小时，与核桃仁、白芝麻、泡好的黄豆拌匀，加入牛奶、清水，倒入小磨里磨出浆，过滤入锅煮沸，加白糖少许，即可饮用。

功效 补虚损，养血润肤。适用于血虚风燥型皮肤瘙痒症。

专家叮嘱 不拘时，时时饮之。

姜桂羊肉

原料 生姜15克，羊肉250克，桂皮3克。

制作 桂皮研成细粉，生姜切成小片。羊肉与姜片按常法煮熟。羊肉可沾桂皮粉食用。若无桂皮，也可以胡椒末代用。

功效 适于皮肤干燥、瘙痒不绝者。

芹菜大枣汤

原料 芹菜200~500克，大枣60~120克。

制作 芹菜洗净切段，大枣洗净，2味加水适量煮汤。

功效 养血清肝。适用于皮肤瘙痒症。

专家叮嘱 分次饮用。

荆芥地黄绿豆汤

原料 荆芥、薄荷各10克，生地黄、绿豆各100克。

制作 前3种水煎取汁或纱布包，与绿豆同煮汤，去药包。

功效 清热凉血。适用于皮肤瘙痒症。

专家叮嘱 分2次服用。

干姜桂枝枣汤

原料 干姜9克，大枣10枚，桂枝6克。

制作 3味一起加水适量，煎为汤。

功效 疏风散寒。可辅治风寒侵表型皮肤瘙痒症。

专家叮嘱 饮汤，食枣。每日1剂，连服7~8剂。

白癜风

白癜风为一种皮肤色素缺乏症，是由于皮肤表皮与真皮交界处色素细胞功能丧失而不能产生黑色素所致。可发生于任何部位的皮肤上，但常见于面、颈、手、背、前臂等处，大小形态不一。患处皮肤色素消失而呈白色，界限清楚，毛发往往变白，边沿可有色素沉着，患处皮肤知觉、分泌及排泄功能均正常，无自觉症状。属于中医学"白癜""白驳""白驳风"的范围。

中医学认为，本病系风湿郁于皮毛、气血失和、肤失濡养所致，治疗原则以活血疏风、调和气血为主。

黑豆芝麻粥

原料 黑豆30克，黑芝麻末15克，糯米60克，红糖适量。

制作 以上各物加水适量煮粥，加适量红糖。

功效 养血补肾，健脑增色。适用于治疗风热血热、肝肾不足而引起的色素脱失、皮肤变白的白癜风病。

专家叮嘱 1日服完，可常服。

黄精首乌鸡

原料 黄精30克，何首乌20克，乌骨鸡750克，姜、葱、料酒、食盐各适量。

制作 乌鸡去头脚、内脏，切块；黄精、首乌用纱布袋包扎后与乌鸡加汤同煮。待熟去药袋，加姜、葱、料酒、食盐调味即可。

功效 益气血，补肝肾，增色消斑。用于治疗风热血热、肝肾不足而引起的色素脱失、皮肤变白的白癜风病。

专家叮嘱 吃鸡喝汤，每周服2次，6次为1个疗程。可反复服。

核桃仁肝片

原料 核桃仁30克，猪肝片250克，食用油、食盐、料酒、白糖各适量。

制作 核桃仁去皮稍切小块状，

猪肝用芡料或蛋清浆一下，油锅爆炒时加入核桃仁同炒，加食盐、料酒、白糖等调味，熟后盛起即可。

功效 滋肝补肾。可提供酪氨酸，促进白癜风治愈。

专家叮嘱 可作菜肴常吃。

马齿韭菜包子

原料 马齿苋300克，韭菜150克，面粉1000克，葱、姜、熟猪油、酱油、食盐、鸡蛋、味精各适量。

制作 ❶ 马齿苋、韭菜分别洗净，阴干2小时，切成碎末；将鸡蛋炒熟弄碎。❷ 马齿苋、韭菜、鸡蛋拌在一起，加上食盐、酱油、熟猪油、味精、葱、姜末为馅。和面制成包子，放在蒸笼里蒸熟食用。

功效 清热祛湿，散血解毒。适用于传染病，并可预防斑秃、白癜风、银屑病及神经性皮炎、心血管病。

专家叮嘱 随量食。

白癜风酊

原料 蛇床子、苦参饮片各40克，土槿皮20克，薄荷脑10克，75%的乙醇1升。

制作 以上诸药共研细末，置容器中，加入适量乙醇，将药物渗透，放置6小时，然后加入剩下的乙醇，浸泡数日。最后加入薄荷脑，溶化、拌匀，即成。

功效 清热，祛风，止痛。适用于白癜风。

专家叮嘱 每次取此药酒涂擦患处，每日3~5次。

苦参蜂房酒

原料 苦参400克，露蜂房20克，糯米1000克，酒曲100克。

制作 ❶ 糯米用清水2升浸泡12小时，捞出上笼蒸成熟米饭，然后与米泔水混匀，待温度降至30℃左右时，拌入酒曲调匀，置瓷瓮中，密封瓮口。21日后酒热启封，压去酒糟，滤取酒液备用。❷ 将苦参、露蜂房用凉开水快速淘洗，沥干水液，晒干，研为细末，用纱布袋包好，置于酒坛内，注入上述酒液，密封，隔水炖沸6小时，候凉，埋入地下3日，以去火毒，取出，滤取酒液即成。

> **功 效**
>
> 祛风解毒，杀虫。适用于白癜风。

> **专家叮嘱** 每次服 30～50 毫升，每日 3 次。

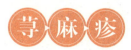

荨麻疹

荨麻疹是在皮肤上突然出现的暂时性水肿性风团，一般在 24 小时内消退。临床主要表现为：皮肤突然出现风团，形状大小不一，颜色为红色或白色，迅速发生，消退亦快，剧烈瘙痒。患者常有恶心、呕吐、腹痛、腹泻、咽部发紧、声哑、胸闷、呼吸困难等症状，甚至有窒息的危险。

根据临床特点，本病分为急性和慢性两种。

急性荨麻疹多因体质关系，又食鱼、虾、蟹、蛋等荤腥不新鲜食物；或因饮酒；或因内有食滞、邪热，复感风寒、风热之邪；或因平素体健汗出当风，风邪郁于皮肤腠理之间而诱发。也有因为服药、注射药物引起过敏而诱发。

慢性荨麻疹，多因情志不遂，肝郁不舒，郁久化热，伤及阴液，或因有慢性病（如肠寄生虫、肾炎、肝炎、月经不调等）平素体弱，阴血不足；或因皮疹反复发作，经久不愈，气血被耗。在此情况下，复感风邪，以致内不得疏泄，外不得透达，郁于皮肤腠理之间，邪正交争而发病。

菊芍饮

原料 冬瓜皮 20 克，黄菊花 15 克，赤芍 12 克，蜂蜜适量。

制作 前 3 味煎汤去渣，调入蜂蜜。

> **功 效**
>
> 祛风清热。适用于风热郁积型、瘀血阻滞型荨麻疹。

> **专家叮嘱** 代茶饮，每日 1 剂。连服 1 周。

芝麻黄酒羹

原料 黑芝麻 40 克，白糖 10 克，黄酒 50 毫升。

制作 黑芝麻炒焦，研为极细末，与黄酒同置碗内，搅匀，隔水蒸沸 20 分钟，取出，加入白糖调服。

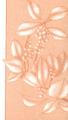

功效

补肝益肾，祛风止痒，润肠通便。适用于外感风邪或血虚生风所致的荨麻疹。

专家叮嘱 每日晨起空腹1次服下，轻者连服2~3日，重症者连服4~5日。

多皮饮

原料 地骨皮、五加皮、大腹皮、粉丹皮、川槿皮各10克，桑白皮、干姜皮各6克，白鲜皮、赤茯苓、冬瓜皮、扁豆皮各15克。

制作 将以上各味材料水煎2~3次。

功效

健脾除湿，疏风，调和气血。适用于慢性荨麻疹。

专家叮嘱 每天分2~3次温服。

葛麻姜汤

原料 葛根12克，麻黄、桂枝、甘草、生姜各6克，白芍10克，大枣15克。

制作 上几味同水煎饮服。

功效

解肌发表。适用于各型荨麻疹。

专家叮嘱 每日1剂，每日服2~3次。

大枣炖猪胰

原料 猪胰1具，大枣250克，食盐适量。

制作 猪胰洗净，切成小块，炒熟再加食盐、大枣及适量水炖熟。

功效

适用于气血两虚型荨麻疹。

专家叮嘱 喝汤，吃枣、猪胰，每日1剂，连服2周。

绿豆刺蒺藜汤

原料 绿豆100克，刺蒺藜15克，蜂蜜适量。

制作 将刺蒺藜纱布包，与绿豆同煮汤，以蜂蜜调味。

功效

祛风，清热，止痒。适用于荨麻疹。

专家叮嘱 食绿豆饮汤，分2~3次服完。

牛蒡蝉蜕酒

原料 牛蒡子500克,蝉蜕30克,黄酒1500毫升。

制作 牛蒡子打碎,与蝉蜕一同浸入酒内,密封贮存,10日后即成。

功效

散风宣肺,清热解毒。适用于风热袭表型荨麻疹,症见风团时有时消、痒甚或兼咳嗽、红肿疼痛等。

专家叮嘱 每于饭后饮服30毫升,每日2次。

荸荠清凉汤

原料 荸荠200克,鲜薄荷叶、白糖各10克。

制作 荸荠洗净去皮切碎搅汁,鲜薄荷叶加白糖捣烂,放荸荠汁中加水至200毫升,煎汤服。

功效

凉血,祛风,止痒。适用于血热者荨麻疹。

专家叮嘱 代茶频饮。

蝉蜕黄酒饮

原料 蝉蜕末(焙酥研末)10克,黄酒20毫升。

制作 取搪瓷缸1个,加水约150毫升,置炉火上待沸,加蝉蜕末、黄酒,再用大火煎1~2分钟,待温后即可服。

功效

止痒抗敏。适用于荨麻疹。

专家叮嘱 每晚临睡前1次服下,不可间隔,至愈方止;服药后盖被取汗效果更好。

白果薏米粥

原料 去壳白果种仁8~12粒,薏苡仁100克,白糖或冰糖适量。

制作 以上各原料加水适量煮成粥。

功效

祛风排脓,清热消肿。适用于荨麻疹。

专家叮嘱 作早晚餐食。

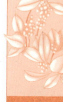

脚气

脚气是一种浅部真菌感染所致的常见皮肤病，可分为干性和湿性两种类型。干性脚气的症状为脚底皮肤干燥、粗糙、变厚、脱皮、冬季易皲裂等；湿性脚气的症状是脚趾间有小水疱、糜烂、皮肤湿润、发白，擦破老皮后可见潮红、渗出黄水等。二者均有奇痒的特点，也可同时出现，反复发作。春夏加重，秋冬减轻。本病属于中医学"脚湿气"的范围。治疗原则以清热、利湿、消肿为主。

青风藤酒

原料 青风藤15克，白酒500毫升。

制作 青风藤捣碎，浸入白酒内，密封，每日摇荡1次，7日后去渣即成。

功效 祛风湿，通经络。适用于脚气湿肿、风湿痹痛、麻木瘙痒等。

专家叮嘱 每次服15～20毫升，每日2次。

紫菜车前子汤

原料 紫菜、车前子各25克。

制作 紫菜与车前子加水煎汤。

功效 祛湿，解热。适用于湿性脚气。

专家叮嘱 每日服2次。

大枣花生赤豆汤

原料 生花生仁（带衣）90克，赤小豆100克，大枣50克。

制作 上3味洗净后，加水煮汤。

功效 滋养，补血益气。适用于虚寒型脚气。

专家叮嘱 食枣、豆、花生，饮汤。

附片猪蹄汤

原料 白附片、木瓜各30克，白术15克，猪蹄2000克。

制作 白附片、白术、木瓜三药用布包与猪蹄同炖，待猪蹄熟透后取出药袋。

功效

温肾阳，祛寒湿，活血脉。适用于干脚气。

专家叮嘱 分餐食猪蹄，喝汤。

豆仁粥

原料 赤小豆、生花生米各50克，薏苡仁30克，大蒜15克，大枣15枚。

制作 上5味同煎做粥，任意食用。

功效

健脾利湿。适用于湿脚气患者。

绿豆猪肝粥

原料 绿豆60克，猪肝、大米各100克。

制作 猪肝洗净切片备用；绿豆、大米分别洗净。先将绿豆入锅加水煮沸，改小火煮至豆熟，放入肝片和大米煮成粥，加调料即成。

功效

养血和脾，利水消肿。治疗脚气病、水肿。

吴茱萸木瓜粥

原料 吴茱萸5克，木瓜10克，生姜2克，大枣4枚，粳米100克。

制作 吴茱萸、木瓜、生姜研为细末。再与大枣、粳米同煮作粥。

功效

温经散寒，舒筋活络。适用于脾肾阳虚寒盛所致的脚气病。

专家叮嘱 空腹食用。

谷皮糠粥

原料 粳米50克，新鲜谷皮糠适量。

制作 粳米洗净煮为稀粥，等到粥成时把谷皮糠调入粥中煮至粥稠。

功效

主治脚气病。

专家叮嘱 作早晚餐食用。

皮骨黄豆

原料 黄豆100克，陈皮3克，羊脚骨150克。

制作 将黄豆、陈皮与羊脚骨用水炖烂，适加调味品食盐等食用。

功效

主治脚气病。

专家叮嘱 佐餐食用。

第五章 常见疾病调理药膳

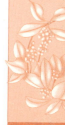

第四节　妇科疾病

月经不调

月经不调是指月经的周期、经期或经量出现异常，如以经期改变为主的经期延长，以月经周期改变为主的月经先期、月经后期、月经先后无定期，以及以经量改变为主的月经过多、过少等。中医认为，月经周期的变异多与脏腑功能紊乱有关，经量的多少与气血的虚实有关。现代医学则认为本病多由内分泌失调引起。

对于月经提前者应注意补充铁质。同时还要增加维生素C的供应，维生素C有促进生血功能的作用，可用以辅助治疗缺铁性贫血。此外，保证高蛋白质供给是此类妇女的当务之急。至于月经延迟者可能与营养不良，特别是蛋白质缺乏后的性激素及生长激素合成、运转受阻有关。所以，此类病人应荤素搭配，注意营养丰富，避免贫血。经血过多的妇女，应多食富含蛋白质、铁质和铜质等造血物质的食物，多吃蔬菜、水果，以保证叶酸和维生素的摄入量，避免温燥动血及辛辣食品。

艾姜粥

原料　干艾叶15克（鲜品30克），生姜10克，粳米50克，红糖适量。

制作　生姜、艾叶煎取浓汁去渣，与粳米、红糖加水煮为稠粥。

功效　温经止血，散寒止痛。适用于妇女痛经、月经不调、小腹冷痛等。

专家叮嘱　月经过后3天服，月经来前3天停。每日2次，早、晚温服。

益母草汁粥

原料　鲜益母草汁、蜂蜜各10毫升，鲜生地黄汁、鲜藕汁各40毫升，生姜汁2毫升，粳米100克。

制作　先以粳米煮粥，待米熟时，加上述诸药汁及蜂蜜，煮成稀粥即成。

❀ **功 效**

滋阴，养血，调经，消瘀，除烦。适用于妇女月经不调、功能性子宫出血、产后血晕等。

专家叮嘱 煮粥时宜用砂锅，不宜用铁锅。凡大便溏薄者、脾虚腹泻者忌用。每日2次，温服。病愈即停，不宜久服。

益母草煮鸡蛋

原料 益母草30克，鸡蛋2枚。

制作 将上2味加水适量同煮，鸡蛋熟后去壳，再煮片刻即可。

❀ **功 效**

补血调经。适用于月经先期有乳房胀痛者。

专家叮嘱 月经前每日1次，连服数日，吃蛋饮汤。

党参黄芪羊肉汤

原料 黄芪、党参、当归各25克，羊肉500克，生姜50克。

制作 将生姜、羊肉洗净切块，药物用布包好，同放砂锅内加水适量，大火煮沸后，小火炖2小时，去药包，调味服食。

❀ **功 效**

补气益血。适用于血虚型月经延后、量少色淡、小腹疼痛、面色苍白等。

专家叮嘱 月经后，每日1次，连服3～5天。

当归补血粥

原料 黄芪30克，当归10克，粳米或糯米100克，红糖适量。

制作 将黄芪切片，与当归共煎，取汁去渣，再与洗净的粳米同入砂锅，加水适量，共煮为粥。加红糖调味。

❀ **功 效**

益气补血。适用于气血不足所致的月经先期、量多色淡、质地清稀、神疲倦怠、面色不华、气短心悸、小腹有空坠感等。

专家叮嘱 分2次，温热服。

参芪白莲粥

原料 人参6克，黄芪30克，大枣15枚，白莲子（去心）、粳米各60克。

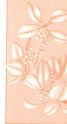

制作 先将人参、黄芪用清水300毫升，小火煮取200毫升，去渣取汁，加入大枣（去核）、莲子、粳米共煮为粥。

❀ 功 效

益气摄血。适用于月经量多、色淡、质地清稀、神疲倦怠、食欲不振、气短心悸等。

专家叮嘱 每日1次，连服7天。

黑米阿胶粥

原料 阿胶30克，黑糯米100克，红糖适量。

制作 先将黑糯米煮粥，待粥将熟时，放入捣碎的阿胶，边煮边搅匀，稍煮2～3沸，加入红糖即可。

❀ 功 效

滋阴补虚，养血止血，安胎，益肺。适用于月经不调、咯血、衄血、大便出血等。

专家叮嘱 每日分2次服，3天为1个疗程，间断服用。连续服用可有胸满气闷之感觉，故宜间断服，脾胃虚弱者不宜多食。

补中升阳粥

原料 黄芪、粳米各30克，人参5～10克，柴胡、升麻各3克，红糖适量。

制作 先煎黄芪、人参、柴胡、升麻，去渣取药汁，与粳米共煮粥。加红糖调味。

❀ 功 效

补气摄血，升阳举陷。适用于月经过多、过期不止、色淡而清稀如水、面色苍白、气短懒言、心悸不宁、小腹空坠、肢软无力、食欲不振等。

专家叮嘱 每日1次，可连服7天。

痛 经

妇女在经期或行经前后，发生下腹及腰骶部疼痛，常伴有头晕、恶心、呕吐、乳胀等症状，称为痛经。痛经可分原发性和继发性两种。原发性痛经亦称功能性痛经，是指生殖器官无明显器质性病变的月经疼痛，多见于未婚或未孕的妇女；继发性痛经常由生殖系统器质性病变，如子宫内膜异位症、盆腔炎、子宫黏膜下肌瘤等引起。临床上常见有气滞血瘀、寒凝胞中、湿热下注、气血两虚、肝肾虚损等证型。

黑豆蛋酒汤

原料 黑豆 60 克，鸡蛋 2 枚，米酒 120 毫升。

制作 将黑豆、鸡蛋洗净放锅中，加适量水，用小火煮，至鸡蛋熟后取出去壳，放入锅中，再煮一会儿即成。服时加米酒。

功效 调中，下气，止痛。适用于气血两虚型痛经。

专家叮嘱 吃蛋，喝汤。每日 2 次。

参茸补血酒

原料 丹参 30 克，川芎、何首乌、甘草、茯神各 12 克，枸杞子、五味子、豆蔻各 9 克，鹿茸 6 克，白术、莲子肉、远志、生地黄、当归、九节菖蒲各 15 克，白糖 250 克，白酒 2500 毫升。

制作 将上 15 味药盛入纱布袋里，与白糖、白酒一起置入罐中，封罐口，放入锅中隔水蒸 3 小时后，止火待凉，埋地下 3 日出火毒，5 日后便可去药袋服用。

功效 补血益精。适用于妇女气滞血亏、闭经、崩漏、月经不调、赤白带下、腰腿酸痛、干血痨症，并能调经易孕。男子服能补精种子。

专家叮嘱 每日 3 次，每次饮用 15～30 毫升。

红花山楂酒

原料 红花 15 克，山楂 30 克，白酒 250 毫升。

制作 将上药入酒中浸泡 1 周即成。

功效 活血化瘀。适用于经来量少、紫黑有块、小腹胀痛、拒按、血块排出后疼痛减轻。

专家叮嘱 每日 2 次，每次饮服 15～30 毫升。视酒量大小，不醉为度。

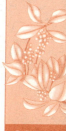

吴茱萸粥

原料 吴茱萸2克，粳米50克，生姜2片，葱白2根。

制作 将吴茱萸研为细末，用粳米先煮粥，待米熟后下吴茱萸末及生姜、葱白，同煮为粥。

功效 补脾暖胃，温中散寒，止痛止吐。适用于虚寒型痛经及脘腹冷痛、呕逆吐酸。

专家叮嘱 每日2次，早、晚温热服。用量不宜过大，宜从小剂量开始。一切热证、实证及阴虚火旺的病人忌服。

乌鸡汤

原料 雄乌骨鸡500克，陈皮、良姜各3克，胡椒6克，草果2枚，葱、醋各适量。

制作 将鸡切块，与上述各味同煮，小火炖烂。

功效 温中健胃，补益气血。适用于妇女痛经之属于气血双亏、偏于虚寒者。

专家叮嘱 每日2次，吃肉、喝汤。

牛膝参归酒

原料 牛膝60克，党参、当归、香附各30克，红花、肉桂各18克，白酒1000毫升。

制作 将上药切成小块，与白酒同入容器中，密封浸泡7天以上便可饮用。

功效 疏肝理气，温经活血。适用于妇女闭经、出现小腹胀痛或冷痛、面色暗、腰酸痛者。

专家叮嘱 每日早上服5~10毫升，晚上服10~20毫升。身体较好者每次可增至20~30毫升。服至月经来潮为止。心脏病患者及白带过多者慎用。

桂浆粥

原料 肉桂2~3克，粳米50~100克，红糖适量。

制作 将肉桂煎取浓汁去渣；粳米加水适量，煮沸后，调入桂汁及红糖，同煮为粥。或用肉桂末1~2克调入粥内同煮。

功效

温中补阳，散寒止痛。适用于虚寒型痛经以及脾阳不振、脘腹冷痛、饮食减少、消化不良、大便稀薄等。

专家叮嘱 每日2次。一般以3~5天为1个疗程。

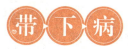

带下病

带下病是带下量明显增多，或色、质、气味异常，或伴有全身及局部症状为特征的疾病。

根据带下的颜色不同，带下具体又分为"黄带""白带""赤带""赤白带""青带"及"五色带"等。现代医学之滴虫性阴道炎、霉菌性阴道炎、淋病性阴道炎等各种阴道炎症及盆腔、宫颈炎等是引起带下的主要原因。

中医认为，带下病主要由于脾虚、肾亏、湿浊和热毒等因素而引起，故宜选用具有清热解毒、利湿、补虚、益气、固肾及涩带作用的食物与药物，配伍制成药膳供病人食用。

山药黄柏粥

原料 鲜山药100克（或干山药30克），芡实、车前子各15克，黄柏、白果仁各10克，粳米100克，红糖适量。

制作 先将山药、黄柏、芡实、车前子煎煮，去渣取汁，加入粳米、白果仁煮成粥，调入红糖即成。

功效 健脾固冲，清热利湿。适用于带下色黄、其气腥秽。

专家叮嘱 每日2次，空腹热服。

山药莲苡汤

原料 山药、莲子、薏苡仁各30克。

制作 将山药、莲子（去皮、心）、薏苡仁放入锅中，加水500毫升，用小火煮熟即可。

功效 补脾益肾。可辅治身体虚弱及脾虚型带下病。

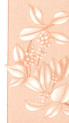

专家叮嘱 饮汤，食山药及莲子、薏苡仁。每日2次。一般服5~7日。

完带粥

原料 炒白术、炒山药各30克，人参6克，白芍15克，车前子、苍术各9克，甘草3克，陈皮、荆芥、柴胡各1.5克，粳米100克，白糖适量。

制作 将上方10味药放入砂锅，煎汁，去渣，再加入洗净的粳米，共煮成粥，调入白糖即成。

功效 健脾燥湿，疏肝理气。适用于脾虚带下、腰酸神疲、饮食懒进。

专家叮嘱 每日分2次，温热食。

石榴皮粥

原料 石榴皮30克，粳米100克，白糖适量。

制作 先将石榴皮洗净，放入砂锅中，加水适量煎煮，取汁去渣，再入粳米煮粥，待粥将熟时，加入白糖稍煮即可。

功效 温肾止带。适用于脾肾虚弱、带下绵绵、腰酸腹痛。

专家叮嘱 每日1~2次，3~5日为1个疗程。发热期间及小便淋涩、湿热带下者均不宜用。

白兰花猪瘦肉汤

原料 鲜白兰花30克，猪瘦肉150~200克。

制作 将上2味放入锅内，加清水适量置火上煲成汤即可。

功效 滋阴，化浊。适用于妇女白带过多、男子前列腺炎等。

专家叮嘱 饮汤，食肉。每日2次。

冰糖冬瓜子汤

原料 冰糖、冬瓜子各30克。

制作 将冬瓜子洗净捣成碎末，加冰糖，冲开水1碗放在陶瓷罐里，用小火隔水炖。

功效 补中益气，清热利湿。适用于湿毒型带下病。

专家叮嘱 饮服。每日2次，连服5~7日。

金樱子粥

原料 金樱子10~15克,粳米或糯米50~100克。

制作 先煎金樱子,取浓汁,去渣,同粳米或糯米煮粥。

功效 补肾,固精。适用于妇女带下、子宫脱垂。

专家叮嘱 每日分2次温服,2~3天为1个疗程。感冒期间以及发热的病人不宜食用。

山茱肉粥

原料 山茱萸肉15~20克,粳米100克,白糖适量。

制作 先将山茱萸洗净,去核,再与粳米同入砂锅内煮粥,待粥将熟时,加入白糖稍煮即可。

功效 补益肝肾,涩精敛汗。适用于肝肾不足、带下、遗尿、小便频数等。

专家叮嘱 每日1~2次,3~5天为1个疗程。发热期间或小便淋涩者,均不宜食用。

白果莲肉粥

原料 白果6克,莲肉15克,糯米50克,乌骨鸡1只(去内脏)。

制作 先将白果、莲肉研末,纳入鸡膛内;再入糯米、水,慢火煮熟。

功效 补肝肾,止带浊。适用于下元虚惫、赤白带下。

专家叮嘱 食肉饮粥,日服2次。

闭经

年逾18周岁女性,月经尚未来潮者,称为原发性闭经;如月经周期建立后,停经3个月以上者,称为继发性闭经。青春期前、妊娠期、哺乳期、绝经后的"停经"均属生理现象。正常月经的建立均与大脑皮质-下丘脑-垂体-卵巢-子宫调节机制有密切关系,其中任何一个环节发生病变,即可导

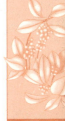

致闭经。同时如内分泌甲状腺、肾上腺皮质功能障碍，或精神神经因素、消耗性疾病等，也能引起闭经。中医认为本病有虚实之分，虚者精血不足，血海空虚，无血可下，多因肝肾不足，气血虚弱，阴虚血燥而成闭经。实者邪气阻隔，脉道不通，经血不得下，多由气滞血瘀，痰湿阻滞导致闭经。

丹参糖茶

原料 丹参、红糖各60克。

制作 将丹参同红糖放入锅中以水煎，取汁。

功效 活血祛瘀，养血调经。适用于阴血不足、血海空虚所致之闭经，症见血色淡黄、精神疲倦、头晕耳鸣等。

专家叮嘱 代茶饮用，每日早、晚各1次。

川芎煮鸡蛋

原料 川芎8克，鸡蛋2枚，红糖适量。

制作 将川芎、鸡蛋加水同煮，鸡蛋熟后去壳再煮片刻，去渣，加红糖调味即成。

功效 活血行气。适用于气血瘀滞型闭经。

专家叮嘱 每日分2次服，每月连服5~7剂。吃蛋饮汤。

墨鱼香菇冬笋粥

原料 干墨鱼1只，水发香菇、冬笋各50克，猪瘦肉、粳米各100克，胡椒粉1克，料酒10克，食盐、味精各适量。

制作 墨鱼干去骨，用温水浸泡发胀，洗净，切成丝状；猪肉、香菇、冬笋分别切丝备用。粳米淘洗干净，下锅，加入肉丝、墨鱼、香菇、冬笋、料酒，一起熬至熟烂，最后调入食盐、味精及胡椒粉即可。

功效 补益精气，通调月经，收敛止血。适用于妇女闭经、白带频多。

专家叮嘱 每日1剂，分2次服。

桃花蜂蜜糯米粥

原料 桃花50克，蜂蜜、白糖各25克，糯米100克。

制作 糯米洗净下锅，加水1000毫升煮粥，粥将熟时，入桃花、蜂蜜及白糖，稍煮即成。

功效

活血，利水，通便。适用于闭经。

专家叮嘱 每日1剂，分2次服。

乌豆益母草汤

原料 黑豆50克，益母草30克，红糖30～50克，米酒2汤匙。

制作 将益母草洗净，切成寸段，入瓦煲加水500～800毫升，煎沸30分钟以上，去渣留汤。乌豆淘洗干净，倒入益母草汁中，继续煎煮至乌豆熟烂时，调入红糖和米酒即可。

功效

活血，祛瘀，调经。适用于闭经。

专家叮嘱 食黑豆，饮汤。

妊娠水肿

妊娠水肿多发生于妊娠的第6～7月间，尤其在夏天更多见。水肿部位在足踝部表现较明显，白天重于夜晚，早上起床后自然消失。一般情况下无须治疗。若水肿达到膝盖以上者为中度水肿，水肿涉及下腹部者为重症水肿，涉及全身者则为危急性水肿，此时应去医院就医。

妊娠水肿妇女常伴有心悸气短，口淡无味，食欲不振，身倦懒言，腹胀而喘和四肢发冷等症状。中医认为，妊娠水肿是由于脾肾阳气不足及水湿内停所致，主张以冬瓜、玉米须、赤小豆、鲜鲤鱼等利水之物作原料，搭配做成各种菜肴汤羹，以利消肿。

赤豆鲤鱼大蒜汤

原料 赤小豆200克，鲤鱼400克，大蒜1头，陈皮10克。

制作 将鱼开膛，去内脏、去鳞，洗净，置于锅中，加入剥皮大蒜、陈皮、赤小豆、水，煮熟即可。

功效

健脾祛湿，利水消肿。适用于轻度妊娠水肿。

专家叮嘱 吃鱼饮汤，每日3次。

牛肉蒜汤

原料 大蒜25克，牛肉250克，赤小豆200克，花生仁150克，红辣椒（干品）3个。

制作 先将牛肉洗净，切块，与余药共放锅内，加水适量，煲至牛肉极烂即可。

功效 温补脾肾，通阳利水。适用于重度妊娠水肿。

专家叮嘱 空腹温服。分2次服完。连服3~5日。

花生大枣大蒜汤

原料 大蒜30克，花生60克，大枣10枚。

制作 花生洗净后去衣；大枣洗净去核。将大蒜洗净后切成薄片，放油锅里煸炒几下，放入花生、大枣，加水1000毫升一起煮，待花生烂熟后，即可食之。

功效 益气和胃，健脾消肿。适用于轻、中度妊娠水肿。

专家叮嘱 每日1剂，分2~3次服用，7天为1个疗程。

黑豆大蒜煮红糖

原料 黑豆100克，大蒜、红糖各30克。

制作 将炒锅放大火上，加水1000毫升煮沸后，倒入黑豆（洗净）、大蒜（切片）、红糖，用小火烧至黑豆熟即可。

功效 健脾益胃。适用于妊娠水肿，伴有腰膝酸痛者。

专家叮嘱 每日2次。一般服5~7次有效。

五皮粥

原料 白茯苓皮、大腹皮、冬瓜皮各15克，橘皮、生姜皮各10克，粳米100克。

制作 将上5味药煎水，取汁去渣，加入淘净的粳米，煮成稀粥。

功效 健脾补气，利水消肿。适用于妊娠水肿、老年性水肿、肥胖症、小便不利、腹泻等。

专家叮嘱 每日2次，温热服。外感发热者不宜服。

白术茯苓粥

原料 白术12克，茯苓15克，生姜皮1克，陈皮、砂仁各3克，粳米100克。

制作 将上5味药煎汁去渣，加入粳米同煮为稀粥。

功效 健脾行水。适用于妊娠面目及四肢水肿，或遍及全身水肿，小便短少者食用。

专家叮嘱 每日分2次，早、晚温热服。

黄芪野鸭肉粥

原料 黄芪30克，青头雄鸭1只，粳米适量，葱白3茎。

制作 先将黄芪洗净切片，青鸭肉切细，一同放入砂锅，煮至肉极烂，去黄芪药渣，再加粳米、葱白煮粥。或用黄芪鸭汤煮粥。

功效 补脾益气，利水消肿，滋阴养血。适用于妊娠水肿及肾炎水肿、肝硬变腹水等。

专家叮嘱 每日2次，空腹温热服。5~7日为1个疗程。脾虚泄泻的病人不宜用。

妊娠呕吐

妊娠呕吐主要发生在妇女受孕后40天至3个月的这段时间中，以恶心、呕吐、头眩体倦等早孕反应逐渐加重，甚至水食难进为特征。一般会在短期内自行消失，但也有少数病情严重者会出现水电解质紊乱及代谢障碍。中医称本病为妊娠恶阻。

本病患者可食用一些微酸食物，以刺激胃酸分泌，提高消化酶活性，促进胃肠蠕动，进而增进孕妇食欲，减轻呕吐症状。

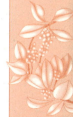

甘蔗生姜汁

原料 甘蔗汁、生姜汁各100毫升。

制作 将甘蔗汁、生姜汁混合,隔水烫温。

功效 清热和胃,润燥生津,降逆止呕。适用于妊娠呕吐者。

专家叮嘱 每次服30毫升,每日3次。

糯米姜汁

原料 生姜汁1匙,糯米50克,食盐、味精各适量。

制作 将糯米放入锅内加水适量,用小火煮沸至糯米熟透,加入姜汁及食盐、味精等调味即可饮服。

功效 和胃降逆,适用于妊娠呕吐。

专家叮嘱 每日1剂,分2次服。

麦门冬粥

原料 鲜麦冬汁、鲜生地汁各50毫升,生姜10克,薏苡仁15克,粳米50~100克。

制作 先将薏苡仁、粳米及生姜煮熟,再下麦冬与生地汁调匀,煮成稀粥即可。

功效 安胎,降逆,止呕。适用于妊娠恶阻、呕吐不下食。

专家叮嘱 空腹食。每日2次。便溏者忌用。

黄花菜炒黄瓜

原料 黄花菜15克,黄瓜150克,生油12克。

制作 黄瓜切成块;黄花菜漂洗干净。将锅放于炉火上,倒入生油烧至九成熟时,速放入黄花菜、黄瓜,快速翻炒至熟透时调味。

功效 补虚养血,利湿消肿。适用于妊娠恶阻。

专家叮嘱 佐餐。

砂仁粥

原料 砂仁3~5克,粳米100克。

制作 先将粳米淘净煮粥,待粥

煮熟后调入砂仁细末,再煮1~2沸。

❈ **功 效**

调中气,暖脾胃,助消化。适用于脾虚气逆、妊娠呕吐涎沫、脘腹胀满、食欲不振。

专家叮嘱 早晚餐温热食,或少量多次服用。

白术鲫鱼粥

原料 白术10克,鲫鱼30~60克,粳米30克。

制作 鲫鱼去鳞及内脏,白术洗净先煎汁100毫升;然后将鱼与粳米煮粥,粥成入药和匀,根据病人口味加入食盐或糖。

❈ **功 效**

健脾和胃,降逆止呕。适用于孕后2~3个月出现脘腹胀闷、呕恶不食,或食入即吐、浑身无力、倦怠思睡等症状的孕妇。

专家叮嘱 每日1次,连服3~5天。

生芦根粥

原料 鲜芦根100~150克,竹茹15~20克,粳米100克,生姜2片。

制作 取鲜芦根洗净,切成小段,与竹茹同煎取汁,去渣。再入粳米同煮粥,粥欲熟时加入生姜,稍煮即可(煮粥宜稀薄)。

❈ **功 效**

清热,除烦,生津,止吐。适用于妇女妊娠恶阻以及一切高热引起的口渴心烦。

专家叮嘱 每日2次。3~5天为1个疗程。

鲜竹茹粥

原料 鲜竹茹、糯米各50克。

制作 先用鲜竹茹煎汁去渣,加入糯米煮成稀粥。

❈ **功 效**

清热,降逆,止呕。适用于妊娠恶阻、呕吐清涎。

专家叮嘱 每日2~4次,稍温服。

糯米稀粥

原料 糯米30克。

制作 先将糯米洗净,加水煮成稀粥。

功效

益气和中。适用于怀孕2个月后发生呕吐、服药不见效者。

专家叮嘱

每日4次，温热食。禁食硬、冷食物。

先兆流产

妊娠早期发生阴道流血，有时伴腰酸，小腹轻微疼痛称为先兆流产。中医称之为"胎漏""胎动不安"。常是堕胎、小产的先兆。本病多因禀赋素弱，肾虚或孕后房劳伤肾、损伤胎气，七情郁结化热，外感邪热，阴虚生热等使胎元失固而致胎漏；亦可由跌仆损伤，伤胎漏红所致。

根据其临床表现本病可分为肾虚、气血虚弱、血热等3种类型。治疗宜用固肾调气养血、清热安胎等法。

蛋黄固胎羹

原料 鸡蛋黄5枚，黄酒50毫升，食盐、味精各少许。

制作 将鸡蛋煮熟，取蛋黄，放入大碗内，用匙分别压碎、搅匀；然后加入黄酒及适量水和食盐调成稀糊，将碗置锅中，加水，用中火隔水蒸炖1小时。

功效 健脑益气，安五脏，止惊安胎。适合气血虚损之先兆流产者食用。

专家叮嘱 单食或佐餐食，日分1~3次食用。

墨鱼鸡肉饭

原料 母鸡1只，墨鱼干（带骨）1条，糙糯米150克，食盐少许。

制作 将母鸡（老母鸡、仔母鸡均可）宰杀洗净后，连内脏、带骨墨鱼一同放入砂锅，加水炖烂熟，取浓汤备用；以浓鸡墨鱼汤煮糙糯米成饭，加食盐少许调味。

功效 补肾精，固冲任。适用于肾虚胎漏、滑胎。

专家叮嘱 以鸡肉、墨鱼为菜，吃鱼汤糯米饭，1日2餐均可食之。

苏梗砂仁莲子汤

原料 苏梗9克,砂仁5克,莲子60克。

制作 莲子去皮、心,放在陶瓷罐里加水500毫升,用小火隔水炖至九成熟后倒在砂锅里,加入苏梗、砂仁,再加水250毫升,用小火煮至莲子熟透即可。

功效 行气,滋肾,补肝,安胎。

专家叮嘱 食莲子,饮汤。每日1~2次。一般服5~7次有效。凡阴虚有热者忌用。

杜仲炖龟汤

原料 杜仲、党参各30克,龟肉90克,姜片、葱花、酱油、食盐、味精各适量。

制作 将杜仲、党参洗净,与龟肉同入锅,加入1000毫升水,用小火炖至龟肉熟软,加入姜片、葱花、食盐、酱油、味精调味即成。

功效 滋补肝肾,安五脏,利安胎,止腰痛。适于由肾气不固引起的胎动不安、先兆流产者食用。

专家叮嘱 龟肉切碎,食肉饮汤。1日1次,趁热服食。

参芪保胎膏

原料 人参15克,生地20克,黄芪、阿胶各30克,白蜜100克。

制作 先将人参、黄芪、生地加水500毫升煎2次,取汁浓缩至300毫升;阿胶加水100毫升,隔水蒸化,然后在人参、黄芪、生地浓缩汁中加入阿胶和白蜜100克,收膏(共500克)装瓶。

功效 补气,滋阴,止血。适用于气阴两虚的先兆性流产;亦适宜于身体虚弱、有习惯性流产史的孕妇。

专家叮嘱 每服20克,每日3次。

安胎鲤鱼粥

原料 活鲤鱼1条(500克左右),苎麻根20~30克,糯米50克,葱、姜、食用油、食盐各适量。

制作 鲤鱼去鳞及肠杂,洗净、切片煎汤。再取苎麻根加水200毫升,煎至100毫升,去渣留汁,入鲤鱼汤中,并加糯米和葱、姜、食用油、食盐，煮成稀粥。

功效

安胎，止血，消肿。适用于胎动不安、胎漏下血、妊娠水肿。

专家叮嘱 每日早、晚趁热食，3~5天为1个疗程。

鸡蛋白糖粥

原料 新鲜鸡蛋2枚，白糖20克，粳米100克。

制作 将粳米淘洗干净，下锅，加清水800毫升左右，上火烧开，熬煮成粥，调入白糖，鸡蛋打散调匀，淋入粥内烫熟即可。

功效

滋阴润燥，养血安胎。适用于血虚、月经不调、孕妇腹中胎动不安等。

专家叮嘱 每日1剂，分2次服。

健肾安胎粥

原料 杜仲9克，大枣10枚，粳米50克，饴糖1匙，水适量。

制作 将杜仲、大枣、粳米洗净，大枣去核，然后将杜仲入锅，加水旺火煮沸后再煮20分钟，滤汁弃渣。并以汁代水加入大枣和粳米，再煮至米、枣熟软时加入饴糖，搅匀即成。

功效

滋补肝肾，健脾开胃，养血安胎，适用于肝肾血虚胎动不安者食用。

专家叮嘱 每日1次，连服5日为1个疗程。

白术南瓜粳米粥

原料 白术9克，南瓜、粳米各30克，饴糖1匙，米适量。

制作 将白术、南瓜、粳米洗净，南瓜去硬质皮，切成丁块，然后先将白术、南瓜入锅，加水旺火煮沸后加入粳米，继续煮沸后改小火煨至米熟软，加入饴糖，搅匀即成。

功效

具健脾、补中益气、固胎之功效。适用于习惯性流产者食用。

专家叮嘱 每日1次食完，连服10天为1个疗程。

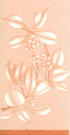

产后体虚

产褥期（分娩至产后第6周左右）妇女，由于分娩过程中的能量消耗、创伤和出血，使产妇元气耗损，气血不足，加之哺乳婴儿，故必须补充大量营养。否则不仅有损产妇身体健康，还可导致产后缺奶，影响婴儿的哺乳。因此产褥期根据临床表现，辨证地选用食疗方，定能及时恢复元气，保证母婴健康。

当归熟地酒

原料 熟地黄、当归尾各50克，黄酒500毫升。

制作 将上药捣碎，以黄酒500毫升煎煮数沸，去渣备用。

功效 补血止血。适用于产后血崩、腹痛。

专家叮嘱 每日3次，每次温饮20毫升。

枇杷叶包粽子

原料 枇杷叶、糯米各适量。

制作 将糯米用清水浸泡1夜；新鲜枇杷叶去毛、洗净、水浸软，以叶包糯米为粽，蒸熟即可。

功效 补中益气，清肺降气，止汗。适用于产后气血双亏、多汗。

专家叮嘱 每日1次，随量食。连服3日。

核桃木耳枣

原料 黑木耳250克，核桃仁10枚，大枣10枚，白酒500毫升，生姜60克，蜂蜜适量。

制作 先将大枣（去核）、核桃仁、生姜捣如泥，与木耳末、白酒、蜂蜜拌和一起，浸半日，酒渗完后，入盘用笼蒸1小时即成。

功效 滋阴，养血，熄风。适用于产后血虚受惊，或产后营养不良、手足抽搐、心慌气短。

专家叮嘱 每次服15克，每日3～4次。

乳鸽枸杞汤

原料 乳鸽1只，枸杞30克，食盐少许。

制作 将乳鸽去毛及肚内杂物，洗净，放入锅内加水与枸杞共炖，熟时下食盐少许调味。

功 效 益气，补血，理虚。适用于产后体虚及气血虚、体倦乏力、表虚自汗等。

专家叮嘱 吃肉饮汤，每日2次。

糖醋猪脚

原料 甜醋800毫升，猪蹄2只，生姜120克，鸡蛋10枚，红糖、食盐各适量。

制作 ❶生姜刮去外皮，切6～7毫米厚的片，置匾上晾至外表干。将铁锅内放入油、食盐，加入生姜用小火炒至五成干。另将鸡蛋连壳煮熟后去壳备用。猪蹄去净毛，煮熟。❷将甜醋置于砂锅内煮沸，加入生姜片、鸡蛋，煮15分钟，加红糖至甜酸适口为度，然后浸渍15～30天。将醋煮沸，放入猪蹄块煮15分钟左右，再浸渍5～6天后即可食用。

功 效 补虚活血，祛风散寒。适用于产后血虚诸证、素体虚弱、月经不调、动风抽搐等。

专家叮嘱 佐餐食。

产后缺乳

产后缺乳是指产妇在产后2～3日内以至半月或整个哺乳期内，乳汁分泌甚少或根本没有乳汁分泌，不足以或不能用母乳哺育婴儿。这些产妇乳房柔软，不胀不痛，或乳房胀满，乳腺成块，但挤不出多少乳汁或根本无乳汁可挤。中医称产后缺乳为乳汁不行，常食用南瓜子、花生米、猪蹄、绿豆、豆腐、红糖、木瓜、冬瓜子等催乳。

黄酒炖鲫鱼

原料 活鲫鱼1尾（约500克），黄酒适量。

制作 将活鲫鱼去鳞及肠杂洗净，煮至半熟，加黄酒清炖。

功效

通气下乳。治产后乳汁不下。

专家叮嘱 吃鱼喝汤，每日1次。

猪蹄豆腐汤

原料 猪蹄1只，豆腐60克，黄酒30毫升，葱白2根，食盐适量。

制作 将猪蹄洗净切成小块，与葱白、豆腐同放砂锅内，加水适量，用小火煮半小时，再倒入黄酒，加入少量食盐即可食用。

功效

疏肝，解郁，通乳。适用于产后缺乳。

专家叮嘱 食豆腐，饮汤。

黄酒炖猪蹄

原料 猪蹄1500克，黄酒30毫升，生姜9克，葱结2根，桂皮3克，食盐10克。

制作 猪蹄去骨，用镊子拔净余毛，以刀刮去污物再用清水冲洗干净。在锅里放清水2500毫升，投猪蹄，温火烧沸，捞起，放入清水中冲洗。再取砂锅，放猪蹄、生姜、葱结、黄酒、桂皮，加适量水，上旺火烧沸，转小火焖煮2个半小时，撇去浮油。捞出猪蹄晾凉，撕成碎肉，放入原汤锅中，加食盐调味，去生姜、葱结及桂皮，烧片刻后，离火即成。

功效

补益气血，通络下乳。适用于缺乳、乳少或无乳、乳房柔软而无胀痛，伴面色苍白、少气懒言、心悸气短等。

专家叮嘱 吃猪蹄肉，喝汤。

芪归猪蹄汤

原料 党参、当归、黄芪、虾米各30克，通草9克，猪蹄2只。

制作 将党参、当归、黄芪、通草装纱布袋中，与猪蹄、虾米同炖，小火煨至肉烂，去药袋。

功效

补气益血，通经下乳。适用于产后乳汁不行。

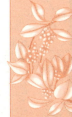

专家叮嘱 食用时可加少许食盐调味，吃肉喝汤。

专家叮嘱 食鱼，饮汤。可佐餐食之。每日2次，7～10天为1个疗程。

鲤鱼归芪汤

原料 鲤鱼1尾（约500克），当归15克，黄芪50克，白糖适量。

制作 将鲤鱼宰剖后，去鳞及内脏洗净，入砂锅内。加清水适量，下当归、黄芪、白糖，放火上煮，待鱼肉熟烂即可。

功效 补脾健胃，下气通乳，消肿补血，适用于产后乳汁少、贫血、食欲不振等。

专家叮嘱 食鱼，喝汤。

通草鲫鱼汤

原料 鲜鲫鱼1尾，黑豆芽30克，通草3克。

制作 将鱼去鳞及内脏，洗净，放锅内，加适量水上火炖煮15分钟后，加入豆芽、通草，待鱼熟汤成后，去豆芽、通草即可。

功效 主治妇女产后乳汁不下。

催乳鲤鱼汤

原料 鲤鱼1尾，猪蹄1只，通草10克，葱白少许。

制作 将鲤鱼去鳞、鳃及内脏，洗净粗切；猪蹄去毛、洗净，剖开备用。将鲤鱼，猪蹄，通草和葱白一起放锅内，加水适量，上火煮至肉熟汤浓即可。

功效 通窍催乳。适用于产后乳汁不下或乳少。

专家叮嘱 饮汤，食肉。日服2次，每次喝汤1小碗。服后2～3天即可见效。

鸡蓉蹄筋

原料 蹄筋350克，鸡脯肉50克，鸡蛋清3枚，食用油、料酒、食盐、葱末、生粉各适量。

制作 将蹄筋切成段，加水烧开片刻后，捞起备用；鸡脯肉去筋放在肉皮上敲成细蓉，放入碗中用水化开，加料酒、食盐、生粉和蛋清等调成薄浆。在锅内放食用油，烧熟后放入蹄筋和调味品，待入味后，将鸡蓉浆徐徐倒入，浇上葱、熟食用油即成。

功效

温中益气，大补五脏，强筋健骨，疏通乳络。适用于久病体虚、筋骨酸痛、腰酸足软、产后亏损、乳汁缺少等。

专家叮嘱 佐膳服食。

猪蹄粥

原料 猪蹄1~2只，通草3~5克，漏芦10~15克，粳米100克，葱白2根。

制作 先把猪蹄煎取浓汤，再煎通草、漏芦取汁；然后用猪蹄汤和药汁同粳米煮粥，待粥将熟时，放入葱白稍煮即可。

功效

通乳汁，利血脉。适用于产后无奶、乳汁不通。

专家叮嘱 每日2次，温热食。

黑芝麻粥

原料 黑芝麻25克，大米适量。

制作 将黑芝麻捣碎，大米淘净，加水适量煮粥。

功效

补肝肾，润五脏。适用于产后乳汁不足以及老年性体衰眩晕、消瘦、便燥、须发早白等。

专家叮嘱 每日2~3次，或经常佐餐食用。

子宫脱垂

子宫脱垂是指子宫由正常位置沿阴道下降至坐骨棘水平以下至阴道口，甚至脱出阴道口外者。大部分病人最早症状为腰骶部疼痛或下坠不适感，久站、走路与劳动时加剧，平卧时症状可减轻或消失。中医学称其为"阴挺""阴脱"。本病多见于经产妇，或年老体衰，中气不足，提摄无力者。

子宫脱垂的病人大多平素体弱，气虚，故饮食宜富营养而又易消化，如鸡汤、羊汤、鸡蛋羹、红糖水、米粥等，以益气养血，充养胃气。治疗本病的药膳多选用具有升举、补气的药物，配以补气养血的食品烹制而成。用以益气升提，补肾固脱。使虚者得以补之，陷者得以举之，脱者得以固之。

黄芪甲鱼汤

原料 黄芪60克，甲鱼1000克，食盐、黄酒各适量，生姜少许。

制作 黄芪洗净，滤干；甲鱼活杀，洗净，每只甲鱼切成四大块，与黄芪同放入砂锅内，加冷水浸没，用旺火烧开，加食盐1匙、黄酒2匙、生姜3片，改用小火慢炖2小时。

功效 滋补肝肾，补益元气。适用于肝肾不足、气虚体弱、子宫脱垂等。

专家叮嘱 吃鱼喝汤，每月2次，每次1小碗。黄芪味甜，咬嚼后再弃渣。分2~3天吃完。过夜必须烧开，以防变质。

升麻黄芪炖鸡肉

原料 升麻9克，黄芪15克，鸡肉250~300克。

制作 将鸡肉洗净、切块，装入大炖盅内。升麻、黄芪洗净后用干净纱布包好，放入鸡肉内，加水300~500毫升，上笼蒸至鸡肉熟烂，去纱布包。

功效 补益气血，升提阳气。适用于子宫脱垂。

专家叮嘱 食肉，喝汤。

双花山楂饮

原料 银花、菊花、山楂各50克，精制蜂蜜500毫升，食用香精2毫升。

制作 ① 将银花洗净用水泡发后，放入锅内；山楂拍破，菊花拣净，一同放入锅内加水300毫升左右，用小火烧沸再煮30分钟，滗出药汁。② 将蜂蜜倒入干净锅内，用小火保持微沸，烧至色微黄、黏手成丝即可。③ 将炼制蜂蜜缓缓倒入滗出的药汁内，拌匀，待蜂蜜全部溶化后，用一层纱布过滤去渣，冷却即成。

功效 清热解毒，化瘀消积，润燥疏风。适用于子宫下脱、摩擦出现红肿溃烂、黄水淋沥、带下量多、色黄如脓有臭气、发热口渴、尿黄等。

专家叮嘱 当茶饮，每日3次，每次50~100毫升。

加味金樱子粥

原料 金樱子10～15克,枳壳、棉花根各30克,粳米或糯米50～100克。

制作 将金樱子、枳壳、棉花根水煎取浓汁,去渣,同粳米或糯米煮粥。

功效 收涩,固精理气,止泻。适用于滑精、遗精、遗尿、小便频数、脾虚泄泻、妇女带下病、子宫脱垂。

专家叮嘱 每日2次,温服,10日为1个疗程。感冒期间以及发热病人不宜食。

补中益气粥

原料 党参、黄芪各15克,白术12克,升麻、当归各6克,柴胡、陈皮各3克,小米50克,红糖适量。

制作 将以上7味药煎汁去渣,加入小米、红糖同煮成粥。

功效 补益中气,升阳举陷。适用于子宫脱垂、脱肛、胃下垂。

专家叮嘱 每日1～2次,温热服。

黄芪枸杞炖乳鸽

原料 乳鸽1只,炙黄芪、枸杞子各30克。

制作 将乳鸽洗净,切块;将炙黄芪、枸杞子用纱布包好,同乳鸽放炖盅内,加水适量隔水炖熟,去药包。

功效 适用于肾虚型子宫脱垂。

专家叮嘱 饮汤,吃鸽肉。隔天1次,连服10～15次。

更年期综合征

更年期综合征是指妇女到了45～55岁期间,由于生理改变,机体一时不能适应而出现特定的一系列证候群。如月经紊乱、头晕耳鸣、烘热盗汗、心悸失眠、烦躁易怒、精神异常、面浮肢肿、神疲乏力、血压波动等症状,其持续时间长短不一,短则一年半载,长则持续数年,严重者可影响工作和生活。一般可分为肝肾阴虚、脾肾阳虚、心脾两虚、阴阳两虚等基本类型。治疗应以益肾调气血为基本大法，再参酌兼症出入。

龙眼枸杞羹

原料 龙眼肉20克，枸杞子10克，鸡蛋2枚。

制作 将龙眼肉、枸杞子加水煮沸，再将鸡蛋去壳调匀并冲入龙眼枸杞汤中，略煮即可食用。

功效 滋阴降火，宁心安神。适用于更年期综合征，症见绝经前后出现心悸怔忡、心烦不宁、失眠多梦、健忘。

专家叮嘱 临睡前一次食完。

枣麦粥

原料 枣仁30克，小麦30~60克，粳米100克，大枣6枚。

制作 将枣仁、小麦、大枣洗净，加水煮至10沸，留汁去渣，加入粳米同煮成粥。

功效 养心安神。适用于妇女脏燥，症见神志不宁、精神恍惚、多呵欠、喜悲伤欲哭及心悸、失眠、自汗等。

专家叮嘱 每日3次，温热食。

合欢花粥

原料 合欢花30克（鲜品50克），粳米50克，红糖适量。

制作 将合欢花、粳米、红糖同放入锅内，加清水500毫升，用小火烧至粥稠即可。

功效 安神解郁，活血，消痈肿。适用于愤怒忧郁、虚烦不安、健忘失眠等。

专家叮嘱 于每晚睡前1小时空腹温热顿服。

枣仁枣皮粥

原料 酸枣仁15克，山萸肉（枣皮）20克，粳米100克，白糖适量。

制作 先将山萸肉洗净去核，再与酸枣仁共煎，取汁去渣，入粳米同煮粥，待粥将熟时，加入白糖稍煮即可。

功效

补益肝肾，养心安神。适用于妇女更年期综合征所致的夜寐不安、面部潮红、手足心热、头晕耳鸣、带下、遗尿、小便频数。

专家叮嘱 每日2次，10天为1个疗程。发热期间或小便淋涩者，均不宜食用。

百合地黄粥

原料 百合30克，生地15克，枸杞子、枣仁各12克，粳米100克。

制作 将百合、生地、枸杞子、枣仁水煎取汁，加入粳米煮粥。

功效

滋补肝肾，养心安神。适用于肝肾阳虚所致的更年期综合征，症见头晕耳鸣、烦躁易怒、心悸不安，甚则意识朦胧、手足心热、腰膝酸软。

专家叮嘱 每日2次，温热服。

灵芝糯米粥

原料 灵芝、糯米各50克，小麦60克，白糖30克。

制作 将糯米、小麦、灵芝洗净，再将灵芝切成块用纱布包好，放砂锅内，加水适量，用小火煮至糯米、小麦熟透，加入白糖即可。

功效

养心，益肾，补虚。适用于妇女更年期综合征，症见心神不安。

专家叮嘱 每日1次，一般服5～7次有效。

地黄枣仁粥

原料 酸枣仁、生地黄各30克，大米100克。

制作 将酸枣仁加水研碎，取汁100毫升；生地黄煎汁100毫升。大米煮粥，粥熟加酸枣仁汁、生地黄汁即成。

功效

滋阴清热，安神除烦，益气健中。适用于更年期综合征，症见五心烦热、头面烘热汗出、耳鸣腰酸、烦躁易怒、失眠多梦、口苦咽干、便结尿黄等。

专家叮嘱 每日1次，宜常食。

第五章 常见疾病调理药膳

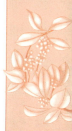

小麦山药粥

原料 干山药片30克，小麦、糯米各50克，白糖适量。

制作 山药、小麦、糯米加适量白糖同煮为稀粥。

✿ 功效 补脾胃，安心神，补肾固精。适用于妇女更年期综合征，症见精神不振、失眠多梦、食少腰酸痛等。

专家叮嘱 早、晚餐食用，温热服。

第五节 五官科疾病

急性结膜炎

急性结膜炎俗称"红眼病"，是由细菌和病毒侵袭而引起的传染性眼病。此病发病急骤，双眼并发，主要表现为：自觉眼部有痒感、异物感、灼热感或疼痛，畏光流泪，眼睑、球结膜有充血，乳头增生，滤泡形成。结膜囊分泌物增多，眵多胶黏，或有球结膜下出血。急性结膜炎属中医的风火赤眼和暴风客热或暴风火眼病症范畴。

菊花龙井茶

原料 菊花12克，龙井茶3克。

制作 将菊花、龙井茶放入杯中，开水冲泡，代茶饮。

✿ 功效 疏风清热。用于急性眼结膜炎的辅助治疗。

专家叮嘱 失眠者不宜饮用。

青葙子煮鸡肝

原料 青葙子20克，鸡肝2具，食盐2克。

制作 青葙子捣碎用纱布包裹，与新鲜鸡肝同煮约40分钟，捞去青葙子，加食盐调味，食肝饮汤。

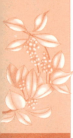

功效

清肝火，明目退翳。用于肝经实火而致的目赤肿痛、肝肾阴虚而致的眼生翳膜。西医用于急性结膜炎、老年性白内障、视神经萎缩以及高血压等病症的辅助治疗。

专家叮嘱 肝虚之眼疾不宜多用。青葙子有扩瞳作用，青光眼患者忌用。

银耳冰糖茶

原料 银耳30克，清茶6克，冰糖60克。

制作 将以上3味共入锅中，加水煎汤。

功效

疏风清热。适用于初起红眼，痛痒交替，流泪作痛，怕热羞明等。

专家叮嘱 吃银耳，饮汤，每天1剂，连服数天。银耳味甘，性平，入肺、胃、肾经。清肺热，益脾胃，滋阴，生津，益气活血，润肠强心，健脑，补肾，解酒。

蒲公英粥

原料 蒲公英20克（鲜品30克），粳米100克。

制作 蒲公英洗净，切碎，煎汁去渣。粳米淘洗干净，加药汁，加清水适量，同煮为粥。

功效

清热解毒，消肿散结。用于乳痈肿痛、疔疮肿毒。西医用于急性扁桃体炎、疔疮热毒、尿路感染、传染性肝炎、胆囊炎、上呼吸道感染、急性结膜炎等病症的辅助治疗。

专家叮嘱 阴虚疮疡者忌用。蒲公英用量过大，可致缓泻。每日分3次，稍温食用。3日为1个疗程。

竹叶粥

原料 竹叶、白糖各50克，石膏150克，粳米100克。

制作 竹叶用清水洗净后，用刀切成约3～5厘米长的节。粳米淘净。然后将竹叶、石膏放入锅内，加清水约1000毫升。用中火煮约20分钟后，滤出药汁，去渣不用，澄清，凉后滤出上层汁，备用。粳米、药汁放入锅内，用中火煮至米烂成粥。食时加白糖搅匀即成。

功效

清风热，益目赤。治膈上风热、头痛目赤、目视模糊等。

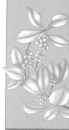

夜盲症

夜盲症是一种对黑暗适应力差，在夜间看不清物体，甚至完全失明的眼科疾病，但在白天又一切正常。白天和黑夜双眼外观均正常。

中医将夜盲症称为夜盲、雀目或肝虚雀目，认为由肝血虚少、肝肾亏损所引起，宜吃具有滋补肝肾作用的食物以养肝明目。现代医学认为，夜盲症病人与食物中缺乏维生素A有直接关联，因此又把维生素A称为"抗干眼病维生素"，维生素A对干眼症、角膜软化症、夜盲症、眼部感染等眼病起着决定性的治疗作用。除了维生素A对夜盲症确有明显疗效外，其他维生素、矿物质，尤其是含有赖氨酸和精氨酸的食物，对本症防治也有效果。

菠菜炒猪血

原料 菠菜500克，猪血250克，食用油、食盐、味精各适量。

制作 菠菜洗净切段，猪血切块。锅内放食用油，烧至八成热时加入猪血、菠菜，大火煸炒10分钟，调味起锅。

功效 补血生血，平肝明目。适用于夜盲症。

专家叮嘱 佐餐食用。

首乌猪肝

原料 鲜猪肝400克，首乌15克，黄酒、八角、白胡椒、花椒、姜、葱、大蒜、芝麻油、食盐各适量。

制作 先将首乌用清水洗净装入大碗中，用黄酒蒸1小时左右，取出与八角、花椒、胡椒一起装入纱布袋中扎好。猪肝厚的部位用刀切成刀口，用清水漂洗干净，放入锅中，加入药袋和葱、姜、蒜，加水适量。用大火烧开，再改用小火煨烧，边烧边用竹签刺猪肝，直至不出血水为止。猪肝捞出沥水，外表抹上芝麻油，切片蘸蒜泥食用。

功效 滋补肝肾，养血活血。适用于夜盲症。

专家叮嘱 佐餐食用。

猪肝杞蛋汤

原料 猪肝50克，枸杞子10克，红皮鸡蛋1枚，生姜片、食盐各适量。

制作 将猪肝洗净，切片；枸杞子洗净；鸡蛋去壳，搅匀备用。再将锅加水烧开，放姜片、食盐、枸杞子，约煮10分钟至枸杞子膨胀，放入猪肝，至水沸后将鸡蛋浇在上面，至肝熟后即成。

功效 补肝养血，益精明目。适用于肝血不足所致的夜盲症。

专家叮嘱 食肝，饮汤。

鸡肝明目汤

原料 水发银耳15克，鸡肝100克，枸杞子、茉莉花各5克，料酒、姜汁、食盐、味精、水淀粉、清汤各适量。

制作 ❶先将鸡肝洗净，切成薄片，放入碗内加水淀粉、料酒、姜汁、食盐拌匀待用。然后将银耳洗净，撕成小片，用清水浸泡待用。❷茉莉花择去花蒂，洗净，放入盘内。枸杞子洗净，待用。再将汤勺置火上，放入清汤，加上料酒、姜汁、食盐和味精，随即下入银耳、鸡肝及枸杞子，烧沸，撇去浮沫；待鸡肝刚熟，装入碗内，将茉莉花撒入碗内即成。

功效 补肝肾，明目。适用于肝肾阴虚所致的视物模糊、两眼昏花、面色憔悴、遗尿等，亦可作为不同年龄夜盲症病人的食补调养。

专家叮嘱 佐餐食用。

朱砂蒸鸡肝

原料 鸡肝1～2具，朱砂0.3～0.5克。

制作 将鸡肝洗净，与朱砂放碗中加水适量，隔水蒸熟食。

功效 适用于夜盲症、视力减退。

专家叮嘱 每日1剂。

明目散

原料 鸡蛋黄170克，夜明砂30克，苍术10克，蛤壳20克。

制作 先将夜明砂、苍术、蛤壳共研为极细粉末，将鸡蛋黄久煮后晒干研末。再将夜明砂等药末与鸡蛋黄粉末混匀。

功效

适用于夜盲症、角膜软化症。

专家叮嘱 每日服3次，每次服2克。3岁以上小儿用量酌加。

青光眼

青光眼是一种眼压增高、视神经损伤，并可导致失明的眼病。在临床上，青光眼可分为原发性、继发性和先天性等三大类，在此主要介绍原发性青光眼。原发性青光眼可分为急性充血性（又叫闭角型）和慢性单纯性（又叫开角型）两类。其共同特点是眼压升高，视力、视野、暗适应发生障碍，眼底视乳头有生理性凹陷改变。

因青光眼病种复杂，表现各异，中医一般将其列为绿风内障和青风内障等范畴。对急慢性病人分别主张以祛热痰和养肝肾的方法予以防治。急性者忌热，慢性者忌凉，宜舒肝解郁，补肝益肾。

阿胶鸡子黄饮

原料 阿胶6克，石决明25克，生地黄12克，鸡蛋黄2枚。

制作 将石决明、生地黄煎水，取汁，入阿胶溶化，再入鸡蛋黄，搅匀温服。

功效

滋阴养血，柔肝熄风，平肝明目。适用于原发性青光眼。

专家叮嘱 分2次服完，每日1剂。

决明芝麻煎

原料 生石决明18克，生地15克，桑叶9克，黑芝麻10克，白糖适量。

制作 将黑芝麻用纱布包好，与其他各味药同放砂锅内，加适量水煎服。

功效

平肝潜阳，可辅助治疗青光眼。

专家叮嘱 每日1剂，连服6~7剂。

牛奶核桃冲鸡蛋

原料 牛奶200毫升，鸡蛋1枚，炒核桃仁10克，蜂蜜20毫升。

制作 将炒核桃仁捣烂；鸡蛋打碎，冲入牛奶，放入核桃仁粉和蜂蜜，煮熟食用。

功效 适用于原发性青光眼。

专家叮嘱 分1~2次服，宜常服。

生地青葙粥

原料 生地15克，青葙子9克，陈皮6克，粳米60克。

制作 将生地、青葙子、陈皮洗净后入锅，加水适量煎煮，去渣留汁，入粳米煮为稀粥。

功效 平肝潜阳。适用于青光眼。

专家叮嘱 作早餐食用。

贝齿芹菜四味粥

原料 紫贝齿15~20克，芹菜、粳米各100克，陈皮10克，竹茹60克。

制作 将紫贝齿捣碎，同陈皮、竹茹煎水取汁，入粳米煮粥。待米熟时，将芹菜切段，同煮至粥熟。

功效 清热化痰，平肝熄风。适用于原发性青光眼。

专家叮嘱 分1~2次服完。

白内障

白内障是晶状体变混浊、视力下降或丧失的一种常见眼病。各个年龄段均可发病，但以老年人多见。病因是肝肾两亏，病程长。最多见的是老年体衰气弱，精气不能达于目，引起的晶状体代谢障碍，形成老年性白内障。另有因先天不足、胎儿发育障碍成为先天性白内障。还有其他眼病或全身性疾病引起并发性白内障。或因头部、眼部受剧烈震击后，晶状体破裂，房水渗入造成外伤性白内障。临床症状为初起时视物模糊，眼前有黑点或黑影移动；或远望蒙昏，近视清晰；亦有明处昏蒙，暗处清晰，或反之。

桑麻糖

原料 桑叶100克,黑芝麻120克,蜂蜜适量。

制作 将桑叶洗净,烘干,研为细末;黑芝麻捣碎,和蜂蜜加水煎至浓稠,入桑叶末混匀,制成糖块。

功效 滋补肝肾,清热明目。适用于老年性白内障。

专家叮嘱 每次嚼食10克,每日2次。

枸杞黄酒

原料 枸杞子250克,黄酒适量。

制作 将枸杞子浸于黄酒坛中,密封2个月即可饮用。

功效 养肝明目,清热疏风。适用于肝虚所致的见风流泪、白内障等。

专家叮嘱 饭后适量饮用,每日2次。

猪肝膏

原料 猪肝150克,竹笋50克,鸡蛋2枚,蘑菇15克,料酒、食盐、葱、姜、味精、胡椒粉、肉汤各适量。

制作 将猪肝筋膜撕去,洗净后放砧板上敲成浆,滤去肝渣。将肝浆放在浅汤盆中,放入葱、姜、鸡蛋、食盐、胡椒粉、味精,用筷子搅均匀,放入笼中蒸15分钟,蒸至肝浆结成膏即出笼。然后往锅中放入肉汤、蘑菇、笋片、鸡蛋、胡椒粉、味精、料酒,烧沸,出锅装碗,把肝膏覆在汤上面。

功效 滋阴润燥,养血明目。适用于白内障。

专家叮嘱 佐餐食用。

山药夜明粥

原料 夜明砂9克,淮山药、菟丝子各30克,粳米60克,红糖适量。

制作 将夜明砂、淮山药、菟丝子用布包好,加水5碗煎成3碗,然后去药包,入粳米、红糖煮粥。

功效 滋补肝肾,潜阳明目。适用于脾虚气弱型老年性白内障。

专家叮嘱 顿食，每日1剂，连用20剂。

鸡肝鸡蛋荠菜汤

原料 荠菜、鸡肝各125克，鸡蛋1个，姜末、食盐各适量。

制作 将荠菜洗净切碎，鸡肝切粒，共入锅中加水煮沸，鸡蛋打散后入锅，炖3~5分钟，加入调料即可。

功效 清肝明目。适用于白内障。

专家叮嘱 佐餐食用。

近视眼

近视眼是以视近物清楚，视远物模糊为特征的眼病，中医古称"能近怯远症"，其中先天近视程度较高者又称近觑，俗称觑觑眼。患者多从中小学开始发病，一般发展缓慢。

近视眼多由于不注意用眼卫生，过度使用目力，使眼肌极度疲劳，耗伤气血，或因禀赋不足，先天遗传而成。

根据患者近视程度的深浅，病程的久暂以及身体状况的不同可分为气血不足、肝肾阴虚与心脾两虚三大类型，临床以药疗与食疗有机配合，对提高视力或控制病情发展，也可收到更好效果。

枸杞大枣鸡蛋汤

原料 枸杞子15~30克，大枣6~8枚，鸡蛋2枚。

制作 将枸杞子、大枣、鸡蛋加水同煮。蛋熟后去壳，小火煮半小时。

功效 适用于近视眼。

专家叮嘱 吃蛋饮汤。每日或隔日服1次。

楮实菟丝肉片

原料 楮实子、菟丝子各25克，鲜黄花菜50克，猪肉100克，食用油、食盐、醋、白糖各适量。

制作 将楮实子、菟丝子煎水

取浓汁；猪肉切片，用食用油炒至发白，放入药汁及食盐、醋、白糖炒至肉熟时，放入洗净的黄花菜再炒，熟即可。

功效 补肾明目，清热养肝。适用于近视。

专家叮嘱 1 次食完。

枸杞鸡蛋方

原料 鸡蛋 2 枚，枸杞子 30 克。

制作 将鸡蛋、枸杞子加适量水共煎煮，蛋熟后去壳再煮片刻。

功效 适用于近视。

专家叮嘱 食蛋饮汤，连服 3~5 天。

菟丝子鸡蛋方

原料 鸡蛋 1 枚，菟丝子 10 克。

制作 将菟丝子研末，打入鸡蛋搅匀，加水适量煮至蛋熟。

功效 适用于近视、肝血不足、视物不清。

专家叮嘱 食蛋饮汤。

茯苓柏子饼

原料 茯苓、柏子仁各 15 克，粗麦粉 50 克。

制作 将茯苓烘干；柏子仁炒令香黄，共研为细末，与麦粉加水和匀，烙饼食用。

功效 补脾安神，补肾健胃。适用于心脾两虚、气血不足和肝肾两亏所致的近视。

专家叮嘱 分次食完。

猪肝葱白蛋汤

原料 猪肝 200 克，鸡蛋 2 枚，葱白 5 段（约 1 寸长），食盐、味精各适量。

制作 将猪肝切片，加水煮汤，沸后打入鸡蛋，放入葱白，再煮片刻，加食盐、味精调味。

功效 适用于近视眼。

专家叮嘱 佐餐食用。

中耳炎

本病多数由上呼吸道感染或急性传染病引起,这里主要指化脓性中耳炎。临床上分急性和慢性化脓性中耳炎。急性中耳炎的临床症状为耳痛、发热、听力减退、耳漏、头痛、全身不适、食欲不振、便秘等。慢性中耳炎一般由急性中耳炎拖延治疗而致,也可由其他部位炎症引起。表现为耳漏、听力减退、眩晕、头痛等。在饮食调理上以清热泻火、健脾除湿为主。

山药白术扁豆汤

原料 山药、白扁豆各20克,白术18克,红糖适量。

制作 将白术煎汤去渣后,入其他3味煮烂服食。

功效 适用于化脓性中耳炎,症见耳内流脓清稀、耳聋耳鸣、面色萎黄、头晕眼花、食欲不振、四肢倦怠等。

专家叮嘱 每天1剂,连服7~8天。

龟板粳米粥

原料 龟板18克,粳米60克,熟附子、知母各9克,首乌15克,红糖适量。

制作 将熟附子、首乌、知母、龟板洗净后包在纱布中,入锅加水煎汤,去药包,加入粳米、红糖同煮成粥。

功效 滋阴补肾。适用于中耳炎。

专家叮嘱 作早、晚餐食用。

银花黄芩茶

原料 金银花10克,黄芩6克,白糖30克。

制作 将金银花、黄芩加水煎15~20分钟,加入白糖即成。

功效 适用于肝火型,病程尚短的中耳炎患者。

专家叮嘱 趁热饮服,每日2剂,连用10日。

酒煮雄鸡

原料 雄鸡1只，米酒1000毫升，姜、花椒等作料各适量。

制作 用米酒和水各半煮鸡至熟，加入作料调味。

功效 适用于肾虚型中耳炎。

专家叮嘱 可佐餐食用，每2日1剂，常食。

鳖甲柴胡薏苡仁粥

原料 鳖甲15克，柴胡9克，金银花、薏苡仁各12克，红糖适量。

制作 将前3味水煎汤后去渣，入薏苡仁煮粥，粥熟后入红糖调味。

功效 适用于化脓性中耳炎，症见耳内剧烈胀痛、发热、面红耳赤、脓液黄稠等。

专家叮嘱 每天1剂，连用4~5剂。

猪腰人参防风粥

原料 猪肾1对，粳米160克，葱白2根，人参1克，防风6克。

制作 猪肾洗净，去臊腺，切成碎块，与粳米、葱白、人参、防风等共煮成粥。

功效 益气补肾通阳。适用于中耳炎。

专家叮嘱 作早、晚餐食用。

耳聋、耳鸣

耳聋和耳鸣者均属于耳失聪的表现。耳鸣即耳内有嘶嘶声、嗡嗡声，或有鸣声，如钟鸣声、蝉鸣声、雷鸣声等。在耳鸣的同时常伴有头晕、失眠、心悸、多梦、健忘、腰腿酸痛等症状。耳鸣多发生于中老年人，引起耳鸣的原因有很多，可因某种耳病，也可能是某种潜在疾病的征兆，如动脉硬化、高血压病甚至各种肿瘤等。同时耳鸣也可与缺锌、铁、维生素D以及血脂过高有关。

耳聋指不同程度的听觉减退，甚至消失，轻微者可称"重听"，较重者始

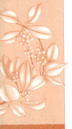

谓之"耳聋"。耳聋则包括突暴性耳聋和慢性耳聋,可由多种疾病引起。其中,慢性耳聋又分为中毒性耳聋、噪声性耳聋、传染病源性耳聋、精神性耳聋和老年性耳聋等。中医认为,耳聋多因肾气不足,脾胃虚弱,情志不调所引起。也有专家发现耳聋与血液中缺乏胡萝卜素、维生素D及锌、镁、钙有关,同时受高脂饮食所引起的耳动脉硬化的影响。

猪腰子粥

原料 猪腰子1对,粳米60克,葱、料酒、花椒水各少许。

制作 将腰子去筋膜及腰筋,切成黄豆大的小丁,葱切碎,粳米淘1次,同放锅内;加料酒及花椒水各少许,再加清水适量,急火烧开后改中火熬至粥烂即可。

功效 适用于肾精亏损型耳鸣、耳聋。

专家叮嘱 每日1剂作早餐食,连服7～10周。

羊肉羊肾粥

原料 羊肾2对,羊肉、粳米各250克,枸杞叶500克,姜、葱白、食盐各适量。

制作 将羊肾洗净,去臊腺、筋膜,切成细丁;葱白洗净切成细节;羊肉洗净;枸杞叶洗净,用纱布装好扎紧;粳米淘净。再将它们一同放入锅内,加水适量熬粥,待肉熟米烂成粥时,放入调味品即成。

功效 补肾填精。适用于肾精衰败、耳聋耳鸣、腰脊疼痛、性功能减退。

专家叮嘱 吃羊肉、羊肾,喝粥。

猪肾薤白防风粥

原料 猪肾1对,粳米50～100克,人参末3克,薤白末、防风末各10克,葱白3根。

制作 先将猪肾剖开,去筋膜及臊腺,洗净;粳米煮粥,待粥将熟,再将上述药末放入猪肾中,下粥内,莫搅动,慢火久煮,下葱白,煮熟即可。

功效 益肾健脾。适用于老人气弱、头晕耳聋等。

专家叮嘱 吃肉喝粥,温热服食。

地黄首乌粥

原料 制何首乌30~60克，熟地黄15~30克，粳米100克，大枣2~3枚，冰糖适量。

制作 先将何首乌、熟地黄入砂锅煎取浓汁，去渣取汁，入粳米、大枣（去核）、冰糖，同煮为粥。

功效 益肾抗老，养肝补血。适用于肝肾不足、阴血亏损、头晕耳鸣、头发早白、贫血、神经衰弱，以及高血脂、动脉硬化等病症。

专家叮嘱 供早、晚餐服食。本品有通便作用，大便溏薄者忌食。服地黄首乌粥期间，忌吃葱、蒜、萝卜、猪肉、羊肉。

人参防风猪肾粥

原料 人参5~10克，防风10克，磁石30克，猪肾1对，粳米100克，姜、葱、食盐各少许。

制作 先煎磁石，后入防风，去渣，并将人参单煎汁兑入。然后将猪肾洗净去筋膜，切细，与粳米同入药汁中煮粥，并入葱、姜、食盐煮熟即可。

功效 益肾填精，聪耳开窍。适用于肾精亏虚，耳目失聪，症见耳如蝉鸣，听力渐差兼见神疲乏力、腰膝酸软、头晕目眩等。

专家叮嘱 空腹服食。

首乌大枣粥

原料 制何首乌40克，大枣5枚，粳米100克，红糖20克。

制作 将首乌洗净，切成薄片，煎汁去渣；大枣洗净去核，粳米淘洗净，共入药汁中煮粥，粥熟加红糖调匀。

功效 补肝肾，益精血。适用于肝肾亏损、头发早白、头昏耳鸣、腰膝酸痛、便秘、冠心病、高脂血症、神经衰弱等。

专家叮嘱 每日1~2次，7天为1个疗程。隔几日后可继续服食。大便溏泻者不宜食之。服药粥期间忌葱、蒜。

杜仲乌骨鸡粥

原料 杜仲20克，乌骨鸡1只，

粳米100克，葱、姜、食盐各适量。

制作 先将杜仲煎煮，取汁去渣，再放入收拾干净的乌骨鸡、粳米一同煮粥，粥熟后加入葱、姜、食盐，待沸即可。

功效 补肝肾，壮筋骨。适用于肝肾不足所致的耳聋、遗精、小便频数等症。

专家叮嘱 每日2次，空腹服食。

牙痛

牙痛是指牙齿疼痛及牙齿周围组织疾病造成的疼痛，如牙龈炎、牙周炎、牙根尖周围炎等。中医认为牙痛的发生多因外感风寒热邪及脏腑功能失调所致，故临床辨证可分为风热牙痛、寒凝牙痛、胃火牙痛、肾虚牙痛等证型。牙痛在药物治疗的同时配合食疗，效果尤佳。

坚齿茶

原料 茶叶（红茶、绿茶、乌龙茶、铁观音等，任选1种均可）1～3克。

制作 茶放入杯内，沸水冲泡，候温即可。

功效 去腐除垢，洁齿防龋。适用于防治龋牙及口腔疾病。

酒煎鸡蛋方

原料 白酒100毫升，鸡蛋1枚。

制作 将白酒倒入瓷碗内，用火点燃白酒后，立即将鸡蛋打入，不搅动，不放任何调料，待火熄蛋熟。

功效 适用于牙周炎。

专家叮嘱 1次服下，每日2次，轻者1次，重者3次。

专家叮嘱 每天泡1～2杯，饮茶后并用茶水漱口。

垂杨柳根炖瘦肉

原料 垂杨柳根30克，猪瘦肉150克，葱、姜、料酒、食盐、味精各适量。

制作 将垂杨柳根洗净，切条；

猪肉切小块，同放砂锅内，加葱、姜、料酒及水适量，用小火炖，待肉熟时加食盐、味精调味。

功效 滋阴润燥，祛风清热，清肺止痛。适用于风火牙痛、虚火牙痛及牙龈炎等疾患。

黑豆蒸排骨

原料 黑豆100克，猪排骨500克，豆瓣酱、酱油、食盐、花椒、生姜各适量。

制作 将黑豆用水泡胀置碗中；猪排骨用豆瓣酱、酱油、食盐、花椒、生姜等拌和均匀，放于黑豆上，蒸至烂熟。

功效 补肾固齿。适用于龋齿，症见牙釉受损、牙表面粗糙、无光泽，或变棕色、黑色，或有小、浅龋洞；儿童常见体虚、发育不良等。

专家叮嘱 分2次吃完（骨酥软者尽量嚼食）。

枸杞天冬饮

原料 枸杞子、天门冬各15克，白糖适量。

制作 将上2味水煎取汁，以白糖调味。

功效 滋阴补肝肾，益髓坚齿。适用于牙齿疏豁松动、咀嚼无力，牙龈溃烂萎缩、边缘红肿等。

专家叮嘱 每日1剂，分2次饮服。

蕹菜蒲公英饮

原料 蕹菜250克，鲜蒲公英100克，蜂蜜适量。

制作 将蕹菜、鲜蒲公英洗净，切碎，捣烂，绞取汁液，加蜂蜜调味，煎沸。

功效 清热凉血，消肿止痛，解毒泻胃火。适用于牙龈红肿疼痛、口臭、烦渴多饮、大便秘结等。

专家叮嘱 分2~3次服。每日1剂。

糖莲饮

原料 青莲子心2~3克，冰糖10克。

制作 水煎饮服。

功效 本方有良好的止痛效果。适用于龋齿疼痛、风炎牙痛、反复发作的顽固性牙痛。

专家叮嘱 时时饮用。

沙参鸡蛋饮

原料 沙参30克,鸡蛋2枚,冰糖适量。

制作 将沙参、鸡蛋加水同煎,待蛋熟后去壳,再放入后同煎30分钟,加入冰糖。

功效 适用于阴虚型牙痛。

专家叮嘱 吃鸡蛋喝汤,每日1剂。

口疮

口疮是一种以反复发作,局部灼热疼痛为特征的口腔黏膜溃疡性疾病,故亦称复发性口疮或阿弗他口炎。主要表现在唇、颊、软腭黏膜及舌尖、舌缘、舌腹等处,出现粟粒大小的红点,很快破溃成圆形或椭圆形溃疡,直径2~4毫米,中央稍凹陷,表面覆以灰黄色薄膜,周围有狭窄红晕,有自发明显灼痛感,遇刺激则疼痛加剧,影响患者进食与说话,一般7~10天可自愈,愈后不留疤痕,常无明显全身症状。其病因复杂,可能与内分泌障碍、胃肠功能紊乱、肠道寄生虫、病毒感染、变态反应、局部刺激等因素有关,临床常见其发病与失眠、便秘、疲劳、精神紧张、月经周期等有关,近年来认为是一种自身免疫性疾病。

中医治疗以滋阴清热、温中健脾、行气解郁为主。

五鲜汁

原料 鲜藕、梨、苹果、荸荠各250克,西瓜500克,白糖50克。

制作 将西瓜洗净,挖去西瓜瓤,用洁净纱布挤绞汁液;荸荠、藕去皮,洗净,切成细丝;苹果、梨去皮、核,切薄片。将藕、梨、苹果、荸荠共置洁净纱布内,挤绞汁液,然后将西瓜汁加入拌匀;将五鲜汁放入盆内,加白糖、凉开水适量,再搅匀

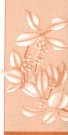

即成，常饮用。

功效

生津解暑，除烦止渴。用于心火上炎之口疮。

可可粉蜜

原料 可可粉、蜂蜜各适量。

制作 将可可粉用蜂蜜调成糊状即可。

功效

适用于阴虚火旺型口腔溃疡。

专家叮嘱 每次服4~5克，送入口中慢慢含咽，每日数次，连用3~4日。

苹果柿子汁

原料 苹果、柿子各500克，白糖50克。

制作 苹果、柿子去皮、核，切片，剁成泥，用凉开水适量，浸泡3~5分钟，用白布绞取汁液，加入白糖，拌匀即成，每日2次，每次25~30克。

功效

清热，润肺止渴。用于心火上炎之口疮。

萝卜藕汁饮

原料 生萝卜数个，鲜藕500克。

制作 两种均洗净捣烂绞汁。

功效

适用于心胃火盛型口腔溃疡。

专家叮嘱 含漱后缓缓咽下，每日4~5次，每次100毫升，连用3~4日。

竹叶粥

原料 鲜竹叶30克（干品15克），生石膏45克，粳米50克，白糖适量。

制作 生石膏先煎20分钟，再放入竹叶同煎7~8分钟，取汁加粳米煮至粥熟，加入白糖搅匀。

功效

适用于心胃火盛型口腔溃疡。

专家叮嘱 冷服，每日1剂，连服3~5日。

西瓜盅

原料 新鲜莲子、鸡丁各100克，西瓜1个，火腿丁、龙眼肉各50

克，胡桃肉30克，松子仁、杏仁各20克。

制作 将西瓜洗净，在蒂把下端切开为盖，挖去西瓜瓤，将鸡丁、火腿丁、莲子、龙眼肉、胡桃肉、松子仁、杏仁等放入西瓜盅内，盖好西瓜盖；将西瓜装入盆内，隔水用火煨炖，约3小时，待西瓜熟透即成。

功效 清热解暑，除烦止渴。用于心火上炎之口疮。

专家叮嘱 佐餐食用。

生地莲子饮

原料 生地9克，莲子心、甘草各6克。

制作 上品水煎服。

功效 滋阴泻火。用于阴虚火旺之口疮。

专家叮嘱 每日1剂，连服数剂。

鲜藕红糖蜜膏

原料 鲜藕1500克，蜂蜜400克，红糖200克。

制作 鲜藕洗净，用擦刮刀擦丝，以洁净纱布绞取汁液，再将红糖、蜂蜜倒入鲜藕汁液内，拌匀，倒入锅内，小火煎熬，至稠时，停火即成。

功效 清热解暑，润燥解毒。用于心火上炎之口疮。

专家叮嘱 每日服3次，每次1汤匙，以沸水冲化食用。

柿霜糖

原料 柿霜100克，白糖250克。

制作 将柿霜与白糖拌匀，放入锅内，加水适量，小火熬化白糖至黏稠起丝时，将糖倒入涂过熟食用油的搪瓷盘内，摊平，用小刀划成2厘米的小块，即成。

功效 清热，润燥。用于心火上炎之口疮。

专家叮嘱 每日空腹时服2次，每次5块。

急慢性咽炎

咽炎是指咽部黏膜的炎症，急性咽炎开始发生时，首先感到咽部干燥，有烧灼感，渐觉咽痛，特别在吞咽唾液和饮食时更痛。慢性咽炎常由急性咽炎反复发作，引起咽部黏膜经常充血、黏膜下淋巴组织增生而形成。病人常感到咽部不适，如咽干、咽痒、咽部微痛、有异物感、咽部分泌物增多等。本病属中医学风热喉痹的范畴。

米醋蛋清汤

原料 鸡蛋2枚，制半夏5克，米醋5匙。

制作 鸡蛋除壳、去蛋黄；半夏研成细粉。将蛋清、半夏粉、米醋拌匀加水适量，煮沸成汤。

功效 滋阴，养血，润燥，化痰。适用于慢性咽喉痛及声音沙哑。

专家叮嘱 含服。每日2次。

罗汉雪梨汤

原料 罗汉果、雪梨各1个。

制作 将雪梨去皮、核，切碎块；罗汉果洗净，与雪梨块共放锅中，加适量水，水煎30分钟即可。

功效 清热滋阴，润喉消炎。适用于急慢性咽炎有阴虚内热之证的咽痛、咽干、音哑、咽喉部有异物感、咳痰不爽等。

专家叮嘱 代茶频服，每日1剂。

梨汁粥

原料 鲜梨3个，糯米50克，冰糖适量。

制作 先将梨捣碎取汁，再煮糯米为稀薄粥，待熟时加入梨汁、冰糖，稍煮即成。

功效 润喉生津。适用于风热咳嗽、声音嘶哑、咽喉疼痛、吞食难下。

专家叮嘱 随意服食。

荔枝草粥

原料 荔枝草30克，粳米100克，冰糖适量。

制作 先将荔枝草洗净，放入砂锅，煎汁去渣，然后入粳米同煮成粥，加冰糖，稍煮即成。

功效

清热解毒，消肿止痛。适用于外感风热或内伤阴虚之咽喉肿痛、吞咽困难、声音嘶哑。

专家叮嘱 每日2～3次，顿服。

蒲公英薄荷粥

原料 蒲公英30克，干薄荷15克（鲜品30克），粳米50～100克，冰糖适量。

制作 先将蒲公英、薄荷煎汤候冷，将粳米煮粥，待粥将熟时，加入冰糖及蒲公英薄荷汤，再煮1～2沸即可。

功效

疏散风热，清利咽喉。适用于风热感冒、咽喉肿痛、声音嘶哑、头痛目赤。

专家叮嘱 每日2～3次，稍凉服。

蝉蜕茶粥

原料 蝉蜕5克，绿茶10克，粳米50～100克，冰糖适量。

制作 先煎蝉蜕、绿茶，去渣取汁，加入粳米，煮至米熟后加冰糖，再稍煮为稀粥。

功效

疏风清热，利咽开音。适用于风热喉痹失音，急、慢性咽炎。

专家叮嘱 每日早、晚服食。

丝瓜甘蔗汁粥

原料 生丝瓜汁、甘蔗汁各100毫升，粳米50～100克。

制作 用生丝瓜、新鲜甘蔗榨取汁，兑水适量，同粳米煮粥，以稀薄为好。

功效

清热生津，消肿止痛。适用于咽喉炎、扁桃体炎所致的咽干肿痛、声音嘶哑、大便干结。

专家叮嘱 每日2次，或随意服食。丝瓜甘蔗汁粥煮制时不宜稠厚，以稀薄为好。

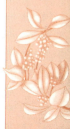

蝉蜕胖大海粥

原料 蝉蜕5克,胖大海10克,粳米50克,冰糖适量。

制作 将蝉蜕与胖大海煎煮,取汁去渣,粳米淘净煮粥。粥将熟时,放入上述药汁及冰糖,稍煮即成。

功效 清热润肺,利咽开音。适用于喉痛、干咳无痰、失音、急、慢性咽炎。歌唱演员常服,可保持嗓音清亮、不哑。

专家叮嘱 每日2~3次,温服。

玄参乌梅粥

原料 玄参、乌梅各15克,糯米30克,少量冰糖。

制作 先煎玄参、乌梅,取汁去渣,再煮糯米为稀粥,加入上药汁及少量冰糖,稍煮即成。

功效 滋阴清热,生津润喉。适用于虚火上窜所引起的咽喉干燥疼痛、音哑语轻。

专家叮嘱 随意服食。

第六节 泌尿系统疾病

急性肾炎

急性肾炎是急性肾小球肾炎的简称,是一种肾脏常见病,可由多种原因引起,以链球菌感染最为常见,偶可见其他细菌、病毒、真菌,以及花粉、食物过敏等。本病起病急,多见于儿童和青少年。其临床表现主要为:开始时可有全身不适、乏力、不思饮食、腰酸痛、心悸及低热,但最常出现的症状是水肿。水肿一般先从颜面开始,而后波及下肢,严重时有胸积水或腹水。与水肿同时出现的症状还有少尿及血尿。每日尿量可少于400毫升,个别病人甚至无尿。肉眼血尿约占1/3,尿液呈浓茶色,一般持续数日至数周。多数人会出现头痛、恶心、呕吐、失眠、思维迟钝、昏迷或抽搐等神经系统症状，血压有轻度升高，诊断时应与其他肾病相区别。中医将急性肾小球肾炎归属于水肿、尿血的范畴。

翠衣鳝片

原料 西瓜皮150克，鳝鱼100克，姜15克，葱、蒜各20克，料酒20毫升，鸡蛋清、食盐、淀粉各少许，食用油50毫升。

制作 将鳝鱼去内脏和骨，洗净，切片；葱切段，姜切片，蒜切片，备用。将西瓜皮洗净、切成丝，用纱布绞成汁液，拌入鳝鱼片内，加入葱、姜、蒜、食盐、料酒，加入少许淀粉用鸡蛋清拌匀。再将炒锅烧热，加入食用油50毫升，油六成热时，倒入鳝鱼片，翻炒均匀，熟透即成。

功效 利水消肿，清热除湿。适合于急性肾炎尿少身肿者食用。

专家叮嘱 每日3次，每次100克鳝鱼片，佐餐、单食均可。

党参全鸭

原料 党参30克，老鸭500克，姜15克，葱、料酒各20克，食盐少许。

制作 将鸭宰杀后，去毛及内脏，洗净，将党参、葱、姜放入鸭腹内。再把鸭放入蒸盆内，加适量水和食盐，置蒸笼内，用大火蒸2小时即成。

功效 补气血，化湿清热。适合于急性肾炎者食用。

专家叮嘱 每日3次，食鸭肉喝汤，可单食，可佐餐。

赤豆全鸭

原料 赤小豆60克，老鸭500克，葱20克，姜15克，料酒20毫升，食盐少许。

制作 将老鸭宰杀后，去毛及内脏，洗净；姜切片，葱切段，赤小豆洗净。再将赤小豆、葱、姜装入鸭腹内，放入锅内，加入食盐、水适量，先用大火烧沸，再用小火炖熬2小时即成。

功效 利水消肿，清热解毒。可供急性肾炎者食用。

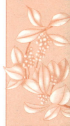

专家叮嘱 每日3次，吃鸭肉喝汤，可佐餐，可单食。

三仙饮

原料 生萝卜、梨各250克，马蹄300克。

制作 将以上3味均切丝，用纱布绞汁。在汁内加入炼过的蜂蜜30克，拌匀即成。

功效 清热利尿，凉血止血。适用于急性肾炎，症见血尿者。

专家叮嘱 每日2次，每次1杯。

黄芪蒸鸡

原料 黄芪50克，老母鸡1只，姜15克，葱20克，料酒20毫升，食盐少许。

制作 将鸡宰杀后，去毛及内脏；将黄芪洗净切片，葱切段，姜切片，放入鸡腹内。把鸡放蒸盆内，加食盐、料酒、水适量，置大火蒸笼内，蒸2小时即成。

功效 滋补气血，温补健脾。适合于肾炎病人食用。

专家叮嘱 每日2次，吃鸡肉喝汤，可单食，可佐餐。

薏苡仁蒸水鱼

原料 薏苡仁20克，大枣6枚，水鱼250克，葱20克，料酒20毫升，姜15克，食盐少许。

制作 将水鱼剁去头、尾，去内脏，洗净；姜洗净切片，葱洗净切成4厘米长的段。再将水鱼放盆内，加入料酒、姜、葱、薏苡仁、大枣、食盐拌匀，加水少许，置大火蒸笼内，蒸50分钟即成。

功效 滋阴补血，除湿消肿。适合于肾炎腰痛、尿少者食用。

专家叮嘱 每日1尾鱼，日服3次，吃肉喝汤，既可单食，宜可佐餐。

木耳黄花瘦肉汤

原料 木耳20克，黄花菜150克，猪瘦肉60克，葱20克，姜15克，食盐少许。

制作 将黄花菜、木耳用清水发透，洗净，去杂质、泥沙；猪瘦肉洗净、切片；葱切段、姜切片。再将上料放锅内，加水适量，大火烧开，小火煮30分钟，加食盐即成。

❀ 功 效

补肾益胃，明目消肿。适合于急性肾炎，面目水肿者食用。

专家叮嘱 每日3次，食肉喝汤，可佐餐，可单食。

百合丝瓜汤

原料 百合20克，丝瓜50克，葱白、白糖各30克，食用油30毫升。

制作 将丝瓜洗净，去皮、切片；百合洗净，去杂质；葱白切段。用食用油30克，放入锅内烧熟，加水适量，放百合煮30分钟，再放入丝瓜、葱白、白糖，用小火煮15分钟即成。

❀ 功 效

滋阴清热，利水渗湿。适合于肾炎病人经常食用。

专家叮嘱 每日2次，吃菜喝汤，可佐餐，可单食。

枸杞瘦肉汤

原料 枸杞20克，瘦肉100克，姜10克，葱20克，食盐少许。

制作 将枸杞去杂质，洗净；瘦肉洗净，切2厘米见方的小块；葱切段，姜切片。在炖锅内加入清水1000毫升，将猪瘦肉、姜、葱、食盐（少许）放锅内，大火烧沸，小火炖熬30分钟。再加入枸杞，至瘦肉熟后即可。

❀ 功 效

补肝益肾，明目降压。适合于肾炎病人经常食用。

专家叮嘱 每日2次，每次食50克。既可佐餐，也可单食。

山药雪耳枣汤

原料 山药20克，银耳15克，大枣1枚，冰糖30克。

制作 将银耳用温水发透，除去杂质、蒂及泥沙，洗净，用手撕成瓣；大枣洗净去核；山药研粉；冰糖打碎。再将银耳、山药、冰糖及大枣放锅内，加水800毫升，用大火烧沸，再用小火炖熬1小时即成。

❀ 功 效

健脾益气，润肺滋肾。适合于肾炎病人经常食用。

第五章 常见疾病调理药膳

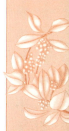

专家叮嘱 每日早晚服食，单食。

赤豆鲤鱼汤

原料 赤小豆 60 克，鲤鱼 500 克，葱 20 克，姜 15 克，食盐少许。

制作 将赤小豆洗净，去杂质；鲤鱼去鳞、内脏洗净；葱切段，姜切片。再将赤小豆、鲤鱼、姜、葱、食盐放炖锅内，加水 2000 毫升。锅置大火上烧沸，用小火炖熬至赤小豆熟透即成。

功效 清热解毒，利水消肿。尤其适合肾炎面目水肿者食用。

专家叮嘱 每日 2 次，吃鱼肉喝汤。既可佐餐，也可单食。

慢性肾炎

慢性肾炎是慢性肾小球肾炎的简称，是一组临床上常见的病因复杂、病理变化多样的肾脏疾病，一般病程超过 1 年。有 10%～30% 的慢性肾炎是由急性肾炎转化而来，但大多数病例并无急性肾炎史，起病缓慢，病因不明，多发于青中年，经数年或数十年之后终将出现肾功能衰竭。

因为本病起病症状不一，有些病人开始无明显症状，仅在体检时发现蛋白尿或血压升高。多数病人起病时有乏力、头痛、水肿症状，尿中出现大量蛋白。也有些病人长期无明显症状，最后出现呕吐、出血等尿毒症表现时方去就诊。无论哪种类型的慢性肾炎病人，虽然上述消化道和神经系统的症状有别，但一般都持久存在着水肿，尤以眼睑及踝部水肿最为明显。本病属中医"水肿""虚劳""腰痛""尿血"等范畴。

淡豆豉蒸鲫鱼

原料 淡豆豉、白糖各 30 克，鲫鱼 200 克，料酒少许。

制作 将鲫鱼洗净，去鳞及内脏，放蒸盘内，在鲫鱼上撒上淡豆豉、料酒、白糖。再将鱼置大火上蒸 20 分钟即成。

功效 清热解毒，利湿消肿。适合于慢性肾小球肾炎病人食用。

专家叮嘱 每日2次，每次100克，佐餐食用。

赤豆冬瓜炖生鱼

原料 赤小豆500克，冬瓜200克，生鱼1尾（250克），冰糖30克。

制作 将生鱼去鳞及内脏；赤小豆淘洗干净；冬瓜洗净（留皮），切成4厘米见方的块状；冰糖打碎。以上同放煲中，加入水适量。将煲置大火上烧沸，再用小火煲至赤小豆熟透即成。

功效 除湿利水，凉血消肿。适合于慢性肾小球肾炎病人食用。

专家叮嘱 每日2次，每次100克。吃鱼、豆及冬瓜，喝汤，既可佐餐，又可单食。

马蹄煮猪腰

原料 马蹄100克，猪腰2只，冰糖30克。

制作 将马蹄洗净，去皮，切成两半；猪腰切两半，除去白色臊腺，切3厘米的腰花；冰糖打碎。再把猪腰、马蹄、冰糖同放入锅内，加水2000毫升，置大火烧沸，小火煮25分钟即成。

功效 滋补肾肺，清热利水。适合于慢性肾小球肾炎病人食用。

专家叮嘱 每日2次，每次食1只猪腰，吃马蹄喝汤。既可以佐餐，又可以单食。

党参黄芪炖母鸡

原料 党参、黄芪各30克，母鸡1只，葱20克，姜15克，料酒少许。

制作 将党参、黄芪切片；母鸡宰杀，去毛及内脏；葱切段，姜切片。将鸡及药物、姜、葱放炖锅内，加水适量，置大火上烧沸，再用小火炖熬，至鸡熟透即成。

功效 补气血，健脾利尿。适合于慢性肾小球肾炎、气血亏虚、形体衰弱者食用。

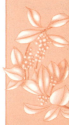

专家叮嘱 每日2次，吃肉喝汤，既可佐餐，也可单食。

三冬地黄甜鸡

原料 生地黄50克，肥母鸡1只，大枣20枚，白糖30克。

制作 将母鸡宰杀后去毛、内脏及爪，洗净后由背部颈骨剖至尾部，洗净血水，入沸水锅内略焯片刻，捞出待用。再将生地洗净后，切成1厘米见方的块，和白糖一起塞入鸡腹内，将鸡腹向下，置于罐中，大枣洗净放在罐子内，加水，封口上笼蒸2小时即成。

功效 滋补肝肾，凉血补血。适合于慢性肾小球肾炎病人食用。

专家叮嘱 每日1次，佐餐食用。

翠衣粥

原料 西瓜皮200克，大米100克，冰糖30克。

制作 将西瓜皮洗净切细丝，用纱布绞出汁液；大米淘净。将大米放入锅内，加水适量，置大火上烧沸，小火煮40分钟后，放入西瓜汁液及冰糖使溶即成。

功效 清热解毒，利尿消肿。可供慢性肾小球肾炎，身肿尿少者食用。

专家叮嘱 每日2次，每次1碗，单食。

木耳黄花汤

原料 黑木耳15克，黄花菜50克，冰糖30克。

制作 将黑木耳、黄花菜用清水发透，去泥沙、根蒂及杂质，沥干水分；冰糖打碎。再将黑木耳、黄花菜、冰糖放锅内，加水2000毫升，用大火烧沸，小火炖熬1小时即成。

功效 清热利尿，养血补血。适用于慢性肾小球肾炎，身肿尿少者。

专家叮嘱 每日2次，每次1碗，单食。

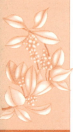

泌尿道感染

泌尿道感染又称尿路感染，是老年人的常见病，因为老年人容易发生尿路阻塞的疾病，如尿路结石、前列腺肥大、膀胱肿瘤等，尿路阻塞时，尿排出不畅，故易使尿路发生继发感染。

尿路感染分急性和慢性两种，急性尿路感染，可有发热、头痛、全身痛、腰痛尿急、尿频尿痛等表现；慢性尿路感染则出现全身乏力、腰酸、轻度尿急、尿频尿痛。

中医认为尿路感染，急性多属湿热型，治宜清热利湿，慢性可分肾阴虚和肾阳虚，治宜滋肾益气或益肾温阳。

双耳黄花肉片

原料 白木耳、黑木耳、姜各10克，黄花菜50克，瘦猪肉100克，水豆粉30克，食盐1克，葱白20克，食用油50毫升，料酒20毫升。

制作 将白木耳、黑木耳、黄花菜用温水发透，择去杂质、蒂及泥沙；葱切段；姜切丝；肉切片，用料酒腌渍。在炒锅内放食用油，置中火上烧热，下猪肉、木耳、黄花菜、葱、姜翻炒，起锅时，放入食盐、水豆粉炒匀即可起锅。

功效 清热解毒，利尿止血。适用于尿路感染。

专家叮嘱 每日2次，佐餐食用。

翠衣炒鱼片

原料 西瓜皮200克，鱼肉250克，白糖25克，绍酒、醋各30毫升，食用油50毫升，食盐2克，葱适量。

制作 将西瓜皮洗净，切成丝，用纱布绞取汁液；鱼肉切成薄片，把锅置大火上，放入食用油，烧至六成热时，加入葱、鱼肉、西瓜皮汁液、白糖、绍酒、醋、食盐，翻炒2分钟即成。

功效 清热解毒，利尿消肿。适用于尿路感染。

专家叮嘱 每日2次，佐餐食用。

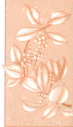

生地黄汁粥

原料 生地黄汁约50毫升（或干地黄60克），粳米100克。

制作 取新鲜生地黄适量，洗净后切段，榨取生地黄汁约50毫升；或用干地黄60克煎取药汁；用粳米加水煮，沸后加入地黄汁，煮成稀粥。

功效 清热生津，凉血止血。适用于小便带血或高热心烦、口干作渴、口鼻出血。

专家叮嘱 空腹食，不宜长期食用。服此药粥时，忌吃葱白、韭白、薤白及萝卜。

车前绿豆汤

原料 绿豆60克，车前子30克。

制作 将绿豆洗净，车前子用布包起扎好，同置锅内，加水适量，煎至豆熟汤浓即可。

功效 清热解毒，利尿通淋。可辅助治疗泌尿系感染、尿路结石。

专家叮嘱 饮汤，食豆。

马蹄炖水鸭

原料 马蹄100克，水鸭肉500克，冰糖30克。

制作 将水鸭去毛及内脏，洗净，切块；马蹄洗净去皮，一切两瓣；冰糖打碎。将鸭块、马蹄放锅内，加水300毫升，放入冰糖，用大火烧沸，小火炖熬1小时即成。每日服2次，佐餐或单食。

功效 清热解毒，利水消肿。适用于尿路感染。

蒲公英车前叶粥

原料 蒲公英、新鲜车前叶各30～60克，粳米50～100克。

制作 将蒲公英、车前叶洗净切碎，同煎取汁去渣，然后放入粳米煮成稀粥。

功效 清热利尿，解毒。适用于小便不通、淋沥涩痛、尿血、水肿、肠炎泻痢、黄疸病、目赤肿痛、咳嗽痰多。

专家叮嘱 每日1~2次服食，5~7日为1个疗程。遗精、遗尿的病人不宜食用。

牛肉冬瓜羹

原料 水牛肉500克，冬瓜250克，葱白100克，豆豉50克，食盐、醋各适量。

制作 把牛肉洗净，冬瓜去皮，两者切碎，加水和豆豉、葱白共煮作羹，食盐调味。

功效 清热解毒，利尿消肿。适用于膀胱炎。

专家叮嘱 空腹食，蘸醋食牛肉，饮汤。

泌尿系结石

泌尿系结石是泌尿系统各个部位，如肾、输尿管、尿道、膀胱结石的总称。其病变为结石形成后在泌尿系造成局部创伤、梗阻或并发感染。临床表现因结石所在部位的不同而各有不同。肾结石及输尿管结石主要症状为肾绞痛及血尿；膀胱结石主要症状为排尿困难、终末血尿及排尿疼痛；尿道结石的主要症状是排尿困难，甚至尿潴留，各部位的结石多伴有不同程度的感染。本病在中医属石淋、血淋、砂淋、尿血、腰痛、癃闭等范畴。

为了预防泌尿系结石的发生，首先要养成多饮水的习惯。正常人最好每日保持尿量不少于2000毫升。患有泌尿系结石症的人更应增加饮水量，每日尿量最好应不少于3000毫升。饮水时间要分布在全天，但尤要注意在餐后2~3小时和夜间，因为晚上及清晨时尿液中的结石成分排出得最多。其次要注意选用具有利小便、祛湿热功能的玉米须，具有清热利水、散瘀通淋功能的猕猴桃，能治尿酸性膀胱结石的苜蓿菜（花菜），对化石利尿有特殊作用的黄鱼脑石（即黄鱼头骨中的坚实洁白的硬物），有利尿通便作用的赤小豆和米醋等食物，作为配伍药膳，以助结石的排出。

竹笋炖鸭肫

原料 鸡内金、黑木耳各30克,鸭肫100克,竹笋200克,绍酒20毫升,葱15克,姜10克,食用油50毫升,食盐适量。

制作 将竹笋洗净切片;鸡内金研成细粉;鸭肫切片;黑木耳发透去泥沙及蒂;葱切段;姜切片。再将食用油放炒锅内,烧六成热时,加入葱、姜炒香,放入鸭肫、竹笋、木耳及绍酒、食盐,炒熟后加入鸡内金粉炒匀。

功效 消食积,通石淋。适用于泌尿系结石。

专家叮嘱 每日1次,佐餐食用。

金钱草粥

原料 金钱草、猪腩肉各60克,粳米50~100克。

制作 将金钱草煎汁去渣;猪腩肉洗净切块。将猪腩肉与粳米加入药汁中同煮成粥。

功效 清热通淋,排石通便。适用于尿路结石、小便涩痛、大便干结。

专家叮嘱 每日2次,稍温服。

胡桃海金粥

原料 胡桃仁10个,海金沙15克,粳米100克。

制作 胡桃仁捣碎,海金沙用布包扎好,加水600毫升,煮20分钟,去海金沙,入粳米煮粥。

功效 化石排石。适用于尿路结石。此粥对尿路结石屡试有效,对结石攻不下的年老体弱病人尤为适宜。

专家叮嘱 每日早、晚空腹温热服食。

茅根赤豆粥

原料 鲜茅根200克(干茅根50克),赤小豆、粳米各100克。

制作 茅根入砂锅内,加清水1000毫升,煎至700毫升,去渣留汁,加入赤小豆、粳米煮粥。

功效 凉血止血,利尿排石。用于尿结石兼有血尿者。

专家叮嘱 每日2次,温热服食。

茅根灵仙粥

原料 白茅根、威灵仙各60克，粳米100克，白糖适量。

制作 将白茅根、威灵仙洗净，煎汁去渣，加入粳米煮粥，米熟后将白糖调入。

功效 利尿排石，通络止痛。适用于泌尿系结石。

专家叮嘱 分3次饭前服，连服5~7天。

前列腺炎

前列腺炎是指各种因素导致的前列腺炎症。临床上主要表现为尿道口有白色黏液溢出，尤以大便之后为甚；排尿频繁，下腹部、会阴部或者阴囊部疼痛，有时见血尿，严重者伴阳痿、早泄、血精、遗精及全身乏力、神疲等症状。前列腺炎分急性和慢性两种。急性前列腺炎是指致病菌感染而发生前列腺急性炎症性病变；慢性前列腺炎多为非特异性感染所致的前列腺慢性炎症。

栗子炖乌鸡

原料 栗子仁60克，海马1对，乌骨鸡1只，食盐、姜各适量。

制作 将乌骨鸡去毛、肠杂，洗净，切块，与栗子仁、海马及食盐、姜同放锅内，加水适量蒸熟。

功效 补益脾肾。适用于前列腺炎。

专家叮嘱 分2~3次吃完。

萝卜浸蜜

原料 萝卜1500克，蜂蜜、食盐各适量。

制作 将萝卜洗净，去皮切片，用蜂蜜浸泡10分钟，放在瓦上焙干，再浸再焙，不要焙焦，连焙3次。

功效 适用于治疗前列腺炎，症见会阴、小腹部疼痛，腰酸乏力，尿血或有血精等。

专家叮嘱 每天4~5次，每次嚼服数片。常吃。

黑槐子鸡蛋

原料 黑槐子末、大黄末各2克，鸡蛋1枚。

制作 将鸡蛋开1小口，把黑槐子末与大黄末纳入鸡蛋内搅匀，用白面糊口蒸熟。

功效 适用于气滞血瘀型慢性前列腺炎。

专家叮嘱 吃鸡蛋。每次2枚，每日1次，食后多喝开水，连用4日，停2日。

白兰花猪肉汤

原料 鲜白兰花30克（干品10克），猪瘦肉150~200克，食盐适量。

制作 前2味加水适量，煲汤。用食盐适量调味，饮汤食肉。

功效 滋阴、化浊、消炎。主治前列腺炎。

葵菜羹

原料 葵菜、淀粉、食盐、味精各适量。

制作 将葵菜叶洗净，煮沸加入淀粉少量作羹，另以食盐、味精调味即成。

功效 消炎解毒，清热利湿。适用于慢性前列腺炎。

专家叮嘱 空腹食，每日2次。

山药菟丝粥

原料 淮山药30~60克，菟丝子10~15克，糯米100克，白糖适量。

制作 先将菟丝子水煎，去渣取汁；将淮山药洗净切片，与糯米同煮粥，加入药汁同煮，待粥熟后调入白糖即可。

功效 健脾温肾，滋阴清热。适用于劳淋诸证，用于小便赤涩不堪，淋沥不尽，遇劳即发，神疲腰痛等病症。此方诸药合用，温肾健脾，以收气化复常、生化有源之功效。

专家叮嘱 每日服2次。

热淋尿痛茶

原料 鱼腥草20克，炒黄柏10克，细木通9克。

制作 按上药比例加大剂量，研成粗末，以纱布包，每包30克，放入保温杯中，以沸水冲泡，盖闷5分钟。

❄ **功效**

清热、利尿、通淋。适用于热淋，表现为小便短数、灼热刺痛，尿色黄赤，小腹拘急胀痛等。

专家叮嘱 每日1剂，分数次饮完。

前·列·腺·肥·大

前列腺肥大是前列腺腺体、平滑肌及结缔组织的增生，所以又称为前列腺增生，系男性中老年人的一种常见病，多发生于50岁以上男性，发病的原因多认为与老年人内分泌失调，雄性激素增加有关，临床表现为夜尿增加和排尿缓慢，尿流细而无力，严重时排尿呈点滴状，常可引起尿路感染、尿路结石和血尿等并发症。

中医称本病为"老年癃闭"，由膀胱气化受阻而致水道不得通利，以药食调治对控制和缓解病情有重要意义。

鲍鱼海参汤

原料 鲍鱼、怀牛膝各30克，海参60克，枸杞15克。

制作 将鲍鱼切片，与海参一起用清水浸发、洗净，海参切片；枸杞、怀牛膝装入纱布袋中。鲍鱼片、海参片和药袋一起放入砂锅，加水小火炖煮4小时，去药袋加调料即成。

❄ **功效**

补肝肾，益精髓，壮元阳。用于前列腺肥大，老人排尿困难。

专家叮嘱 饮汤吃鲍鱼海参。

壮阳狗肉煲

原料 熟附片、巴戟天、生姜各15克，陈皮6克，狗肉250克，调料适量。

制作 将狗肉洗净切块，放入烧热的油锅中翻炒，加水煮片刻备用，将熟附片、巴戟天、陈皮装入纱布袋，生姜洗净切片，和狗肉及汤、药袋一起放砂锅中，再加适量的水，小火炖煮至狗肉烂熟，去药袋，加调料即成。

功效 温肾散寒，益气补虚。用于前列腺肥大。

杜仲腰花

原料 杜仲15克，猪腰子1对，花椒、食盐、料酒、豆粉、味精、醋、酱油、葱末、姜末、蒜末各适量。

制作 猪腰洗净切成腰花。杜仲用水煮半小时去渣取汁，取一半汁加食盐、料酒、豆粉调拌腰花，另一半汁加味精、醋、酱油、豆粉调成糊，然后烧热油锅，下花椒粒炸出香味，加入已调好的腰花及葱、姜、蒜末翻炒至熟，倒入调好的糊，翻炒均匀即成。

功效 补肾壮腰。用于前列腺肥大，耳鸣、眩晕、尿频。

专家叮嘱 佐餐食用。

杞子炖牛肉

原料 枸杞15克，牛肉100克，调料适量。

制作 牛肉洗净切块，与枸杞一起放入砂锅，加水，小火炖煮至牛肉烂熟，加调料即成。

功效 扶阳，固肾，补虚。用于前列腺肥大、糖尿病、消化系癌症。

专家叮嘱 佐餐食用。

虫草炖鸡

原料 冬虫夏草15克，雄鸡1只，调料适量。

制作 雄鸡宰杀去毛、去内脏，与虫草一起放入砂锅，加水小火炖煮至鸡肉烂熟，加调料即成。

功效 补肺滋肾，温中益气。用于前列腺肥大。

专家叮嘱 饮汤吃肉。

老人癃闭汤

原料 党参24克，黄芪30克，

茯苓、萆薢、王不留行各12克，莲子20克，车前子15克，肉桂6克，白果、甘草各9克，吴茱萸5克，蜂蜜适量。

制作 将各药洗净，水煎，去渣，取汁，加蜂蜜调味。

❀ 功效

益气健脾，温补肾阳。适用于前列腺肥大，排尿困难或尿潴留，神疲懒言，气短不续，便溏或便秘，小便清白等。

专家叮嘱 空腹服，每日1剂。

芪杞炖乳鸽

原料 黄芪30克，枸杞20克，乳鸽1只。

制作 乳鸽去毛、去内脏，和黄芪、枸杞一起放入砂锅，加水，小火炖煮至鸽烂熟，加调料即成。

❀ 功效

滋肾，益气，补虚。用于前列腺肥大。

专家叮嘱 喝汤吃肉。

茅根赤小豆粥

原料 白茅根、赤小豆、粳米各100克，白糖适量。

制作 先将白茅根放入砂锅加水煎煮半小时，去渣留汁，加入赤小豆和粳米，煮至豆烂粥成，加白糖调味即可。

❀ 功效

清热利湿，凉血祛瘀。用于前列腺肥大。

第七节　神经系统疾病

神经衰弱

神经衰弱是神经官能症中最常见的一种病症，其发病原因是由于精神高度紧张，思虑太过，致使中枢神经兴奋与抑制过程失调，高级神经活动规律被破坏所引发的一种功能性疾病。临床症状一般表现为疲劳、神经过敏、失

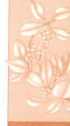

眠多梦、心慌心跳、多疑、焦虑及忧郁等。

中医学认为，神经衰弱多由情志所伤，精神过度紧张，或大病久病之后，脏腑功能失调所致。

莲子桂圆汤

原料 莲子（去心）、茯苓、芡实各10克，桂圆肉15克，红糖适量。

制作 上4味药洗净，小火炖煮50分钟，至煮成黏状；再搅入红糖即可。

功效 补心健脾，养血安神。适用于平素劳神过度、心脾两虚所致的心悸怔忡、失眠健忘、乏力肢倦、虚汗频出，以及各种贫血、神经衰弱等病症。

专家叮嘱 冷却后作为夜点心食用。每日饮服1次。

三参养心酒

原料 党参24克，玄参16克，丹参、茯苓、天冬、麦冬、柏子仁各18克，酸枣仁、生地黄各30克，桔梗、当归各12克，远志、五味子各9克，白酒2500毫升。

制作 将上药共捣碎，浸入白酒内，密封贮存，每日摇荡1次，30日即成。

功效 益心脾，补气血，养心安神。适用于神经衰弱。

专家叮嘱 每次服10~20毫升，每日2次。

柏子仁炖猪心

原料 柏子仁15克，猪心1只，食盐适量。

制作 猪心洗净，将柏子仁放入猪心内，一起放入砂锅，加水，小火炖煮至猪心烂熟，加食盐调味即成。

功效 养心安神，补血润肠。适用于神经衰弱。

枸杞鱼片

原料 鱼肉200克，枸杞子20克，鸡蛋2枚，葱、姜、酱油、白糖、食盐、味精、淀粉各适量。

制作 ❶ 枸杞子洗净、蒸熟；将鱼肉切成片，用蛋黄和少许淀粉调成糊，取鱼片蘸取蛋糊炸透，将油控干。
❷锅内留少许油，加入葱、姜及酱油少许炒出味，将炸好的鱼片加入，再放入味精、食盐、白糖翻炒片刻，淋入淀粉糊，加入枸杞子拌炒几下即成。

功效

补气养血，健脑明目，强身。适用于气血两虚引起的眩晕、心悸、乏力、自汗、健忘及面色苍白等症。也可作为老年人及久病体虚、产后血虚、贫血、神经衰弱和慢性肾炎病人的营养膳食。

专家叮嘱 佐餐食用。

枸杞大枣鸡蛋汤

原料 枸杞子20克，大枣10枚，鸡蛋2枚。

制作 将上3味共放于砂锅煮，蛋半熟时去壳再煮。食鸡蛋饮汤，每日1次，空腹食之，连服数天。

功效

补血益肾。适用于神经衰弱、夜寐不安、面色苍白。

芹菜枣仁汤

原料 鲜芹菜90克，酸枣仁9克。

制作 将芹菜洗净切段，同酸枣仁一起放入锅中，加适量水共煮为汤。

功效

平肝清热，养心安神。适用于虚烦不眠、神经衰弱引起的失眠健忘、高血压时的头晕目眩等病症。

专家叮嘱 睡前饮服。宜常服。

安神酒

原料 黄精、肉苁蓉各250克，白酒5000毫升。

制作 将黄精、肉苁蓉置于干净容器内，倾入白酒，密封浸泡，7~10日即成。

功效

壮阳益精，安神。适用于神经衰弱、阳痿、遗精等。

专家叮嘱 每次服25~50毫升，每日2次。

宁心酒

原料 龙眼肉250克，桂花60克，白糖120克，白酒2500毫升。

制作 将龙眼肉、桂花、白糖共置坛内，倒入白酒，加盖密封，愈久愈佳，其味清美香甜。

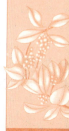

功效

安神定志，宁心悦颜。适用于神经衰弱、面色憔悴、失眠健忘、记忆力减退以及心悸等症。

专家叮嘱 每日2次，每次饮服15~20毫升。

失眠

失眠是临床上常见的症状，是指睡眠时间不足，或入睡困难，睡得不深、不熟、易醒等表现。造成失眠的原因很多，常见的因素有：心理生理因素、抑郁症、感染、中毒及药物因素、酗酒及睡眠环境不良等。本症患者因夜眠不足，造成白天精神萎靡，注意力不集中，胃纳不佳，一些人同时兼有耳鸣、健忘、手颤、头部昏胀沉重、烦躁易怒等症状。经常失眠，又容易引起心理失衡，加重了患者的心理负担。

中医学称失眠为"不寐""不得眠"等，认为其成因很多，有"胃不和则卧不安""虚劳虚烦不得眠"等说，本病与心、肝、脾、肾功能失调及阴血不足密切相关。神经衰弱者多见此症。

龙胆莲心茶

原料 龙胆草10克，竹茹15克，莲子心9克。

制作 将龙胆草切细，与竹茹、莲子心放入大茶缸内，冲入沸水，浸泡15分钟。随饮随加水，直到味淡色清为止。

功效 清热降痰火，安神。适用于痰火扰心之惊悸、失眠症。

专家叮嘱 每日1剂，连服3~7日。

百合桂圆煲鸡蛋

原料 百合50克，桂圆肉30克，陈皮1片，鸡蛋2枚，食用油2毫升，食盐1克。

制作 ❶ 百合、桂圆肉、陈皮分别洗净；鸡蛋去壳，打散，搅匀成蛋浆状；锅烧热，放油烧六成热时，放入鸡蛋浆，小火煎熟。❷ 瓦煲内加适量清水，用大火烧开，然后放入鸡蛋、百合、桂圆肉、陈皮，改用中火继续煲90分钟，加入食盐即成。

功效

清心安神，润肺养阴。用于贫血、产后虚弱、子宫脱垂、健忘失眠、精血不足、神经官能症、肺结核、肺气肿等症的辅助治疗。

养心安神酒

原料 枸杞子45克，酸枣仁30克，五味子25克，香橼20克，何首乌18克，大枣15枚，白酒1000毫升。

制作 将上述药味共捣碎，装入细纱布袋内，扎紧口，放入坛内，倒入白酒，封严，置阴凉处。7日后开封，以纱布过滤，取滤液即成。

功效

养心和血，养肝安神。适用于心肝血虚所致的心烦失眠、多梦、健忘、神经衰弱等症。

专家叮嘱 每晚睡前饮服20～30毫升。

蚕蛹酒

原料 蚕蛹100克，米酒1000毫升。

制作 将蚕蛹在米酒中浸泡24小时，然后同入砂锅内煮沸（用小火），煎取500毫升即可。

功效

健胃和脾，安神定志。适用于失眠、心烦不宁等。

专家叮嘱 每日2次，每次50毫升，口服。蚕蛹可食，每日2次，每次10克。

五味子粥

原料 大麦仁150克，酸枣仁、五味子、麦门冬各10克，莲子、桂圆肉各20克，白糖适量。

制作 ❶ 酸枣仁、五味子捣碎，与麦门冬同煮，煎取浓汁；莲子去心煮烂备用。❷ 大麦仁淘洗干净入锅，加莲子、清水适量同煮粥，七成熟时加入酸枣仁等浓药汁，加入桂圆肉，煮熟后加白糖即可食用。

功效

滋阴养心，健脑安神。用于体虚多汗、阴虚咳喘、失眠、更年期综合征、神经官能症、肝炎、老年性脑萎缩、冠心病、胃炎等病症的辅助治疗。

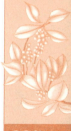

大枣桑葚粥

原料 桑葚30克（鲜品50克），大枣10枚，粳米100克，冰糖适量。

制作 先将桑葚浸泡片刻，洗净后与大枣、粳米同入砂锅煮粥，粥熟后加入冰糖溶化即可。

功效 补肝滋肾，养血明目。适用于血虚引起的失眠、多梦、心悸、视力减退、耳鸣、头晕目眩、腰膝酸软、须发早白、肠燥便秘等症。

专家叮嘱 每日2次，空腹食用。

灯芯竹叶茶

原料 灯芯草、鲜竹叶各60克。

制作 将上述2味同用水煎煮，以之代茶饮用。

功效 安神定志，镇惊清心。适用于失眠、易惊易怒、心悸健忘等症。

专家叮嘱 每日1剂，不拘时温服。

猪心枣仁汤

原料 猪心1个，茯神、酸枣仁各15克，远志6克。

制作 将猪心剖开，洗净，置砂锅内；再将洗净打破的枣仁及洗净的茯神、远志一并放入锅内，加水适量，先用大火煮沸，去浮沫后，改用小火，炖至猪心熟透即成。

功效 补血养心，益肝宁神。适用于心悸不宁、失眠多梦、记忆力和智力减退者食用。

专家叮嘱 每日1剂，吃猪心，喝汤。

远志莲粉粥

原料 远志30克，莲子15克，粳米50克。

制作 先将远志泡去心皮，与莲子均研为粉，再煮粳米为粥，候熟，入远志莲子粉，再煮1~2沸即可。随意食用。

功效 补中益志，聪耳明目。适用于健忘、失眠、怔忡等症。

小麦大枣粥

原料 小麦50克，粳米100克，大枣5枚，桂圆肉15克，白糖20克。

制作 ❶ 小麦淘洗净,加热水浸胀;粳米、大枣洗净;桂圆肉切成细粒。❷ 将小麦、粳米、大枣、桂圆肉粒放入锅中,共煮为粥;起锅时加入白糖。

功效 养心益肾,补益脾胃,清热止汗,除烦安神。适用于心气不足、怔忡不安、烦热失眠、妇女脏燥、自汗、盗汗、脾虚泄泻等。

专家叮嘱 每日2～3次,每个疗程4～7日,趁温热食。

养心粥

原料 人参10克(或党参30克),大枣10枚,麦冬、茯神各10克,糯米100～150克,红糖适量。

制作 将人参、麦冬、大枣、茯神共煎取汁,去渣,再与洗净的糯米同煮为粥,调入红糖即可。

功效 益气养血,安神。适用于心悸、健忘、失眠、多梦、面色不华、舌质淡、脉细或结代。

专家叮嘱 每日1～2次,温热服。

茯苓酒

原料 茯苓60克,白酒500毫升。

制作 将茯苓切片,装入干净的容器中,倒入白酒,密封。浸泡7天后即可服用。

功效 健脾和中,宁心安神,补虚益寿。适用于脾虚所致的肌肉麻痹、身体瘦弱、惊悸失眠、健忘等症。

专家叮嘱 每日早、晚各1次,每次10～15毫升。

老年痴呆症

老年痴呆症在医学上称为阿尔茨海默病,是一种中枢神经系统变性病。老年痴呆症起病初期不易被家人觉察,不清楚发病的确切日期,偶遇热性疾病、感染、手术、轻度头部外伤或服药患者,因出现异常精神错乱而引起注意。

老年痴呆症患者，在病理检查时可发现大脑弥漫性萎缩，且老年斑与神经元纤维缠结。其主要症状是近事记忆减退，性格改变，言语不清，其动作缓慢、衰退等，严重影响社交、职业与生活功能。用食疗预防治疗，主要为含卵磷脂的药物与食物。

山药茯苓粥

原料 茯苓、山药各20克，粳米150克，白糖25克。

制作 ❶ 山药洗净，润透，切薄片；茯苓研成细粉；粳米淘洗干净。❷ 将粳米、山药放入锅内，加水适量，置大火上烧沸，撇去浮沫，放入茯苓粉，再用小火煮35分钟，加入白糖即成。

功效 健脾，除湿，安神。适用于老年性痴呆症患者。

专家叮嘱 每日1次，早餐食用。实邪证者食用。

首乌煮猪肝

原料 何首乌20克，猪肝250克，姜10克，葱15克，食盐3克，味精2克，食用油30毫升，淀粉25克，料酒、酱油各10毫升，胡椒粉适量。

制作 ❶ 将何首乌放入锅内煮25分钟；姜拍松，葱切段；猪肝洗净，切成薄片。❷ 将猪肝放入碗内，加入酱油、料酒、食盐、味精、淀粉抓匀。❸ 将炒锅置大火上烧热，加入食用油，烧至六成热时，放入姜、葱爆香，倒入何首乌药液，再加水适量，烧沸，下入猪肝、胡椒粉、食盐、味精煮熟即成。

功效 补肝，益肾，祛风。适用于老年痴呆患者。

专家叮嘱 佐餐食用。大便溏泄及有湿痰者忌食。

黄芪炖鹌鹑

原料 黄芪25克，何首乌、葱各15克，鹌鹑2只，料酒15毫升，姜10克，食盐3克，味精2克，鸡油30毫升，胡椒粉适量。

制作 ❶ 将何首乌去杂质，洗净；黄芪润透，切薄片；鹌鹑宰杀后，去毛、内脏及爪；姜拍松，葱切段。❷ 将何首乌、黄芪、鹌鹑、料酒、姜、葱同放炖锅内，加水适量，置大火上烧沸，再用小火炖煮60分钟，加鸡油、食盐、味精、胡椒粉即成。

❀ 功 效

补肝肾，益气血。适用于老年性痴呆症患者。

专家叮嘱 每日2次，佐餐食用。实证及阴虚者忌食。

银耳炖蛤

原料 银耳20克，雪蛤10克，冰糖30克。

制作 ❶ 将银耳用温水浸泡2小时，除去蒂头、杂质，撕成瓣状；雪蛤用温水浸泡4小时，除去筋膜、黑子；冰糖打碎成屑。❷ 将银耳、雪蛤放入炖盅内，加水适量，置大火上烧沸，再用小火炖煮90分钟，加入冰糖屑即成。

❀ 功 效

滋阴、润肺、止咳、补血。适用于老年性痴呆症患者。

专家叮嘱 每日1次，早餐食用。风寒咳嗽、感冒便溏者忌食。

山药炖兔肉

原料 枸杞子、山药各20克，红枣8枚，兔肉500克，料酒15毫升，姜10克，葱15克，食盐3克，味精2克，胡椒粉适量，鸡油30毫升。

制作 ❶ 将山药润透，切薄片；枸杞子洗净，去果柄、杂质；红枣洗净，去核；兔肉洗净，切成2厘米宽，3厘米长的块；姜拍松，葱切段。❷ 将山药、红枣、枸杞子、兔肉、姜、葱、料酒同放炖锅内，加水适量，置大火上烧沸，再用小火炖60分钟，加入食盐、味精、胡椒粉、鸡油即成。

❀ 功 效

补气血，驻容颜。适用于老年性痴呆症患者。

专家叮嘱 每日2次，佐餐食用。实邪证患者忌食。

荸荠炖仔鸭

原料 荸荠100克，昆布250克，仔鸭1只，料酒15毫升，姜10克，葱15克，食盐4克，味精3克，胡椒粉适量。

制作 ❶ 将荸荠去皮，一切两

第五章 常见疾病调理药膳

半，洗净；昆布用水浸泡发，切细丝；仔鸭宰杀后，去毛、内脏及爪；姜拍松，葱切段。❷将荸荠、昆布、仔鸭、料酒、姜、葱同放炖锅内，加入水适量，置大火上烧沸，再用小火炖煮2小时，加入食盐、味精、胡椒粉即成。

功 效

补气血，利尿消肿。适用于老年性痴呆症患者。

专家叮嘱 每日2次，佐餐食用。脾胃虚寒及虚者慎食。

面神经炎

面神经炎，又称为特发性面神经瘫痪，是一种常见的周围神经疾病，多发于青壮年，目前发病原因不详，可能与病毒或风湿性损害有关，麻痹症状，常只发生于一侧面部，表情动作消失前，额无皱纹，眼裂扩大，鼻唇沟变浅，口角下叠，笑时更为明显。

中医称此证为"痿证"，由于气血不足，面部遭受风寒热邪侵袭，使经路凝滞，筋脉失养而发生。症见风热风寒两型。用祛风通络的药膳调养，风热型者加辛凉药物，风寒型者加用辛温药物等治疗。

当归桃仁炖鹧鸪

原料 当归、姜各10克，桃仁6克，鹧鸪2只，葱15克，食盐4克。

制作 ❶当归洗净，切5厘米的节；桃仁去杂质洗净；鹧鸪宰杀后去毛、内脏及爪；姜切片，葱切段。❷鹧鸪放在炖锅内抹上食盐，加入姜、葱、桃仁、当归。注入水300毫升。❸炖锅置大火上烧沸，再用小火炖煮45分钟即成。

功 效

祛风活血。适用于面神经炎患者。

专家叮嘱 每日1次，每次吃鹧鸪1只，喝汤。

防风炖墨鱼

原料 防风、钩藤、姜各10克，僵蚕、夏枯草、葱各15克，全虫6克，鲜墨鱼300克，食盐4克。

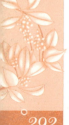

制作 ❶ 防风润透切片；钩藤及夏枯草洗净，全虫、僵蚕烘干，分别打成细粉；用纱布包装好，姜切片，葱切段。❷ 墨鱼、僵蚕、防风、钩藤、夏枯草，同放炖锅内，加入姜、葱、食盐，注入水600毫升。❸ 炖锅置于大火上烧沸，再用小火炖煮3分钟即成。

功效 祛风通络，滋阴补血。适用于风热型面神经炎患者。

专家叮嘱 每日1次，每次吃墨鱼50克，全虫粉分两次用汤吞服。

签草乌鸡汤

原料 稀签草、当归、姜各10克，红花、桃仁、全虫各6克，乌鸡1只（约500克），葱15克，食盐4克。

制作 ❶ 稀签草、桃仁、红花、当归各味药洗净，当归切片或节；乌鸡宰杀后去毛、内脏及爪；全虫烘干打成细粉；稀签草、桃仁、红花、当归装入纱布内扎紧口。❷ 乌鸡放入炖锅内，加入药包，放入姜、葱、食盐，注入水600毫升。❸ 炖锅置于大火上烧沸，再用小火煮45分钟即成。

功效 行气活血。适用于面神经炎患者。

专家叮嘱 每日1次，每次吃乌鸡肉50克，全蝎粉分2次用乌鸡汤吞服。

川芎附子炖羊肉

原料 川芎、姜各10克，附片、葱各15克，全蝎6克，羊肉300克，料酒20毫升，食盐4克。

制作 ❶ 川芎润透切片；附片洗净去杂质，全蝎烘干打成细粉；羊肉洗净切4厘米见方的块；姜切片，葱切段。❷ 羊肉放炖锅内，加入川芎、附片、姜、葱、食盐、料酒，注入水1500毫升。❸ 炖锅置于大火上烧沸，之后用小火炖煮40分钟即成。

功效 补益气血，活血通络。适用于风寒型面神经炎患者。

专家叮嘱 每日2次，每次吃羊肉50克，把全蝎粉分2次用羊汤送服。

全虫鳝鱼汤

原料 当归、姜各10克，红花、

第五章 常见疾病调理药膳

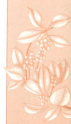

全虫各6克,鳝鱼300克,葱15克,食盐4克。

制作 ❶ 全虫烘干打成细粉;鳝鱼去骨及头尾,切5厘米长的段;当归洗净,切片;红花洗净。❷ 鳝鱼段放入炖锅内,加入当归、红花、姜、葱、食盐,注入水600毫升。❸ 炖锅置于大火上烧沸。再用小火炖煮40分钟即成。

功效

祛风补血。适合面部神经炎患者食用。

专家叮嘱 每日1次,每次吃鳝鱼50克,用汤吞服全蝎粉的一半。

芎菊粥

原料 川芎10克,菊花6克,粳米250克。

制作 ❶ 川芎洗净切片;鲜菊花洗净,去杂质;粳米淘洗干净。❷ 粳米放炖锅内,放入川芎、鲜菊花、水800毫升。❸ 炖锅置于大火上烧沸,再用小火煮40分钟即成。

功效

疏风清热,活血行气。适合面神经炎患者食用。

专家叮嘱 每日1次,每次吃粥80克。

牛奶生地牡蛎饮

原料 生地15克,牡蛎100克,牛奶250毫升,白糖20克。

制作 ❶ 生地切片,牡蛎肉洗净切片。❷ 生地、牡蛎,同放炖锅内,加入白糖,注入水200毫升。❸ 炖锅置大火上烧沸,用小火煮25分钟,再加入牛奶即成。

功效

平肝潜阳,软坚散结。适合面部神经炎患者食用。

专家叮嘱 每日1杯,喝牛奶吃牡蛎肉。

干姜羊肉粥

原料 干姜10克,羊肉50克,粳米250克,食盐3克。

制作 ❶ 干姜切细丝,羊肉洗净,切丝;粳米淘洗干净。❷ 干姜、羊肉、粳米、食盐,同放炖锅内,置大火上烧沸,再用小火煮45分钟即成。

◈ **功 效**

温中逐寒，回阳通脉。适合风寒型面神经炎患者食用。

专家叮嘱 每日1次，早餐食用。

第八节 消化系统疾病

呃 逆

此病是气逆上冲，喉间呃逆连声、声短而频，令人不能自制的一种病症。一般因寒气蕴蓄、燥热内盛、气郁痰阻，气血亏虚导致胃失和降，上逆动膈而形成。若在其他急慢性疾病过程中出现，则每为病势转向严重的预兆。其临床表现为：呃呃连声，响亮而急促，或呃声低怯，并伴有脘中冷气、口渴便秘、虚烦不安、心腹胀满等。

老刀豆姜汤

原料 姜9克，带壳老刀豆50克，红糖25克。

制作 将刀豆、姜水煎去渣，加红糖即可。

◈ **功 效**

温中散寒降逆。适用于胃寒呃逆、呃声沉缓无力，遇冷易发，胃脘不舒，得热则减，得寒则甚，饮食减少，口不渴，苔白润，脉迟缓等。

专家叮嘱 温服，每日2次，连服3～5日。

丁香梨

原料 雪梨1个，公丁香15粒，冰糖20克。

制作 将梨去皮，用竹签均匀扎15个小孔，每孔内放入1粒丁香，再把梨放入大小合适的盅内，用纸封严盅口，蒸30分钟；把冰糖加少许水溶化，熬成糖汁；将梨从盅中取

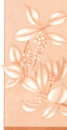

出，抠去丁香，浇上冰糖汁即可。

功效

理气化痰，益胃降逆。适用于痰气交阻或胃阴亏虚之呃逆、反胃、呕吐等。

专家叮嘱 日服1剂。

柿饼蒸米饭

原料 柿饼90克，糯米300克，白糖150克。

制作 将柿饼切成小丁；糯米淘净，加入柿饼小丁拌匀，加水适量入笼蒸熟（约蒸40分钟左右），拌以白糖即成。

功效

健脾，益胃，降逆。适用于胃气虚弱所致的呃逆、呕吐、病后体弱、胃神经官能症等。

专家叮嘱 当主食吃，每日1次。

砂仁粳米粥

原料 砂仁2～3克，生姜3片，粳米50克，红糖适量。

制作 先将砂仁捣碎为细末，再将粳米、生姜同煮，待米烂粥稠时，调入砂仁末、红糖，稍煮1～2沸即可。

功效

醒脾开胃，降逆止呕。适用于脾胃湿冷、气滞上逆所致的呕吐、呃逆、脘腹胀满、腹痛、消化不良，也可用于妊娠呕吐。

专家叮嘱 每日2～3次，温热服。砂仁不可久煮，阴虚有热者忌用。

藿香粳米粥

原料 藿香15克（鲜品30克），粳米100克，姜1片。

制作 将藿香、姜煎煮取汁，用粳米煮粥，待粥将熟时，加入藿姜汁，再煎1～2沸即可。

功效

解暑祛湿，开胃止呕。适用于脘腹痞闷，呕吐泄泻，食欲不振，头昏痛，发寒热等。

专家叮嘱 每日早、晚服。

加味橘皮粥

原料 橘皮15克（或鲜品30克），生姜5片，丁香2克，粳米100克。

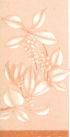

制作 先煎橘皮、生姜、丁香，取汁去渣；另煮粳米为粥，粥沸后入药汁，再煮成粥。

功效

温中散寒，降逆止呃。适用于胃中寒冷之呃逆，症见呃声沉缓、胃脘不适、得热则舒、得寒愈甚、口不渴、苔白润、脉迟缓。

专家叮嘱 每日2次，早、晚温热食。因热致呃者忌用。

丁香柿蒂粥

原料 丁香3克，柿蒂10克，党参12克，生姜3片，粳米100克，红糖适量。

制作 将上述药放入砂锅中煎煮，取汁去渣，再加入淘净的粳米煮粥，粥将熟时加入红糖调匀即成。

功效

益气温中，祛寒降逆。适用于胃中虚寒所致的呃逆、呕吐、口淡、食少、脘闷胸痞。

专家叮嘱 每日2次，温热服食。胃热所致呃逆呕吐者忌用。

食欲不振

食欲不振不是一种独立的疾病，而是消化系统疾病的常见症状，主要表现为不思饮食或食而无味，食后难于消化等，老年人由于消化吸收功能减退常有食欲减退，中医认为食欲不振多属脾胃虚弱，或肝胃不和，或饮食不节，或感受外邪而损伤脾胃，治疗当以调节脾胃为关键。

助胃健脾汤

原料 山楂片、炒麦芽、薏苡仁各9克，芡实12克，猪瘦肉150克，红糖少许，调料适量。

制作 猪瘦肉洗净切块，各药一同装入纱布袋内，一起放入砂锅中，加水小火煎煮至肉烂熟去药袋，加调料和红糖即成。

功效

健脾胃，助消化。用于食欲不振。

本草纲目——养生药膳速查全书

山楂麦芽煎

原料 山楂15克，麦芽25克。

制作 将山楂、麦芽一起放入砂锅里，加水，小火煎煮1小时，去渣留汁。

功效 健脾益胃，助消化。用于食欲不振，消化不良。

专家叮嘱 每日1剂，分2次服。

山楂鱼块

原料 鲤鱼肉300克，山楂片25克，鸡蛋1枚，食用油、淀粉、姜片、白醋、辣酱油、白糖、葱花各适量。

制作 鱼肉斜刀切成瓦片块，加黄酒、食盐腌15分钟，放入用鸡蛋与淀粉搅匀的蛋糊中浸透，再沾上干淀粉，入爆过姜片的温油中余熟捞起；山楂片加少量水溶化，加白醋、辣酱油、白糖、淀粉制成芡汁，倒入有余油的锅中煮沸，倾入炸好的鱼块，用中火急炒，待汁水紧裹鱼块，撒上葱花即可。

专家叮嘱 喝汤吃肉。

功效 开胃消食，利水止泻。适用于食欲不振、冠心病、高脂血症等。

专家叮嘱 佐餐食用。

胡萝卜炒肉丝

原料 胡萝卜250克，猪肉100克，食用油、葱、姜丝、香菜、醋、酱油、食盐、味精、芝麻油各适量。

制作 猪肉洗净切丝；胡萝卜洗净切丝。锅内加食用油，烧热下葱姜丝炝锅，加肉丝翻炒，再加胡萝卜丝、醋、酱油、食盐，再翻炒，加味精、香菜，淋入芝麻油翻炒即成。

功效 下气补中，健胃行滞。适用于食欲不振，消化不良。

专家叮嘱 佐餐食用。

西米小汤丸

原料 糯米、生山药各250克，西米、冰糖各500克。

制作 糯米淘洗净泡胀，磨成米浆，吊干水分；生山药洗净，入笼蒸熟去皮，压成蓉泥，与糯米粉混合均匀。锅置中火上，放入冰糖加清水熬化，用细纱布沥去杂质；西米入锅，掺清水适量，加冰糖汁煮5分钟左右。将糯米粉、山药粉搓成小指粗细的条状，捏成小粒，放入西米汁中煮熟即成。

功 效

健脾养胃。适用于久病后脾虚胃弱、食欲不振、消化不良等。

专家叮嘱 每次用西米50克，加上小汤丸50克，煮熟食用。

白术大枣饼

原料 白术25克，干姜5克，大枣250克，鸡内金10克，面粉500克。

制作 白术、干姜装纱布袋内，扎口，与大枣同置锅内，加水适量，大火烧沸后，小火煮约1小时，去药包及枣核，枣肉捣泥待用。鸡内金研粉，与面粉混匀，同枣泥一起，加药汁和成面团，分制成薄饼，小火烙熟。

功 效

益气健脾，开胃消食。适用于食后脘闷、饮食无味、大便溏泻等。

专家叮嘱 作点心食用。

莲肉粳米膏

原料 莲肉、粳米各200克，茯苓100克，白糖适量。

制作 粳米、莲肉同炒熟，与茯苓研为细末；白糖加水，用小火熬至较黏稠时，调入上末为膏。

功 效

补虚和胃，渗湿。适用于病后脾胃虚弱、水谷不化、食少纳呆等。

专家叮嘱 日服3次，每服5～6匙，白开水调服。

呕 吐

呕吐不是一种独立的病，是一种常见的症状，乃胃中之物上逆，经口而出，称为呕吐。可由胃肠道梗阻、腹内脏器炎症、神经调节障碍、药物中毒、食物中毒、代谢紊乱、急性传染病、高血压、脑出血、脑外伤、脑瘤等引起。

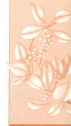

中医认为其病机为胃失和降，气逆于上，其病因有外邪侵袭、胃失和降、饮食不节、伤胃滞脾、情志失调、肝失调达、脾胃虚弱、阳气不振、胃阴不足、失其润泽等，其病伤在胃与肝脾关系密切。

豆腐汤

原料 豆腐2块，食盐、味精各适量。

制作 水开后下上述各料，煮20分钟食饮。

功效

清胃，止呕。主治饭后腹胀不适，口苦发黏，舌苔厚，食无味，反酸嗳气，以及水土不服引起的恶性呕吐等。

砂仁煮鲫鱼

原料 鲫鱼1条（约100～200克），砂仁5克，食盐、食用油、豆粉各适量。

制作 鲫鱼去鳞整理洗净，砂仁研末与食盐、食用油适量调匀，一起放入鱼腹，用豆粉封好鱼腹入口。置碟中，上屉蒸熟。

功效

醒脾开胃，利湿止呕。主治腹胀呕吐，妊娠呕吐。

专家叮嘱 服食或佐餐。

生姜红糖饮

原料 生姜10克，红糖20克。

制作 将生姜洗净切丝，和红糖一起放入大茶缸中，用沸水冲泡，加盖闷泡10分钟。

功效

发表散寒，温中止呕。用于胃寒呕吐，风寒感冒。

专家叮嘱 趁热服。

姜汁甜牛奶

原料 鲜牛奶200毫升，生姜汁1汤匙，白糖适量。

制作 将牛奶、姜汁一起放入砂锅煮沸，加入白糖即成。

功效

散寒和胃，止呕。用于虚寒性呕吐、呃逆。

专家叮嘱 温服。

槟榔粥

原料 槟榔15克，粳米50克。

制作 先把槟榔片煎煮，去渣，加入粳米煮粥。

功效 治疗食积之呕吐、腹胀、大便不爽等。

专家叮嘱 趁热服食，不可过多。用于驱虫者，槟榔用量可增至30～60克。胃虚脾弱呕吐者不宜服用。

半夏山药粥

原料 半夏6克，山药粉30克，粳米60克，白糖适量。

制作 将半夏放入砂锅加水煎煮半小时，去渣留汁，加入粳米煮至米开花，加入山药粉，拌匀继续煮成粥，加白糖即成。

功效 和胃降逆，健脾除湿。用于呕吐。

专家叮嘱 空腹服食。

陈皮粥

原料 陈皮、粳米、冰糖各适量。

制作 陈皮焙干研末；粳米洗净放入砂锅中加水，小火煮成粥，加入陈皮末、冰糖调匀继续煮5分钟，即成。

功效 健脾理气，化痰止咳。用于腹胀呕吐，咳嗽痰多。

茯苓粥

原料 白茯苓15克，粳米50克。

制作 先将茯苓磨成细粉，取茯苓粉同粳米煮粥，趁热服食。若止呕吐力弱，可将半夏、生姜同煎取汁，以此药汁同茯苓粉、粳米煮粥。

功效 治疗脾虚泄泻、水肿，痰饮中阻有呕吐等。

专家叮嘱 胃阴虚呕吐者忌服。

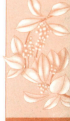

便秘

便秘是指大便秘结不通，粪便在肠内停留过久，失去水分，干燥而硬，以致排出困难。便秘的原因较多，大多由于热邪壅积、年老体虚、孕期等所引起。中医认为，便秘不仅与大肠的传导功能失调有关，而且与脾胃的纳、运、升、降，肾的温煦与气化功能失常有密切关系。

三仁汤

原料 松子仁、柏子仁各30克，核桃仁60克，熟蜂蜜适量。

制作 将松子仁、柏子仁、核桃仁捣烂研膏，用熟蜂蜜拌匀。

功效 生津润燥。适用于因津伤液燥而引起的大便秘结，尤宜于老年性便秘症。

专家叮嘱 每服6克，每日1次，用温开水送服，15～20日为1个疗程。

姜汁菠菜

原料 菠菜250克，姜25克，食盐、酱油、芝麻油、味精、醋、花椒油各适量。

制作 菠菜去须根留红头，洗净后切长段，置开水锅内略焯后捞出，沥水，装盘抖散，晾凉，加入搅成的姜汁及食盐、酱油、芝麻油、味精、醋、花椒油调拌入味。

功效 养血通便，开胃解酒。适用于肠燥便秘、老年性便秘、习惯性便秘、痔疮、高血压、酒精中毒等。

专家叮嘱 佐餐食用。缺钙者及小儿不宜食。

杏仁芝麻糖

原料 甜杏仁60克，黑芝麻50克，白糖250克，蜂蜜250毫升。

制作 将杏仁洗净，沥干，捣成泥；芝麻淘洗干净，沥干，倒入铁锅内，小火炒至水气散尽，芝麻发出响声，立即盛碗，稍凉后研碎。将4味同倒入大瓷盆内，拌匀，加盖，隔水蒸2小时。

功效

补肺益肾，润肠通便。适用于老人肺气虚弱、津液枯燥、大便无力而难解者。久服有预防直肠癌的作用。

专家叮嘱 每次1匙，饭后用开水送服，每日2次。

麻仁桑葚粥

原料 火麻仁、桑葚（鲜品50克）各30克，糯米100克，冰糖适量。

制作 先将桑葚浸泡片刻，火麻仁洗净，然后与糯米同入砂锅煮粥，粥熟后，加入冰糖溶化即可。

功效

补肝滋肾，养血明目。适用于肠燥便秘及肝肾阴虚引起的头晕目眩、视力减退、腰膝酸软、须发早白等。

专家叮嘱 空腹食用，每日2次，可经常食用。

红薯粥

原料 新鲜红薯250克，粳米100~150克，白糖适量。

制作 将红薯（以红紫皮黄心者为最好）洗净，连皮切成小块，加水与粳米同煮为粥，待粥将熟时，加入白糖适量，再煮2~3沸即可。

功效

健脾养胃，益气通便。适用于便秘、大便带血及少乳等。

专家叮嘱 随意趁热服食。糖尿病患者不宜选用，平素不能吃甜食的胃病患者，不宜多食。

糯米槟榔粥

原料 糯米100克，槟榔（炮制捣末）、郁李仁（去皮研为膏）、火麻仁各15克。

制作 先以水研火麻仁滤取汁，入糯米煮作粥，将熟入槟榔、郁李仁搅匀。

功效

理气，润肠，通便。适用于胸膈满闷、大便秘结。

专家叮嘱 空腹食用，每日2次。

杏苏粥

原料 杏仁、苏子各10克，粳

米50～100克，红糖适量。

制作 将苏子、杏仁捣成泥，与粳米同入砂锅内，加水煮至粥稠，加入红糖调匀。

功效

降气消痰，止咳平喘，养胃润肠。适用于肠燥便秘及急、慢性支气管炎。

专家叮嘱 每日早、晚温热服，5日为1个疗程。

老年保健茶

原料 糯米、油炸核桃仁各60克，生核桃仁50克，牛奶200毫升，白糖适量。

制作 将糯米洗净，浸泡1小时，捞起沥干水分，与两种核桃仁放石磨中磨成浆，过滤，取汁备用。煮好牛奶，把滤汁慢慢倒入牛奶中，边倒边搅均匀，煮沸，加白糖即可。

功效

健脾益气，补血润燥。适用于老年肠燥便秘症，也可作润肤黑发、壮阳固精的保健饮料。经常饮用可调节机体的新陈代谢，延年益寿。

专家叮嘱 代茶饮用，每日1～2次。本茶偏温，咳黄稠痰，口干咽燥，舌苔黄厚者忌服。

加味仙人粥

原料 何首乌30～60克，熟地30克，当归10克，粳米60克，大枣3～5枚，红糖（或冰糖）适量。

制作 先将何首乌、熟地、当归用砂锅煎取汁，去渣后入粳米、大枣，小火煮粥，待粥熟加入适量红糖或冰糖，再煮1～2沸即可。

功效

养血益阴，固精补肾，健筋骨，乌须发。适用于肠燥便秘，以及头发早白、头晕耳鸣、腰膝酸软、梦遗滑精、崩漏带下等。

专家叮嘱 每日1～2次，趁热服食，7～10日为1个疗程。大便溏泻者不宜食用。服药期间忌食葱、蒜，忌冷服。

杏仁胡桃粥

原料 杏仁10克，胡桃肉30克，粳米100克。

制作 将杏仁、胡桃肉研膏水

搅滤汁；以米煮粥，米熟后将上药汁加入再煮，去掉生油气即可。

功 效

温肾固精，润肠纳气。适用于阳虚咳嗽、腰痛脚弱、阳痿滑精、小便频数、大便燥结等。

专家叮嘱 空腹温热食。

金钩挂银丝

原料 绿豆芽300克，海米30克，青椒1个，姜丝、食盐、味精、料酒、芝麻油各适量。

制作 青椒切丝，绿豆芽去壳、根，洗净，一起用沸水焯熟沥干；海米加料酒、水浸发后蒸熟，再拌入绿豆芽、青椒丝，加入姜丝、食盐、味精，淋上芝麻油。

功 效

滋阴平肝。适用于预防老年性便秘及动脉粥样硬化等。

专家叮嘱 佐餐食用。

慢性胃炎

慢性胃炎是由不同病因引起的各种慢性胃黏膜炎性病变。此病是一种常见病，其发病率在各种胃病中居首位。在慢性胃炎病人中，有些无任何自觉症状，有些则表现有上腹部饱胀或胀闷感，有时会有烧灼或寒冷、钝痛感，或伴有嗳气、恶心、呕吐、泛酸等症状。此病在中医中属于胃脘痛、吞酸和嘈杂范畴，中医认为多与饮食不洁和情志失调有关。

高良姜粥

原料 高良姜15克，制香附6克，大米100克，红糖20克。

制作 把高良姜、制香附、大米淘洗干净，放入锅内，加水适量。将铝锅置大火上煮沸，再用小火煮成粥，加入红糖拌匀即成。

功 效

温中，止呕，止痛。适用于慢性胃炎，胃痛，得暖痛减者。

专家叮嘱 正餐食用，每日1次，每次吃100~150克。

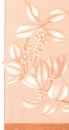

生姜粥

原料 生姜10克，大枣4枚，粳米100克。

制作 将生姜洗净、切片；大枣洗净，去核；粳米淘洗干净。将粳米、大枣、生姜放入锅内，加水适量，用大火烧沸，再用小火将粳米煮成粥即成。

功效
暖脾胃，散风寒，止疼痛。适用于慢性胃炎，遇寒胃痛加重者。

专家叮嘱 当正餐食用，每次吃粥100克。

莲子大枣粥

原料 莲子30克，大枣6枚，大米100克，红糖20克。

制作 将莲子泡发去心；大枣洗净去核；大米淘洗干净。把大米放入铝锅内，加入莲子、大枣，加水适量，置大火上烧沸，改用小火炖煮40分钟，加入红糖搅匀即成。

功效
健脾胃，止疼痛。对脾虚胃痛病人尤为适合。

专家叮嘱 当正餐食用，每日1次，每次100~150克。

山楂炖猪肚

原料 山楂20克，猪肚500克，料酒15毫升，姜、葱各10克，胡椒粉3克，食盐4克。

制作 山楂切片；猪肚洗净，切成3厘米见方的块；姜切片，葱切段。将山楂、猪肚、姜、葱、料酒同放炖锅内，加水适量，放入食盐，置大火上烧沸，再用小火煮40分钟，加入胡椒粉搅匀即成。

功效
补中益气，和胃，消积化食。适用于萎缩性胃炎，胃酸缺乏者。

专家叮嘱 每日1次，每次吃猪肚50克，喝汤。既可佐餐，又可单食。

小茴香炖猪肚

原料 小茴香、食盐各6克，猪肚1只，姜10克，葱15克，料酒20毫升。

制作 把猪肚洗净；姜切片，葱切段。小茴香用纱布袋装好扎紧口，放入猪肚内。把小茴香猪肚放入炖锅内，加水适量，放入姜、葱、料酒。将炖锅置大火上烧沸，再用小火炖煮1小时，加入食盐拌匀即成。

功 效

散寒行气，和胃止痛。适用于慢性胃炎，胃寒腹痛者。

专家叮嘱 佐餐食用，每日1次，每次吃猪肚50克，喝汤。

蒲公英煮羊肚

原料 蒲公英100克（鲜品150克），羊肚1只，姜、葱各10克，料酒15毫升，食盐6克，胡椒粉3克，味精少许。

制作 羊肚洗净；姜切片；葱切段。羊肚切成4厘米见方的块，蒲公英洗净，去根。把羊肚和姜、葱、料酒同放炖锅内，加水适量，置大火上炖煮50分钟，投入蒲公英、胡椒粉、食盐、味精，搅匀即成。

功 效

温胃，止痛。对胃溃疡病人效果尤佳。

专家叮嘱 每日1次，每次吃羊肚50克。吃蒲公英喝汤。佐餐食用。

白胡椒炖猪肚

原料 白胡椒15克，猪肚1个，生姜、葱各10克，食盐、味精各6克，料酒10毫升。

制作 将白胡椒打碎，备用。将猪肚洗净，保持完整，勿切烂。把白胡椒放入猪肚内，然后将猪肚口用线扎紧，放入炖锅内，加水适量；再放入姜、葱，调入料酒，用小火炖熟，加食盐、味精即成。

功 效

温胃止痛，健脾补虚。适用于脾胃虚寒，腹痛隐隐者。

专家叮嘱 每日1次，既可佐餐，又可单食，每次吃猪肚100克，随意喝汤。

归参全鸡

原料 党参15克，鸡肉500克，当归、姜、葱各10克，食盐6克，味精、胡椒粉各3克，料酒15毫升。

制作 鸡宰杀后，去内脏及毛，切成3厘米见方的块；姜切片，葱切段；当归、党参洗净切段（若用当归头则切薄片）。将鸡、当归、党参、姜、葱、料酒同放炖锅内，加水适量，置大火上烧沸，再用小火炖煮40分钟，加入食盐、味精、胡椒粉即成。

❀ **功 效**

补气血，通血脉，止疼痛。对慢性胃炎、脘腹疼痛者十分适合。

专家叮嘱 每日1次，每次吃鸡肉50克，喝汤，既可佐餐，也可单食。

姜橘椒鱼羹

原料 鲜鲫鱼250克，陈皮、胡椒各10克，生姜30克，食盐4克。

制作 鲫鱼去鳃、鳞，剖腹去内脏，洗净。生姜洗净，切片，与陈皮、胡椒共装入纱布袋内，包扎紧后，填入鱼腹中，加水适量，用大火烧沸，小火炖熟即成，加入食盐食用。

❀ **功 效**

温胃，散寒，止痛。适用于胃痛隐隐，喜暖喜按者。

专家叮嘱 每日1次，每次吃鱼250克，喝汤，可佐餐，可单食。

大枣糯米粥

原料 山药40克，薏苡仁50克，荸荠粉10克，大枣5枚，糯米250克，白糖25克。

制作 把薏苡仁、糯米、大枣淘洗干净；山药洗净，剁成末。将薏苡仁放入锅内，加清水适量，用大火煮至薏苡仁开花时，再放入糯米、大枣，煮至米烂，用勺边搅边将山药末撒入锅内，20分钟后，再将荸荠粉撒入锅内，搅匀即成。食用时加白糖。

❀ **功 效**

补中益气，健脾除湿。适用于慢性胃炎，腹痛便溏者。

专家叮嘱 每日1次，早餐食用，每次吃100克。

胃下垂

胃下垂是胃体下降至胃生理最低线以下的位置，多因长期饮食失节，或劳倦过度致中气下降，升降失常所致，病者常感到腹胀（食后加重，平卧减轻），恶心嗳气，胃痛，偶有便秘、腹泻或呈交替性。患此病者多为瘦长体形，可伴有眩晕、乏力、直立性低血压、昏厥、食后胀满、食欲差等症状。

中医认为胃下垂是脾胃气虚，中气下陷，升举无力造成的，常采用健脾、益气、升提等方法治疗。

升胃方

原料 猪肚1个，白术250克。

制作 先将猪肚洗净，正面朝外。然后将白术水浸透，填入猪肚内，两端用线扎紧，放入大砂锅内，水煮至烂透时，再将猪肚内的白术取出晒干，研末。

功效 益气，补中，升提。可辅助治疗胃下垂。

专家叮嘱 空腹用蜂蜜或米汤送服白术末，每次5克，每日3次，5剂为1个疗程。

猪肚枳壳砂仁

原料 猪肚1个，炒枳壳20克，砂仁10克。

制作 将猪肚洗净，纳入2味中药，扎好，加水煮熟。

功效 温中和胃。适宜于胃下垂的辅助治疗。

专家叮嘱 趁热食猪肚饮汤，分4~6次用完。

龟肉枳壳汤

原料 乌龟肉250克，炒枳壳20克，食盐、酱油各适量。

制作 将乌龟肉切块，加炒枳壳共煮熟，去药，加食盐、酱油调食。

功效 补气，益脾胃。适用于胃下垂、子宫脱垂者。

专家叮嘱 食龟肉，饮汤，每日1~2次。

荷叶牛肚汤

原料 牛肚1000克，新鲜荷叶2张，茴香、桂皮、生姜、胡椒粉、食盐、黄酒各适量。

制作 将牛肚刮净，切块；将荷叶洗净，垫置于砂锅底，把牛肚放入，加水浸透。用旺火烧沸后，改用中火烧半小时，捞出，切成条状或小块，再倒入锅内，加入黄酒、茴香、

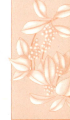

桂皮，小火煨2小时。然后加入细盐、生姜、胡椒粉，继续慢煨2~3小时，至牛肚酥烂为佳。

功效

补气益胃。适用于胃下垂、形瘦气虚者。

专家叮嘱 每日服牛肚汤2次，每次1小碗；牛肚可蘸酱油、醋佐膳食。

胃、十二指肠溃疡

胃、十二指肠溃疡为长期周期性发作，并有节律性的上腹部疼痛，伴有泛酸、恶心、呕吐、流涎和嗳气等，食欲改变一般不甚明显。

一般胃溃疡疼痛多发生在餐后0.5~1小时，经1~2小时胃排空后缓解；十二指肠溃疡多发生在餐后3~4小时，进食后缓解。胃溃疡疼痛常发生在剑突下或偏左的位置，十二指肠溃疡疼痛常发生在剑突下偏右的地方。疼痛性质均为钝痛、灼痛或饥饿样疼痛。本病属中医学中的胃脘痛、肝胃气痛、吐酸及嘈杂的范畴。

红糖烧豆腐

原料 红糖30克，豆腐250克。

制作 将豆腐洗净，切成4厘米长、2厘米宽的块。把红糖、豆腐放入锅内，加水适量，烧沸，小火煮20分钟即成。

功效 疏肝、和胃、止痛。适用于肝胃郁结，胃脘胀痛者。

专家叮嘱 每日1次，每次吃豆腐100~150克，既可佐餐，又可单食。

草果烧牛肉

原料 草果1个，牛肉150克，姜、葱各10克，食盐3克，马铃薯50克，食用油30毫升，料酒10毫升，上汤适量。

制作 草果去心留皮，切成颗粒；牛肉洗净，切成2厘米见方的块；马铃薯洗净去皮，切成3厘米见方的块；姜切丝，葱切花。将炒勺置大火上烧热，加入食用油，至六成热时，下入姜、葱爆锅，下入牛肉块、草果、料酒炒变色，加上汤和马铃薯，先用大火烧沸，再用小火烧熟，加入食盐炒匀即成。

功效 温胃止疼，补气补血。对寒邪犯胃之溃疡病人十分适合。

专家叮嘱 每日1次，佐餐食用，每次吃50克牛肉和马铃薯。

荜拨桂心粥

原料 荜拨、胡椒、桂心各3克，大米150克，食盐1克。

制作 荜拨、胡椒、桂心打成细粉，大米淘洗干净。将大米、胡椒粉、荜拨、桂心同放锅内，加水适量，用大火烧沸，小火煮熟成粥，下食盐搅匀即成。

功效 温胃止痛。适用于胃溃疡，胃寒疼痛者。

专家叮嘱 正餐食用，每日1次，每次吃粥150克。

金橘根煲猪肚

原料 金橘根30克，猪肚1只，料酒15毫升，食盐3克，姜6克，葱10克。

制作 将金橘根洗净，切薄片；猪肚洗净，切4厘米见方的块；姜拍破，葱切段。把猪肚、金橘根、姜、葱、料酒放入炖锅内，加水适量，置大火上烧沸，再用小火炖煮50分钟，加入食盐搅匀即成。

功效 疏肝理气，止胃疼痛。适用于溃疡胃痛者。

专家叮嘱 每日1次，佐餐食用，吃猪肚50克，喝汤。

黑木耳炒瘦肉

原料 大枣6枚，黑木耳30克（水发），猪瘦肉100克，姜、葱各10克，食盐3克，食用油50毫升，料酒10毫升，水淀粉15克。

制作 将大枣洗净去核，一切两半；黑木耳去蒂、洗净；瘦肉洗净切薄片；姜切片，葱切段。然后将猪瘦肉放入碗内，加入水淀粉、食盐、料酒，拌匀。再将炒锅置大火上烧热，加入食用油，烧六成热时，下入姜、葱爆锅，随即放入猪瘦肉、黑木耳、大枣，炒熟即成。

功效 祛瘀通络，滋补气血。适用于胃溃疡，胃部刺痛有瘀血者。

专家叮嘱 每日1次，每次吃木耳、瘦肉50克，佐餐食用。

莲子桂花羹

原料 莲子60克，桂花2克，白糖适量。

制作 将莲子用水浸泡去心，放入锅中，加水煮2小时至莲子酥烂，加入桂花、白糖，继续炖5分钟即可。

功效 适用于脾虚寒湿型消化道溃疡，症见上腹胀痛、呕吐、大便稀烂、小便清长等。

专家叮嘱 每日1次，供早餐服食，温热服。

猪肚炖老龟

原料 猪肚1只，老龟（留龟板）1只，料酒15毫升，姜、葱各10克，食盐、胡椒粉各3克。

制作 将猪肚洗净，切成4厘米见方的块；老龟宰杀后，去内脏、头、尾及爪，切成3厘米见方的块；姜拍破；葱切段。把老龟、猪肚、胡椒粉、姜、葱、料酒同放炖锅内，加入鸡汤或清水，置大火上烧沸，再用小火炖40分钟，加入食盐搅匀即成。

功效 滋阴，补虚，止痛。适用于胃溃疡，胃阴亏损胃部灼痛者。

专家叮嘱 每日1次，每次吃猪肚、龟肉各30克，喝汤。

党参黑米粥

原料 党参30克，黑米150克，白糖20克。

制作 将党参洗净，切成3厘米长的段；黑米淘洗干净。把黑米、党参放入锅内，加水适量，用大火烧沸，再用小火煮40分钟，加入白糖搅匀即成。

功效 补脾胃，益气血。适宜于胃溃疡，胃部隐痛者食用。

专家叮嘱 正餐食用,每日1次,每次吃粥100～150克。

甲鱼炖鱼肚

原料 甲鱼1只,鱼肚50克。料酒15毫升,姜、葱各10克,食盐、胡椒粉各3克。

制作 将甲鱼宰杀,除去内脏、头、尾及爪;鱼肚发透,切4厘米见方的块;姜切片,葱切段。把鱼肚、甲鱼放炖锅内,加入水、姜、葱、料酒、胡椒粉,置大火上烧沸,再用小火炖煮50分钟,加入食盐,搅匀即可。

功效

滋阴,补虚,止痛。尤其适合于胃溃疡属胃阴虚者,症见胃部灼痛、形体消瘦等。

专家叮嘱 每日1次,每次吃鱼肚、龟肉30克。

虎杖糯米粥

原料 虎杖12克,糯米100克,白糖20克。

制作 将虎杖洗净,放入锅内,加水适量,置大火上烧沸,小火煮20分钟,滤去药渣;糯米淘洗干净。把药汁与糯米同放锅内,加水适量,置大火上烧沸,用小火煮30分钟,加入白糖拌匀即成。

功效

补气血,护肠胃。适用于胃溃疡创面不易痊愈的病人。

专家叮嘱 当正餐食用,每日1次,每次吃粥100克。

慢性肠炎

慢性肠炎系非特异细菌感染所致,多由急性食物中毒、沙门菌属等感染及机体抵抗力降低、肠功能紊乱而致。主要症状是腹泻、腹痛、便血、全身发热、贫血、消瘦、精神不振等。其腹泻的特点是每日数次至数十次,大便或呈稀水样,多数伴有黏液。本病在中医学中属于泄泻、痢疾、肠风、肠毒等范畴。中医认为此病多由情志所伤,或者过食肥甘,或生冷饮食后导致脾胃损伤而发。所以,饮食宜采用软而易消化且富有营养的食物,若老人久泻者宜食用猪肾汤以辅助治疗,儿童病人则要及时补钾。

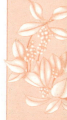

黄芪薏苡仁炖乌骨鸡

原料 黄芪、薏苡仁各20克，乌骨鸡1只，生姜10克，味精3克，食盐6克，料酒10毫升。

制作 乌骨鸡宰杀后，去毛、内脏及爪；生姜拍破。将乌骨鸡、薏苡仁、黄芪、生姜、料酒同放炖锅内，加水适量，置大火上烧沸，再用小火炖煮50分钟，加入味精、食盐即成。

功效 滋阴，补气止泻。慢性肠炎病人经常食用尤佳。

专家叮嘱 每日1次，每次吃乌骨鸡肉50~80克，喝汤，佐餐食用。

蒜头粥

原料 紫皮蒜1~2头，面粉50克，食盐适量。

制作 大蒜去皮洗净，捣成蒜泥，面粉加清水和成糊状；锅内加水200毫升，待水开时将面糊缓缓搅入，边倒边搅，然后放入蒜泥、食盐调味。

功效 除湿解毒，温中消积。适用于急性肠胃炎者。

专家叮嘱 作早、晚餐食用。

苹果粥

原料 苹果200克，大米100克，白糖20克。

制作 苹果洗净，去核，切2厘米见方的块；大米淘洗干净。把大米、苹果放入锅内加水适量，置大火上烧沸，再用小火煮30分钟，白糖调味。

功效 消炎止泻。长期服用对慢性肠炎有一定疗效。

专家叮嘱 每日1次，每次吃粥50~100克。正餐食用。

五味芡实粥

原料 五味子10克，芡实、莲子各30克，大米100克，山药、白糖各20克。

制作 将五味子、芡实、莲子洗净，莲子去皮心；大米淘洗干净；山药打成细粉。把大米、五味子、芡实、莲子同放锅内，加水适量，置大火上烧沸，小火煮30分钟，撒入山药粉、白糖，再烧煮5分钟即成。

功效

补肾虚，止泄泻。脾肾阳虚病人食用尤佳。

专家叮嘱 正餐食用，每日1次。

狗肉粥

原料 狗肉、大米各100克，胡椒粉6克，生姜10克，食盐3克，料酒10毫升。

制作 将狗肉洗净，切成2厘米见方的块；生姜切丝，大米淘洗干净。把狗肉放入锅内，加入料酒、生姜、胡椒粉及水适量，用大火烧沸。将大米淘洗干净，放入狗肉沸水锅内，继续用小火煮40分钟，加食盐调味即成。

功效

止疼痛，止泄泻。对慢性肠炎泄泻病人有一定效果。

专家叮嘱 每日1次，每次吃粥50~100克。正餐食用。

骨碎猪肾汤

原料 骨碎补15克，猪腰子1对，生姜10克，食盐、胡椒粉各3克，料酒10毫升。

制作 骨碎补洗净，猪腰子一切两半，去筋膜臊腺，洗净，切成腰花或腰片；生姜切片。把猪腰片、生姜片、料酒、骨碎补、胡椒粉、食盐放入炖锅内，加水适量，用中火煮25分钟即成。

功效

补脾肾，止泄泻。脾肾虚弱型肠炎病人食用效果尤佳。

专家叮嘱 每日1次，每次吃猪腰50克，喝汤。既可佐餐，又可单食。

黄芪薏苡仁粥

原料 大米100克，黄芪、薏苡仁各30克。

制作 黄芪洗净切片；大米、薏苡仁淘洗干净。把大米、黄芪、薏苡仁放锅内，加水适量，置大火上烧沸，再用小火煮40分钟即成。

功效

补元气，止泄泻。适宜于脾虚慢性肠炎病人食用。

专家叮嘱 每日1次，每次吃粥100克。正餐食用。

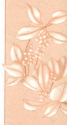

山楂荞麦饼

原料 荞麦面1000克,鲜山楂500克,橘皮、青皮、砂仁、枳壳、石榴皮、乌梅各10克,白糖适量。

制作 先将橘皮、青皮、砂仁、枳壳、石榴皮、乌梅加适量白糖,用水煎煮半小时,滤渣留汁;山楂煮熟去核碾成泥状待用;荞麦面用药汁和成面团,将山楂揉入面团中,做成小饼或点心。

功效 健脾止泻。适用于结肠炎患者。

专家叮嘱 当主食,常用。

急性病毒性肝炎

急性病毒性肝炎可分为黄疸型和无黄疸型两类。病毒性肝炎是由多种肝炎病毒引起的一种消化道传染病。临床以疲乏、食欲减退、肝肿大、肝功能异常为主要表现,部分病例可出现黄疸。按病毒种类可分为甲型、乙型、丙型、丁型和戊型肝炎。各型病毒性肝炎的预后各有差异,其中甲型预后良好,少见重型,无慢性病变;急性乙型肝炎多数预后良好,但可出现重型和发展成慢性以致肝硬变、癌变;丙型肝炎的重型、慢性化、肝硬变、癌变的发生率较高;丁型较单纯乙型更易慢性化和重型化;戊型的慢性化罕见或无。本病属中医的黄疸、急黄、疫黄、瘟黄、胁痛、积聚等范畴。

蛋花羹

原料 白茅根30克,鸡蛋1枚,白糖20克。

制作 将白茅根洗净,放炖锅内,加水300毫升,大火烧沸,小火炖煮25分钟,去药渣,留汁;鸡蛋打入碗内调匀,待用。把锅置大火上,将白茅根药液用中火烧沸,把鸡蛋徐徐地倒入药液中,边倒边搅,使之成蛋花,煮沸,加入白糖即成。

功效 滋阴润燥,清热利尿。适合急性病毒性肝炎病人食用。

专家叮嘱 每日2次，每次吃鸡蛋1枚。

车前草郁金煮水鸭

原料 车前草20克，郁金9克，水鸭1只（约1000克左右），葱2克，料酒10毫升，姜、食盐各5克。

制作 将车前草洗净，切成5厘米的段，郁金洗净，同用纱布袋装好，扎紧口；水鸭宰杀后，去毛、内脏及爪；姜拍松，葱切段。把水鸭放炖锅内，加入料酒、食盐、姜、葱；把药包放入鸭腹内，注入清水1500毫升。将炖锅置大火上烧沸，再用小火炖煮1小时即成。

功效 清热祛湿，利水消肿，补益脾胃。用于急性病毒性肝炎，小便赤黄者。

专家叮嘱 每日1次，每次吃水鸭肉50克，喝汤200毫升。

薏苡仁水鸭汤

原料 薏苡仁50克，鸭1只（1000克），绍酒10毫升，食盐、葱、姜各5克。

制作 薏苡仁去杂质洗净；水鸭宰杀后，去毛、内脏及爪；姜切片，葱切段。把鸭放炖锅内，加入薏苡仁、姜、葱、绍酒，注入清水1500毫升。将炖锅置大火上烧沸，再改用小火炖煮50分钟，加食盐调味即成。

功效 健脾利湿，利水消肿。用于急性病毒性肝炎病人。

专家叮嘱 每日2次，每次吃鸭肉50～80克，吃薏苡仁喝汤。

陈皮瘦肉粥

原料 陈皮9克，猪瘦肉50克，大米100克，食盐少许。

制作 将陈皮浸透切片；猪瘦肉洗净，切成颗粒；大米淘洗干净。把大米放锅内，加入陈皮，注入清水800毫升，用大火烧沸，加猪瘦肉、食盐，再用小火煮45分钟即成。

功效 行气健脾，补气补血。用于急性病毒性肝炎，胁肋胀痛者。

专家叮嘱 每日1次，每次吃粥100克。

白茅根豆浆饮

原料 白茅根30克,豆浆250毫升,白糖20克。

制作 将白茅根洗净,放炖杯内,加水150毫升,小火煎煮25分钟,除去渣,留汁液待用。把豆浆放炖杯内,用小火煮5分钟,加白茅根汁液,烧沸,加入白糖搅匀即成。

功效 生津止渴,清热利尿。适用于急性病毒性肝炎。

专家叮嘱 每日4次,每次60毫升。

豆蔻牛奶饮

原料 白豆蔻10克,牛奶250毫升,白糖20克。

制作 豆蔻去壳,研成细粉;牛奶用中火烧沸,加入白豆蔻粉,用小火煮5分钟,停火。把白糖加入牛奶内,搅匀即成。

功效 滋补气血,消食行气。用于急性病毒性肝炎营养不足的病人。

专家叮嘱 每日4次,每次60毫升。

脂肪肝

脂肪肝是指肝脏里的脂肪含量超过肝脏总量30%以上,磷脂和胆固醇也都有不同程度增加的一种病态。脂肪肝初期,病人没有明显的自觉症状,较易治疗。如果早期得不到治疗并且比较严重,肝细胞会发生慢性纤维化,进而发展成肝硬化。发生脂肪肝的常见原因是营养过剩,最主要的是脂肪和糖类摄入过量,再就是长期大量饮酒或者患有糖尿病和其他肝脏病。因此,防治脂肪肝的饮食原则应是在保证维生素和蛋白质供应的前提下,控制总热量,限制脂肪、糖类和食盐的摄入,适当节食,戒掉酒瘾,忌食辛辣,减轻体重。

脊骨海带汤

原料 海带丝、动物脊骨各适量,食盐、醋、味精、胡椒粉、芝麻油各少许。

制作 将海带丝洗净,先蒸一

下；将动物脊骨炖汤，汤开后去浮沫，投入海带丝炖烂，加食盐、醋、味精、胡椒粉、芝麻油调味即可。

功效

适用于脂肪肝。

专家叮嘱 食海带，饮汤。

黄芝泽香饮

原料 黄精、灵芝各15克，陈皮、香附子各10克，泽泻6克。

制作 将以上各味加水煎煮，取汁。

功效

健脾利湿，疏肝理气。适用于肝郁脾虚型脂肪肝，症见食欲不振、胸腹胀满、胁肋疼痛，或恶心呕吐、便溏腹泻。

专家叮嘱 分2~3次饮服。

金钱草砂仁鱼

原料 金钱草、车前草各60克，砂仁10克，鲤鱼1尾，食盐、姜各适量。

制作 将鲤鱼去鳞、鳃及内脏，同其他3味加水同煮，鱼熟后加食盐、姜调味。

功效

利胆除湿，补脾利水。适用于水湿停滞型脂肪肝。

专家叮嘱 食鱼饮汤，分2~3次食。

黄芪郁金灵芝饮

原料 黄芪30克，灵芝、茯苓各15克，郁金10克，茶叶6克。

制作 将上述4味水煎取汁，煮沸后浸泡茶叶。

功效

健脾益气，利水渗湿，疏肝利胆。适用于水湿停滞型脂肪肝，症见胁肋胀痛、脘腹痞满、饮食减少、身目发黄、水肿、小便不利等。

专家叮嘱 代茶饮。

玉米须冬葵子赤豆汤

原料 玉米须60克，冬葵子15克，赤小豆100克，白糖适量。

制作 将玉米须、冬葵子煎水取汁，入赤小豆煮成汤，加白糖调味。

功效

利胆除湿，利水消肿。适用于水湿停滞型脂肪肝。

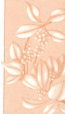

专家叮嘱 分2次饮服，吃豆，饮汤。

白术枣

原料 白术、车前草、郁金各12克，大枣120克。

制作 将白术、车前草、郁金用纱布包好，加水与大枣共煮，尽可能使枣吸干药液，去渣食枣。

功效 补脾益气，疏肝止痛。适用于脂肪肝病人的辅助治疗。

专家叮嘱 每日食25~30克。

慢性肝炎

慢性肝炎包括慢性迁延性肝炎和慢性活动性肝炎，其病因以病毒感染较为多见，也有因慢性肠道疾病继发感染，以及长期过度饮酒，或长期使用导泻、降压、抗结核类等药物的毒性作用而引发本病。慢性迁延性肝炎的症状轻微，主要表现为肝区痛、腹胀、食欲不好、乏力，肝脏可轻度肿大、有压痛、质软，脾脏多无肿大。慢性活动性肝炎的症状往往较重，表现为全身无力、头昏失眠、食欲不振、持续低热、肝区疼痛等。

慢性迁延性肝炎与慢性活动性肝炎，虽然在发病原理和治疗上完全不同，但在饮食原则上是一样的，由于目前缺乏有效控制肝炎的药物，所以充分的休息和饮食调理，便成为对付慢性肝炎的重要手段。

猕猴桃西米粥

原料 猕猴桃200克，白糖、西米各100克。

制作 先将西米洗净，浸泡30分钟后沥干，待用；再将猕猴桃去皮核，用刀切成豆粒大小的丁块。然后在锅中加入清水1000毫升，放入西米、桃肉丁和白糖，置火上烧开，稍煮即成。

功效 滋补强身，解热止渴，利水通淋。适用于食欲不振、消化不良、高血压、肝炎、烦热、消渴、黄疸、石淋、痔疮、咽喉疼痛、坏血病等。

专家叮嘱 每日服1剂，分数次食用。凡脾胃虚寒者不宜服用。

枸杞炖乌骨鸡

原料 乌骨鸡1只（约重750克），枸杞子20克，葱段、姜片、食盐、料酒、味精各适量。

制作 乌骨鸡宰杀后去毛，斩去爪、头，去内脏，洗净；枸杞子洗净。将大砂锅置旺火上，加足清水，放入乌骨鸡、葱段、姜片，煮沸后撇去浮沫，移小火上慢炖，至鸡肉五成烂时，放入枸杞子同炖至熟，用食盐、料酒、味精调味即可食用。

功效 枸杞有滋养肝肾、益精补血之功，含有胡萝卜素和多种维生素，有保护肝脏的作用，可促进肝细胞新生。乌骨鸡的营养亦极为丰富，且易被人体吸收，故可用于辅助治疗慢性肝病。

芝麻桃仁粥

原料 黑芝麻、桃仁各6克，冰糖20克，大米100克。

制作 将黑芝麻放入炒锅，用小火炒香；桃仁洗净，去杂质；大米淘洗干净；冰糖打碎。把大米放锅内，加水600毫升，置小火上烧沸，再用小火煮至八成熟时，放黑芝麻、桃仁、冰糖，搅匀，继续煮至粥熟即成。

功效 补肝肾，益五脏，壮筋骨，祛瘀血。适宜于慢性肝炎兼便秘病人食用。

专家叮嘱 每日1次，每次吃粥100克。

丹参桃仁炖甲鱼

原料 丹参、桃仁各6克，甲鱼1只（500克），绍酒20毫升，姜、葱、食盐各5克。

制作 将丹参浸透切片，桃仁洗净去杂质；甲鱼宰杀后去头、尾及内脏和爪；姜切片，葱切段。把甲鱼和丹参、桃仁同放炖锅内，放入绍酒、食盐、姜、葱，注入清水800毫升。将炖锅置大火上烧沸，再用小火炖煮50分钟即成。

功效 祛瘀血，通经络。适合慢性肝炎病人食用。

专家叮嘱 每日1次，每次吃甲鱼50克，随意喝汤。

二花粥

原料 红花、菊花各6克，大米100克，白糖10克。

制作 将红花、菊花洗净，去杂质；大米淘洗干净。把大米放锅内，注入清水600毫升；置大火上烧沸，再用小火煮熬至八成熟时，加入红花、菊花、白糖，搅匀，继续煮至粥熟即成。

功效 祛瘀血，清湿热。适合慢性肝炎瘀血病人，且头痛、头晕、目赤、心胸烦热者食用。

专家叮嘱 每日1次，每次吃粥100克。

蜂蜜二花膏

原料 蜂蜜200毫升，菊花50克，红花30克。

制作 将菊花、红花去杂质，洗净，放炖杯内，加水350毫升，用大火烧沸，小火煎煮25分钟，放凉，滤去渣。把蜂蜜、二花药液同放锅内，置小火上煮熬，至浓稠成膏即成。

功效 疏风清热，清肝明目，活血化瘀。适用于慢性肝炎，症见头痛、目赤、心胸烦热者。

专家叮嘱 每日2次，每次服10克，用温开水送服。

苏子桃仁粥

原料 苏子20克，桃仁6克，大米100克，食盐3克。

制作 苏子去杂质，洗净、烘干，打成细粉；桃仁去杂质，洗净；大米淘洗干净。将大米放锅内，加水600毫升，放桃仁，用大火烧沸，小火炖煮至八成熟时，加入苏子、食盐，搅匀，继续煮至粥熟即成。

功效 祛瘀血，通便。适宜于慢性肝炎、便秘病人食用。

专家叮嘱 每日1次，每次吃粥100克。

薏苡仁红花粥

原料 薏苡仁30克，红花6克，

大米 100 克，白糖 10 克。

制作 将薏苡仁洗净，去杂质；红花洗净；大米淘洗干净。把大米、薏苡仁同放锅内，加水 600 毫升，置大火上烧沸；用小火熬煮至八成熟时，加入红花、白糖，搅匀，继续煮至粥熟即成。

功效

祛瘀血，除湿热。适宜于肝炎血瘀、湿热、水肿、肌肉酸痛病人食用。

专家叮嘱 每日 1 次，每次吃粥 100 克。

陈皮核桃粥

原料 陈皮 6 克，核桃仁 20 克，大米 100 克，冰糖 10 克。

制作 将陈皮浸透，切丝；核桃去壳留仁，用食用油炸香，捞起放碗中待用；冰糖打碎。把大米淘洗干净，放入锅内，加水 600 毫升，置大火烧沸，再用小火熬煮至八成熟时，加入陈皮、核桃仁、冰糖搅匀，继续煮至粥熟即成。

功效

行气，补肝肾，通便秘。适宜于慢性肝炎、气滞、腹胀、便秘病人食用。

专家叮嘱 每日 1 次，每次吃粥 100 克。

肝硬化

肝硬化是肝细胞表现出广泛变性、坏死、再生结节的慢性进行性肝病。最常见的病因是病毒性肝炎、慢性肝炎，血吸虫病、酒精中毒、药物刺激等。肝硬化的早期症状与慢性肝炎极为相似，常有食欲不振、消化不良、恶心呕吐、嗳气、口臭、腹胀、腹泻与便秘；全身症状是乏力、消瘦。但是，到了中晚期，病人常表现有低热、消瘦、皮肤干燥、面色灰暗、厌食，并从下肢开始水肿，鼻腔、牙龈、皮下出血，腹壁静脉曲张并有腹水。常见的并发症有肝功能衰竭、胆囊炎、败血症、肝肾综合征甚至肝癌等。

肝硬化病人的饮食应注意摄入足够的糖分、蛋白质、热量、维生素，尤其是维生素A，并补充一定量的微量元素锌。应禁酒、限食盐，避免粗纤维食品。

鲤鱼汤

原料 新鲜鲤鱼1尾（约500克），料酒、食盐、葱、姜、胡椒粉、香菜各适量。

制作 将鲤鱼洗净，用葱末、姜末、料酒、食盐、胡椒粉、香菜末腌半小时。在锅中注入清水适量，然后放入鲤鱼、料酒、食盐、葱、姜，先用大火烧沸，后用小火炖45分钟，用胡椒粉、香菜末调味即成。

功效 利尿消肿，清热解毒。适用于水肿、小便不利等，亦可作为肝硬化腹水病人的辅助食疗。

专家叮嘱 佐餐食用。

三豆白鸭汤

原料 赤小豆、绿豆、蚕豆各50克，白鸭1只，姜、葱、食盐各5克，大蒜10克，料酒10毫升。

制作 将以上三豆洗净，去杂质，用清水浸泡2小时；白鸭宰杀后，去毛、内脏及爪；姜拍松，葱切段。把三豆、白鸭、姜、葱、大蒜、料酒、食盐放入炖锅，注入清水1500毫升。将炖锅置大火上烧沸，打浮沫，再用小火炖煮1小时即成。

功效 补气血，消腹水。适宜于肝硬化腹水病人食用。

专家叮嘱 每日2次，吃鸭肉喝汤，随意吃三豆。

赤小豆鸭肉粥

原料 赤小豆、鸭肉各50克，大米100克，姜、葱、食盐各5克，大蒜10克。

制作 将赤小豆洗净，去杂质，浸泡2小时；鸭肉洗净，去骨，切成肉粒，姜、葱、蒜剁成粒；大米淘洗干净。把大米放锅内，加赤小豆，注入清水600毫升。将锅置大火上烧沸，再加入鸭肉、姜、葱、蒜、食盐同煮，用小火继续煮45分钟即成。

功效 清热解毒，利水消肿。适用于肝硬化腹水者。

专家叮嘱 每日1次，每次吃粥100克。

冬虫夏草洋参鸡汤

原料 西洋参20克，冬虫夏草15克，鸡1只，姜、葱、食盐各10克，白酒10毫升。

制作 西洋参浸透切片；冬虫夏草洗净，用酒浸泡；鸡宰杀后，去毛、内脏及爪；姜切片，葱切段。把鸡放炖锅内，西洋参、冬虫夏草放入鸡腹内，加姜、葱、食盐，注入清水1500毫升。将炖锅置大火上烧沸，用小火炖煮1小时即成。

功效 生津止渴，补肝胃。适合肝硬化，症见腰膝酸软、神疲少食的病人食用。

专家叮嘱 每日2次，每次吃鸡肉50克，随意吃西洋参、冬虫夏草，喝汤。

酱烧茄子

原料 茄子5个，猪肉70克，酱油10克，大蒜、葱、醋、味精各适量。

制作 茄子洗净切成4份，浸泡在水中去除异味，捞出沥水；将油锅烧至八成热时，放入茄子，炒去水分备用。猪肉切成丝浇上酱油；大蒜捣泥。将锅烧热放入大蒜炒至渗出香味，放入猪肉、葱、茄子等翻炒至熟，加少许醋和味精即可出锅，佐餐。

功效 补气益肝。用于肝硬化早期。

海带炖黑豆

原料 鲜海带200克，黑豆、猪瘦肉各100克，姜、葱、食盐各5克。

制作 把黑豆洗净，去杂质；猪瘦肉洗净切4厘米见方的块；海带洗净、切丝；姜切片，葱切段。然后把海带、黑豆、猪瘦肉、姜、葱放入炖锅内，加水600毫升。再将炖锅置大火上烧沸，打去浮沫，再用小火炖1小时，加入食盐拌匀即成。

功效 利水，解毒。可供肝硬化腹水病人日常保健食用。

专家叮嘱 每日1次，每次吃海带、猪肉50克，随意喝汤。

胰腺炎

急性胰腺炎或慢性胰腺炎急性发作，是常见的急腹症之一，主要症状是突发上腹部疼痛，伴有恶心呕吐，严重时出现面色苍白、出汗、四肢发冷、口唇青紫、血压下降、脉搏微弱等休克症状，如不及时治疗，常危及生命。

胆道疾病、暴饮暴食和饮酒是引起急性胰腺炎的重要原因，因此要注意防止暴饮暴食，尤应避免吃油腻的食物。

中医认为本病多为肝脾郁滞与湿热内阻所致，药食调治，宜疏肝理气，清利湿热。

大黄蜜茶

原料 大黄20克，蜂蜜适量。

制作 将大黄置于大茶缸中，冲入沸水200毫升，闷泡15分钟，加入蜂蜜，搅匀。

功效 泄热润燥，通里攻下。用于胰腺炎发作期。

专家叮嘱 代茶饮用。

山楂荷叶煎

原料 山楂30克，荷叶15克。

制作 将山楂、荷叶一起放入砂锅内，加水小火煎煮半小时，去渣取汁服用。

功效 清热，化积，散瘀。用于胰腺炎发作。

党参延胡肉汤

原料 党参15克，延胡索12克，茯苓、鸡内金各10克，兔肉250克。

制作 将延胡索、茯苓、鸡内金用纱布包好，兔肉洗净切块，与药袋、党参等一起放入砂锅中，加水小火炖煮至肉烂熟，去药袋，加调料即成，饮汤吃肉。

功效 健脾益气，消积化瘀。用于胰腺炎慢性期。

茵陈莱菔饮

原料 茵陈50克，莱菔子30克，白糖适量。

制作 将茵陈、莱菔子一起放入砂锅加水，小火煎煮半小时，去渣取汁，加入白糖即成，分次饮服。

功效 清热利湿，消积。用于胰腺炎发作期。

胆囊炎

胆囊炎是最常见的胆囊疾病，主要是由化学刺激和细菌感染所致。胆囊炎包括急性、慢性两种。急性胆囊炎发病较急骤，多数表现为右上腹突然疼痛，程度剧烈，呈持续性和阵发性加剧，并向右肩放射，同时伴有恶心、呕吐、发热以及呼吸急促等症状。

慢性胆囊炎可由急性发展而致，也常伴有胆结石，呈反复急性发作。病人往往有消化不良的表现，如进食后上腹饱胀、嗳气，进食油腻食物后可引起疼痛。本病属中医胁痛、黄疸和呕吐的范畴，认为与多食油腻食物、外邪侵袭有关。

公英酱草薏苡仁粥

原料 鲜蒲公英60克，败酱草、金钱草、赤小豆各30克，薏苡仁50克。

制作 将上述3味药加水煎取汁，入赤小豆、薏苡仁煮粥服食。

功效 适用于急性胆囊炎的辅助治疗。

专家叮嘱 每日1剂，分2次服。

利胆丸

原料 猪苦胆10个（连同胆汁），绿豆250克，甘草50克。

制作 将绿豆分别装于苦胆中，用线缝紧，洗净苦胆外污物，放入锅内蒸约2小时，取出捣烂，再用甘草煎汁混合为丸，每丸10克，烤干备用。

功效 适用于各种类型的胆囊炎，胁肋疼痛。

专家叮嘱 每日早、中、晚各服1丸，10天为1个疗程。

乌梅虎杖蜜

原料 乌梅250克，虎杖500克，蜂蜜1000毫升。

制作 将乌梅、虎杖洗净，水浸1小时，再用瓦罐，加水适量，小火慢煎1小时，滤出头汁500毫升，加水再煎，滤出二汁300毫升；将药汁与蜂蜜同入锅中，小火煎5分钟，冷却装瓶。

功效 清热解毒，利胆止痛。适用于慢性胆囊炎，症见右上腹疼痛或不适等。

专家叮嘱 每服1汤匙，饭后开水冲服，日服2次，3个月为1个疗程。

金钱银花炖瘦肉

原料 金钱草80克（鲜品200克），金银花60克（鲜品150克），猪瘦肉600克，黄酒20毫升。

制作 将金钱草与金银花用纱布包好，同猪肉块一同加水浸没，大火烧开加黄酒，小火炖2小时，取出药包。

功效 清热解毒，消石。适用于胆囊炎与胆管炎，预防胆结石。

专家叮嘱 饮汤食肉，每次1小碗，日服2次。过夜煮沸，3日内服完。

车前茵陈汤

原料 玉米须30克（鲜品60克），茵陈、车前草各30克，白糖适量。

制作 将玉米须、茵陈、车前草加水500毫升，浓煎去渣，加白糖调服即可。

功效 清热祛湿，利胆退黄。适用于湿热身目俱黄、黄色鲜明、发热口渴、小便深黄，以及肝炎、胆囊炎所致的黄疸。

专家叮嘱 每服200毫升，日服3~5次。急性期宜多服，每日2000毫升，分3~4次服。

茵陈薏苡仁粥

原料 茵陈30克，薏苡仁60克。

制作 先煎茵陈去渣，取汁，入薏苡仁煮粥服。

功效 适用于急性胆囊炎的辅助治疗。

专家叮嘱 每日1剂，连服数剂。

金钱败酱茵陈茶

原料 金钱草5克，败酱、茵陈各30克，白糖适量。

制作 将金钱草、败酱、茵陈洗净，同入锅内，加水7200毫升，煎取1000毫升，去渣取汁，加白糖调匀。

功效 清热利湿，排石。适用于慢性胆囊炎、胆结石、泌尿系结石等症，宜常服。

专家叮嘱 代茶，温服，每日1剂。

胆结石

胆结石是外科常见病，一般认为胆汁淤积、胆道细菌和寄生虫感染及胆固醇代谢失调，是发病的主要因素，常与慢性胆囊炎同时存在，女性为多，尤以中年肥胖者，平时多无症状，有的患者表现为一般消化不良症状，发作时则有胆绞痛。若发生胆绞痛，应及时到医院进行治疗，缓解期可在家中药食调治。

内金山楂麦芽饮

原料 鸡内金、青皮、郁金、大金钱草各10克，山楂、炒麦芽各20克。

制作 将上述6味同放锅中，水煎，去渣取汁服。

功效 适用于气滞型胆结石，症见上腹胀痛，时发时止，饱闷、嗳气、食欲不振等。

专家叮嘱 代茶饮，每日1剂。

消胆结石茶

原料 炙鸡内金9克，金钱草15克，广郁金香10克。

制作 将上方剂量加大20倍，共研为末。

功效 消积化石，疏肝利胆。适用于胆石症、慢性胆囊炎，症见反复右上腹部疼痛且牵及右肩背部、阻塞性黄疸、全身皮肤及巩膜黄染、皮肤瘙痒、大便呈陶土色等。

专家叮嘱 每次用30~40克，置于保温杯中，冲入沸水适量，盖闷20分钟后，代茶频频饮服。每日1剂。怀孕妇女忌用。

胡桃芝麻油

原料 胡桃仁、冰糖各500克，芝麻油500毫升。

制作 将胡桃仁、冰糖、芝麻油同放入搪瓷或陶瓷器皿中，隔水蒸3~4小时。

功效 补肾润肠。适用于胆石症。

专家叮嘱 每日服3次，饭前服用，服时加温，于1周至10天内服完；老年或慢性胆囊炎患者的剂量由小到大；脾虚泄泻患者，芝麻油用量可减少250克。治疗期间避免受凉劳累，饮食不宜过饱，不宜食煎炸食品，如有炎症和外感发热，应停服药。

蒲公英玉米须茶

原料 玉米须30克，蒲公英、茵陈各15克。

制作 将上药药量加大10倍，共研为末。

功效 清热利湿，利胆消黄。适用于胆囊炎、胆石症，症见恶寒发热、皮肤瘙痒。

专家叮嘱 每次用50~60克，置于保温瓶中，冲入沸水适量，盖闷20分钟，代茶频饮。每日1剂。低血糖、低血压患者不宜长期服用。

第九节　心血管系统疾病

贫血

贫血是循环血液的单位容积内血红蛋白量低于正常值的状态，国内诊断贫血的血红蛋白为成年男性低于120克/升，成年女性低于110克/升，孕妇低于100克/升，常见的贫血有缺铁性贫血、再生障碍性贫血、骨髓病性贫血、巨幼细胞性贫血、免疫性溶血性贫血、地中海贫血等，引起贫血的原因，有造血不良、红细胞过度破坏以及失血等。

贫血的症状较多，常见的有面色苍白、头晕、目花、健忘、心悸气短、疲倦无力、食欲不振、妇女月经失常等。

中医认为贫血属血虚证，多为心血虚、肝血虚，治疗中要重视补气，气能生血，又要补肾，肾能生血，食疗中要重视补铁，补蛋白质，补维生素，还要重视调整肠胃消化吸收功能。

糖渍加味大枣

原料　干大枣、红糖各50克，花生米100克。

制作　将干大枣洗净，用温水泡发；花生米略煮一下，放冷，把皮剥下。把泡发的大枣和花生米皮同放在煮花生米的水中，再加冷水适量，用小火煮半小时左右，捞出花生米皮加入红糖，待红糖溶化后，收汁即可。

功效

补气生血。对产后、病后体虚，营养不良及恶性贫血，血小板减少症，以及癌症经化疗、放疗后血象异常的病人，均有改善症状的作用。

专家叮嘱　每日1剂，分2次服。

冰糖蒸大枣

原料　黑木耳15克，大枣15

枣，冰糖适量。

制作 木耳水发透，洗净，大枣用温水泡发洗净。木耳、大枣放入小碗，并加冰糖适量，置蒸锅中蒸1小时即成。

✿ 功效

止血，补血。用于贫血、痔疮出血等症的辅助治疗。

专家叮嘱 黑木耳利肠，有腹泻者慎食。大枣不宜与黄瓜、萝卜、维生素K、动物肝脏同食。

羊肝鸡蛋菠菜汤

原料 羊肝100克，鸡蛋1枚，菠菜20克，料酒10毫升，生姜5克，葱10克，食盐3克，食用油5毫升，味精2克。

制作 将羊肝洗净，切片，装入容器中，打入鸡蛋拌匀；菠菜洗净切段；生姜切丝，葱切段。将锅置大火上，倒入食用油，烧七成热，放入葱、生姜爆香，加入清水适量，大火煮沸，放入羊肝鸡蛋、料酒，煮沸即放入菠菜、食盐、味精，稍煮即成。

✿ 功效

补铁补血，明目。用于缺铁性贫血、白内障等症的辅助治疗。

专家叮嘱 羊肝拌鸡蛋，水沸后下入。高脂血症者慎用。

蛋清蒸豆腐

原料 豆腐100克，鸡蛋2枚，食盐2克，芝麻油2毫升。

制作 将豆腐放入冰箱冻24小时，鸡蛋取蛋清。将冻豆腐解冻后挤出水分，放入盛鸡蛋清的碗中，令其吸入蛋清，加入芝麻油、食盐，倒入清水约20毫升，充分拌匀，置于锅中隔水大火蒸15分钟即可食用。

✿ 功效

生津，补中，养血。用于贫血的辅助治疗。

专家叮嘱 该药膳可作为健康保健食品。不宜与蜂蜜、菠菜同食。缺铁性贫血、胃寒及易腹泻、腹胀者不宜多食。患严重肾脏病、痛风、消化性溃疡、动脉硬化、低碘者应禁食。

生血牛筋汤

原料 补骨脂10克，鸡血藤、牛蹄筋各50克。

制作 将鸡血藤、补骨脂、牛

蹄筋共放砂锅中，加水300毫升，以小火炖煮50分钟，至牛蹄筋熟烂即可。

功效

补肾生髓，养血通脉。适用于再生障碍性贫血，白细胞减少，血小板减少及其他骨髓造血功能减退等症的辅助治疗。

专家叮嘱 饮汤，食牛蹄筋。

绿豆猪肝汤

原料 猪肝150克，绿豆100克，料酒10毫升，食盐3克，味精2克。

制作 将猪肝洗净切片。绿豆淘洗干净，加水煎煮至七成熟，加入猪肝、料酒、食盐，煮至猪肝熟透，加味精即可，温热食用。

功效

补血养肝，清热解毒。用于缺铁性贫血的辅助治疗。

专家叮嘱 猪肝后下，不宜煮过久。每日1剂。高脂血症者慎用。不宜与四环素类、红霉素、甲硝唑、西咪替丁、铁剂同食。

高血压

高血压病又称原发性高血压，是以动脉血压升高尤其是舒张压持续升高为特点的全身性、慢性血管疾病。本病的病因尚不十分清楚，长期精神紧张、有高血压家族史、肥胖、饮食中含食盐量高和大量吸烟者发病率较高。高血压病有缓进型和急进型两种，临床上以缓进型为多，早期多无症状，继则以头痛头晕、耳鸣、健忘、失眠多梦、血压升高等为基本特征。晚期病人常伴有脑、心、肾等脏器病变。如累及心脏可致高血压心脏病，症见心悸、气短、胸痛；累及脑可致脑血管意外，症见头痛、昏仆、半身不遂；累及肾脏可致肾小动脉硬化，症见腰酸、尿浊、夜尿频多等。本病属中医"眩晕""头痛"等病的范畴。

陈皮炒兔肉

原料 净兔肉500克，陈皮20~25克，酱油、食盐、料酒、淀粉、葱、姜各适量。

制作 将陈皮剪成粗颗粒，加适量水，小火煎煮约半小时，纱布滤取药液，再加水煎煮约20分钟，滤取药液，2次煎液合并，浓缩至约30毫升备用。然后把兔肉洗净，切大块投入开水中烫一下，切成小长条，置锅中加适量水及葱段、姜片、食盐煮熟备用。再将陈皮浓缩液和酱油、淀粉调成汁；在锅内加花生油少许，烹入葱丝、料酒，加入兔肉翻炒，倒入已调好的汁液拌炒均匀即成。

功效 防治脑血栓形成。高血压和动脉硬化病人如能经常服用，可预防脑血栓形成。

专家叮嘱 佐餐食用。

芭蕉羹

原料 芭蕉2根，山楂10克。

制作 芭蕉洗净，去皮，捣成泥；山楂洗净切片，去核。山楂放入炖锅内，加水250毫升，用中火煎煮15分钟后，把芭蕉泥放入拌匀，烧沸即成。

功效 平肝阳，益肠胃，降血压，治便秘。用于高血压病兼便秘者。

专家叮嘱 每日2次，全部服完。

菊花肉片

原料 猪瘦肉500~600克，鲜菊花瓣100克，鸡蛋3枚，食盐、料酒、味精、食用油、淀粉、葱、姜各适量。

制作 轻轻洗净菊花瓣；猪肉洗净切成片，将鸡蛋打入碗中，加入料酒、食盐、淀粉调成糊状物，投入肉片拌匀备用。再将肉片入油锅炸熟；锅内留油少许，投入葱、姜拌炒片刻，加入熟肉片、清汤、菊花瓣翻炒均匀，以味精调味，拌炒几下即成。

功效 祛风清热，平肝明目。本品适宜于降低血压、扩张冠状动脉、改善心肌供血状况，高血压病、冠心病病人可经常食用。

专家叮嘱 佐餐食用。

牡蛎鲫鱼汤

原料 牡蛎粉12克，鲫鱼、豆腐各200克，青菜叶100克，姜、葱各5克，鸡汤500毫升，酱油、料酒各10毫升，食盐适量。

制作 鲫鱼去鳞、鳃、内脏，洗净；豆腐切成4厘米长、3厘米宽的块；姜切片，葱切花；青菜叶洗净。再将酱油、食盐、料酒抹在鲫鱼身上，将鲫鱼放入炖锅内，加入鸡汤，放入姜、葱和牡蛎粉，烧沸，加入豆腐，用小火煮30分钟后，下青菜叶即成。

功效 平肝潜阳，降压止痛。适合高血压病属肝阳上亢型病人食用。

专家叮嘱 每日1次，佐餐食用，吃鱼、豆腐、青菜叶，喝汤。

玉米须炖猪蹄

原料 玉米须15克（鲜者30克），猪蹄2只，葱10克，姜、食盐各5克。

制作 把玉米须洗净，捆成一把；猪蹄洗净，去毛，一切两半；姜切片，葱捆把。将猪蹄放在炖锅内，加入玉米须、姜、葱、食盐、清水1500毫升，置大火上烧沸，打去浮沫，用小火炖煮1小时即成。

功效 平肝阳，补气血，降血压。适用于高血压病人，症见心烦、头痛等。

专家叮嘱 每天1次，吃猪蹄半只，喝汤。

玉米须炖龟

原料 玉米须50克，龟1只（约200克），姜、食盐各5克，葱10克，料酒10毫升。

制作 将龟宰杀后，去头、爪和内脏；玉米须洗净，装入纱布袋内，扎紧口。把龟、药袋放入炖锅内，加姜、葱、食盐、料酒、清水1000毫升，置大火上烧沸，再用小火炖煮至熟即成。

功效 养阴潜阳，平肝降压。适合高血压病属肝阳上亢型病人食用。

专家叮嘱 每日1次，每次吃龟肉50克，喝汤。

番茄山药粥

原料 番茄、大米各100克，山

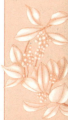

药20克，山楂10克。

制作 将山药洗净，切片；番茄洗净，切牙状；山楂洗净，去核，切片；大米淘洗干净，待用。把大米、山药、山楂同放锅内，加水800毫升。将锅置大火烧沸，用小火煮30分钟，加入番茄，再煮10分钟即成。

功效 补脾胃，益气血，降血压。可作为高血压病人常服膳食，夏季食用更佳。

专家叮嘱 每日1次，每次吃粥100克。

菠菜芹菜粥

原料 菠菜、芹菜各250克，大米100克。

制作 将菠菜、芹菜洗净，切4厘米长的段；大米淘洗干净，待用。把大米放入锅内，加清水800毫升。将锅置大火上烧沸，再用小火煮30分钟后，加入芹菜、菠菜，烧沸，打开盖煮10分钟即成。

功效 养血润燥，降低血压。适宜于高血压病兼有便秘、小便不利等症者食用。可四季常服。

专家叮嘱 每日1次，每次吃粥100克。

大枣海参淡菜粥

原料 大枣10枚，海参、淡菜各50克，大米100克。

制作 将大枣洗净，去核，切片；海参发透，切成颗粒状；淡菜洗净，切成小块；大米淘洗干净。把大米放入锅内，加水800毫升，放入大枣、海参、淡菜。将锅置大火上烧沸，再用小火煮45分钟即成。

功效 滋补肝肾，降低血压。高血压病病人冬季食用最佳。

专家叮嘱 每2日1次，每次吃粥100克。

菊花核桃粥

原料 菊花、核桃仁各15克，大米100克。

制作 菊花洗净，去杂质；核桃去壳留仁，洗净；大米淘洗干净，待用。大米、菊花、核桃仁同放锅内，加入清水800毫升。把锅置大火上烧沸，再用小火煮45分钟即成。

功效

散风热，补肝肾，降血压。可作为高血压病病人常服膳食，秋天食用更佳。

专家叮嘱 每日1次，每次吃100克粥。

低血压

一般认为上肢血压低于12.0/8.0千帕（90/60毫米汞柱）者称为低血压，由于血压低，血流循环缓慢无力，远端毛细血管缺血，以致影响向组织细胞送入氧气、营养，并带走二氧化碳及代谢废物，长期如此，使机体功能大大下降。

低血压可分为急性低血压与慢性低血压两大类，急性低血压是指血压由正常较高水平突然明显下降，其主要表现为晕厥与休克两大临床综合征；慢性低血压常见有体位性低血压、内分泌功能紊乱所致低血压、慢性消耗性疾病及营养不良所致低血压、心血管疾病所致低血压等。许多患者伴有头痛、头晕、胸闷气短、精神不振、睡眠浮浅、胃口不好、脚肿等症状。但也有人无明显感觉。

中医认为低血压是脾肾阳气亏损所致，治疗上注重温脾肾、升阳气。

牛肉胶冻

原料 牛肉1000克，料酒250毫升，葱、姜、食盐各适量。

制作 将牛肉洗净，切成小块，放入大铝锅内，加水适量和葱、姜煎煮，每小时取牛肉汁1次，加水再煮，共取牛肉汁4次，合并牛肉汁液，以小火继续煎熬，至牛肉汁黏稠时，加入料酒、食盐，再熬至黏稠停火，将黏稠液倒入盆内，冷藏备用。

功效

适用于气阴两虚型低血压症。

专家叮嘱 每日1剂，分2次服食，常服。

升压药茶

原料 太子参（孩儿参）9克，肉桂、炙甘草各3克。

第五章 常见疾病调理药膳

制作 将太子参、炙甘草切成薄片，肉桂为末，共入一带盖的茶杯中，然后冲入沸水，加盖闷置10分钟即成。

功效

温阳益气，升血压。适用于低血压头晕及虚寒性胃痛、腹痛等。

专家叮嘱 频频饮服，每日1剂，喝完再冲入沸水泡服，直至无味为止，最后太子参片也可嚼服。

六味升压汤

原料 蛤蚧1对，田鸡2只，黑北芪4片，花菇2个，火腿10克，姜2克，料酒、食盐各少许。

制作 将蛤蚧宰杀去头，洗净；田鸡宰杀去皮，取腿肉；花菇、姜洗净，姜切片，花菇撕成小朵；火腿切成薄片。同入锅与北芪加开水同炖。待肉熟软加入料酒、食盐调味即成。

功效

补脾，安神，升血压，养血。适用于低血压头晕、面黄、唇无血色及诸虚百损，记忆力差，心肾虚弱等。血压正常者服之也有补身作用。

专家叮嘱 食肉，饮汤。每日1次，连服5日为1个疗程。

桂圆菠萝升压汤

原料 桂圆肉、大枣各100克，菠萝肉200克，白糖适量，食盐少许。

制作 先将菠萝肉放淡盐水中浸泡10分钟，大枣洗净去核。然后将桂圆肉、菠萝肉、大枣一同入锅，加水800毫升，旺火煮沸后再改用小火煨1~2小时，至水剩约300毫升时加入白糖调匀即成。

功效

补心安神，养血，升血压。适用于血压过低，失眠头晕及手足软弱无力等。

专家叮嘱 食果肉，饮汤。每日1次，连服1周为1个疗程。

莲参粥

原料 莲子、党参、薏苡仁各10克，淮山药20克，大枣10枚，糯米50克。

制作 将上料皆洗净，淮山药切片；大枣去核；莲子放冷水中浸泡至胀，去皮心。锅中加适量水，除糯米外均入锅，旺火煮沸后再加入糯米，至再沸改小火煨至糯米熟软即成。

✿ 功 效

补气养心，健脾益胃，生津。适用于低血压眩晕。

专家叮嘱 每日2次，早、晚服，连服15日为1个疗程，病情重者可连服2个疗程。

高脂血症与动脉粥样硬化

血脂增高是脂质代谢紊乱的结果。临床上常以胆固醇和甘油三酯的含量作为代表，只要其中一种高出限度，便视为高脂血症。过多的脂质会使血液变得黏稠，不易流动，且会慢慢地在血管内膜下沉积下来，这些沉积的脂质又会使血液中的其他物质，如钙质、复合糖类等在血管内膜下附着沉积使其受累，动脉弹性减弱、变脆，血管管腔渐渐变窄，严重时还可引起堵塞，血管内膜也可能会溃破形成溃疡，或出血、形成血栓等，因为这些沉积的脂质看起来像黏稠的粥一样，俗称作动脉粥样硬化。

引起血脂增高的原因是多方面的，除最常见的饮食因素外，还与某些疾病有关，如肝炎、肾脏疾病、糖尿病、甲状腺及性腺功能减退等。

高脂血症和动脉粥样硬化，严格地说都不是独立的疾病，但对身体的侵害是相当严重的，常引起其他病变，造成严重后果，如冠状动脉硬化引起冠心病，脑动脉硬化引起脑血管意外、脑萎缩，肾动脉硬化引起肾萎缩、肾功能减退等，现代医学治疗本病主要采取低脂低糖的饮食疗法。

中医认为本症是肝肾脾三脏虚损，痰瘀内积引起的，采用调理三脏功能，行瘀化痰的方法，常能达到降脂目的。

洋葱拌菠菜

原料 洋葱1个，菠菜250克，芝麻油3毫升，酱油20毫升，白糖适量，味精2克。

制作 将洋葱去老皮，用凉开水洗净，切丁；菠菜去老叶，洗净，切段，入沸水锅焯一下，即刻捞出，

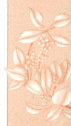

沥干水分，放入菜盘内，撒上洋葱丁，加味精、白糖、酱油，拌匀，滴入芝麻油即可食用。

功效

和胃下气，止血敛阴，降血脂，降血糖。用于高脂血症、高胆固醇、动脉粥样硬化、糖尿病等症的辅助治疗。

专家叮嘱 凉拌菜注意烹调卫生；每日食用2次；糖尿病患者不宜加白糖。该药膳可作为健康保健菜肴；菠菜不宜用作补铁补血，因其会干扰锌和钙的吸收，小儿不宜多食。

软坚降脂茶

原料 鲜山楂250克，陈皮、菊花各50克，香蕉皮100克。

制作 山楂去核切片，香蕉皮、陈皮洗净切丝，菊花拣净杂质。混合一起，放通风处干燥即成。

功效

益气软坚，消脂，活血化瘀。适用于高血脂、高血压、动脉粥样硬化等症。

专家叮嘱 每次取30克，泡水代茶饮。

海带绿豆汤

原料 海带、绿豆各150克，红糖100克。

制作 将海带浸泡，洗净，切块；绿豆淘洗干净，与海带同煮至豆烂，加入红糖稍煮即可食用。

功效

清热解毒，降血压，降血脂。用于高血压、高血脂等症的辅助治疗。

专家叮嘱 每日食用2次，可连续服用。吃海带后不要马上喝茶，也不要立刻吃酸涩的水果。海带中含有有毒物质砷，烹制前应浸泡3小时以上，勤换水。

双耳蒸冰糖

原料 银耳、黑木耳各10克，冰糖5克。

制作 将银耳、黑木耳用清水浸泡，去除杂质、蒂头、泥污，然后放入小碗中，加冰糖，加清水适量，置蒸锅中，用小火蒸1小时即可食用。

功效

软化血管，降低血脂。适合患有血管硬化、高血压、冠心病的中老年患者食用。

专家叮嘱 不宜与维生素类、四环素类、红霉素、甲硝唑、西咪替丁、铁剂同食。

海带莲藕粥

原料 海带30克,莲藕50克,粳米100克,食盐3克。

制作 先将海带用水泡发,再将海带、莲藕切碎,与粳米一起加清水煨粥即可。

功效 软坚散结,降血脂。用于冠心病、高血压、动脉粥样硬化等症的辅助治疗。

专家叮嘱 患有冠心病、高血脂、高血压、动脉血管硬化的患者可长期食用。每2~3日食用1次。

绿豆粳米葛根粥

原料 绿豆、粳米、葛根粉各60克。

制作 将绿豆、粳米淘洗干净,入锅加清水适量同煮,八成熟时调入葛根粉。

功效 清热解毒,利尿,增加冠状动脉血流量。用于冠心病、高脂血症、食物及药物中毒等的辅助治疗。

专家叮嘱 每日食2次。绿豆多食有饱胀闷气之感。不宜与四环素类、红霉素、甲硝唑、西咪替丁、铁剂同用。

冠心病

冠心病是指冠状动脉因发生粥样硬化而发生了管腔狭窄或闭塞,导致心肌缺血缺氧而引起的心脏病,在中老年人中较常见,根据其表现可分为隐性冠心病、心绞痛、急性心肌梗死等,引起冠心病的因素有高血脂、高血压、吸烟、糖尿病、肥胖、缺乏体育锻炼、精神刺激等,心绞痛发作时应立即休息，口含消心痛或硝酸甘油，一般可缓解，急性心肌梗死必须住院治疗，绝对卧床2～4周。

中医认为本病的发生与年老体衰，肾气不足，膏粱厚味，损伤脾胃，七情内伤，气滞血瘀，思虑劳倦，伤及心脾等因素有关，因此在本病的发病过程中，心脾肾是病之本，气滞、血瘀、痰浊、阴寒是病之标，临床上常常虚实互见，表现为本虚标实。

党参当归煲虾球

原料 党参、酱油各10克，当归9克，虾仁200克，粉丝50克，淀粉30克，花椒、胡椒各3克，食盐5克，鸡蛋1枚，菜胆200克，鸡汤500毫升。

制作 将党参、当归烘干，打成细粉；虾仁洗净，碎成泥；花椒、胡椒打成细粉，筛去壳；菜胆洗净，切成4厘米长的段。把虾仁泥、党参粉、当归粉、淀粉、花椒粉、胡椒粉、食盐、酱油放入盆内，打入鸡蛋，拌成稠糊状，制成丸子。将锅置炉上，加入鸡汤，放入粉丝，烧沸，加入虾球和菜胆，煮熟即成。

功效 祛寒补气，温肾壮阳。适宜于血虚寒闭之冠心病病人食用，症见胸痛彻背，感寒痛甚，面色苍白，四肢厥冷。

专家叮嘱 每日1次，每次食虾球30克，喝汤。

木耳烧豆腐

原料 黑木耳15克，豆腐60克，葱、蒜各15克，花椒1克，辣椒3克，食用油适量。

制作 将锅烧热，下食用油，烧至六成热时，下豆腐，煎十几分钟，再下水发黑木耳翻炒，最后下辣椒、花椒、葱、蒜，炒匀即成。

功效 益气活血。适用于冠心病。

专家叮嘱 佐餐食用，每日1次。

生姜当归羊肉汤

原料 当归6克，生姜、葱各10克，羊肉100克，食盐5克，料酒10毫升。

制作 将羊肉洗净，切成4厘

米见方的块；当归洗净切片；生姜洗净切片。把羊肉、生姜、当归、料酒、葱、食盐放入炖锅内，加水1000毫升；用大火烧沸，再用小火炖煮50分钟即成。

功 效

祛寒宣痹，滋补气血。适宜于血虚寒闭型冠心病病人食用，症见胸痛彻背，感寒痛甚，面色苍白，四肢厥冷者。

专家叮嘱 每日1次，每次食羊肉50克，喝汤。

附片羊肉汤

原料 制附片、葱各10克，羊肉200克，食盐、生姜各5克，胡椒3克。

制作 将制附片用纱布袋装上扎口，先煮1小时，待用；羊肉用清水洗净，入沸水锅，焯至断红色，捞出起锅剔去骨，沥干水分，切3厘米见方的块，再入清水中浸漂去血水，骨头拍破；姜洗净拍松，葱切段。在锅中注入清水1000毫升，置于大火上，下入姜、葱、胡椒、羊肉，再投入附片药袋和药液。先用大火煮30分钟，后改小火炖煮1小时，加食盐调味即成。

功 效

温肾助阳，补气血，逐寒止痛。适宜于因冠心病心绞痛者食用。

专家叮嘱 每日1次，吃羊肉、附片，喝汤。

玉竹煲兔肉

原料 玉竹20克，香菇15克，兔肉150克，西芹、火腿肉各50克，鸡汤500毫升，料酒10毫升，葱10克，食盐、姜各5克。

制作 玉竹洗净，切3厘米长的段；西芹洗净，切3厘米长的段；香菇发透，洗净去蒂，一切两半；火腿肉切薄片；姜榨汁；葱切段；兔肉洗净，切3厘米长、2厘米宽的块。煲锅内放入兔肉、玉竹、西芹、火腿、香菇、姜汁、葱、料酒，加入鸡汤500毫升，先用大火煮沸，放入食盐，用小火煲1小时即成。

功 效

润肺，生津，止烦渴。适用于冠心病。

专家叮嘱 佐餐食用，每次吃兔肉30～50克，每日1次。

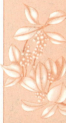

山楂炖牛肉

原料 山楂15克，大枣10枚，红花、熟地各6克，牛肉、胡萝卜各200克，料酒10毫升，葱10克，姜、食盐各5克，上汤1000毫升。

制作 把山楂洗净、去核；红花洗净去杂质；大枣去核；熟地切片；牛肉洗净，用沸水焯一下，切成4厘米见方的块；胡萝卜洗净，切4厘米见方的块；姜拍松，葱切段。把牛肉、料酒、食盐、葱、姜放入炖锅内，加水1000毫升，用中火煮20分钟后，再加入上汤1000毫升，烧沸，入胡萝卜、山楂、红花、大枣、熟地，用小火炖煮50分钟即成。

功 效

补气血，祛瘀阻。适用于冠心病心绞痛（心痹）。

专家叮嘱 每次吃牛肉50克，随意吃胡萝卜，喝汤。每日1次。

大枣桂枝炖牛肉

原料 大枣10枚，桂枝9克，牛肉100克，胡萝卜200克，葱10克，姜、食盐各5克，上汤1000毫升，料酒10毫升。

制作 把大枣洗净去核，桂枝洗净；牛肉洗净，切4厘米见方的块；胡萝卜洗净，也切4厘米见方的块；姜拍松，葱切段。然后把牛肉、大枣、桂枝、胡萝卜、料酒、葱、姜、食盐放入炖锅内，加入上汤1000毫升。再把炖锅置大火上烧沸，再用小火炖煮1小时即成。

功 效

祛寒补血。适用于冠心病血虚寒闭型病人，症见胸痛彻背，感寒痛甚，面色苍白，四肢厥冷。

专家叮嘱 每日1次，佐餐食用。

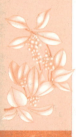